麻醉学问系列丛书

总主审 曾因明 邓小明
总主编 王英伟 王天龙 杨建军 王 锷

麻醉评估与技术

主 审 孟凡民

主 编 李 军 张加强

Evaluation and Technique of Anesthesia

中国出版集团有限

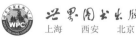
世界图书出版公司
上海 西安 北京 广州

图书在版编目(CIP)数据

麻醉评估与技术 / 李军,张加强主编. —上海:
上海世界图书出版公司,2023.10
(麻醉学问系列丛书 / 王英伟主编)
ISBN 978-7-5232-0440-5

Ⅰ. ①麻… Ⅱ. ①李… ②张… Ⅲ. ①麻醉学—问题
解答 Ⅳ. ①R614-44

中国国家版本馆 CIP 数据核字(2023)第 094863 号

书　名	麻醉评估与技术	
	Mazui Pinggu yu Jishu	
主　编	李　军　张加强	
责任编辑	陈寅莹	
出版发行	上海世界图书出版公司	
地　址	上海市广中路 88 号 9-10 楼	
邮　编	200083	
网　址	http://www.wpcsh.com	
经　销	新华书店	
印　刷	苏州彩易达包装制品有限公司	
开　本	787mm×1092mm　1/16	
印　张	15.75	
字　数	300 千字	
版　次	2023 年 10 月第 1 版　2023 年 10 月第 1 次印刷	
书　号	ISBN 978-7-5232-0440-5/ R·677	
定　价	120.00 元	

总主编简介

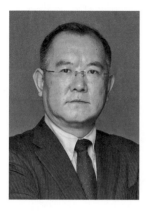

王英伟

复旦大学附属华山医院麻醉科主任，教授，博士研究生导师。

中华医学会麻醉学分会常委兼秘书长，中国医学装备协会麻醉学分会主任委员，中国神经科学学会理事兼麻醉与脑功能分会副主任委员，中国研究型医院学会麻醉学分会副主任委员，中国药理学会麻醉药理分会常务委员。

以通讯作者发表SCI论文60余篇。作为项目负责人获得国家863重点攻关课题、科技部重点专项课题，以及国家自然科学基金7项其中包括重点项目。主编《小儿麻醉学进展》《小儿麻醉学》《临床麻醉学病例解析》《神奇的麻醉世界》《麻醉学》精编速览（全国高等教育五年制临床医学专业教材）、《麻醉学》习题集（全国高等教育五年制临床医学专业教材）等专著。

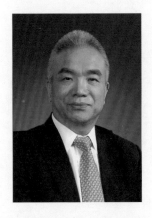

王天龙

首都医科大学宣武医院麻醉手术科主任医师,教授,博士研究生导师。

中华医学会麻醉学分会候任主任委员,中华医学会麻醉学分会老年人麻醉学组组长,国家老年麻醉联盟主席,中国医师协会毕业后教育麻醉专委会副主任委员,北京医学会麻醉学分会主任委员,中国研究型医院麻醉专业委员会副主任委员,欧洲麻醉与重症学会考试委员会委员。

擅长老年麻醉、心血管麻醉和神经外科麻醉,发表SCI论文90余篇,核心期刊论文300余篇。领衔执笔中国老年人麻醉与围术期管理专家共识/指导意见9部。主译《姚氏麻醉学》第8版,《摩根临床麻醉学》第6版中文版;主编国家卫健委专培教材《儿科麻醉学》等。

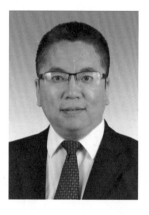

杨建军

郑州大学第一附属医院麻醉与围术期医学部主任，郑州大学神经科学研究院副院长，教授，博士研究生导师。

中国精准医学学会常务理事，中国老年医学学会麻醉学分会副会长，中华医学会麻醉学分会常务委员，中国整形美容协会麻醉与围术期医学分会副会长，中国医疗保健国际交流促进会区域麻醉与疼痛医学分会副主任委员，中国医学装备协会麻醉学分会秘书长，中国中西医结合学会麻醉专业委员会常务委员，中国神经科学学会麻醉与脑功能分会常务委员，中国神经科学学会感觉与运动分会常务委员，教育部高等学校临床医学类专业教学指导委员会麻醉学专业教学指导分委员会委员，河南省医学会麻醉学分会主任委员。

主持国家自然科学基金 5 项。发表 SCI 论文 280 篇，其中 30 篇 IF＞10 分。主编《麻醉相关知识导读》《疼痛药物治疗学》，主审《产科输血学》，参编、参译 30 余部。

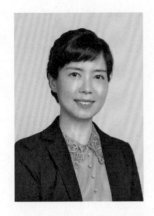

王　锷

一级主任医师,二级教授,博士生导师。

中南大学湘雅医院麻醉手术部主任,湖南省麻醉与围术期医学临床研究中心主任,国家重点研发计划项目首席科学家,中华医学会麻醉学分会常委,中国女医师协会麻醉学专委会副主委,中国睡眠研究会麻醉与镇痛分会副主委,中国心胸血管麻醉学会心血管麻醉分会副主委,中国超声工程协会麻醉专委会副主委,中国医师协会麻醉科医师分会委员,中国医疗器械协会麻醉与围术期医学分会常委,湖南省健康服务业协会麻醉与睡眠健康分会理事长,湖南省麻醉质控中心副主任。《中华麻醉学杂志》《临床麻醉学杂志》常务编委。

分册主编简介

李 军

教授,主任医师,医学博士。温州医科大学附属二院育英儿童医院。

中国药理学会麻醉药理学分会副主委兼秘书长,中国心胸血管麻醉学会疼痛学分会副主委兼胸科分会常委,中华麻醉学分会全国委员兼小儿麻醉学组副组长及骨科麻醉学组学术秘书,中国医师协会麻醉学医师分会全国委员,浙江省麻醉学分会副主委、秘书长兼骨科麻醉学组组长等。

张加强

教授,主任医师,博士,博士生导师。河南省人民医院麻醉与围术期医学科主任。

河南省人民医院医疗保险办公室主任,中原名医,河南省杰出青年获得者,中华医学会麻醉学分会全国委员、气道管理学组副组长,中国医师协会麻醉学医师分会常务委员,中国医学装备协会麻醉学分会副主任委员,中国神经科学学会麻醉与脑功能分会常务委员及青年委员会主任委员,河南省医学会麻醉学分会候任主任委员,河南省医师协会麻醉医师分会会长,河南省麻醉质控中心主任。《中华麻醉学杂志》常委编委。先后承担国家自然科学基金项目5项,发表SCI论文117余篇,以第一完成人获得河南省自然科学二等奖1项,河南省科技进步奖。

麻醉学问系列丛书

总主审

曾因明　邓小明

总主编

王英伟　王天龙　杨建军　王　锷

总主编秘书

黄燕若

分册主编

麻醉解剖学	张励才	张　野
麻醉生理学	陈向东	张咏梅
麻醉药理学	王　强	郑吉建
麻醉设备学	朱　涛	李金宝
麻醉评估与技术	李　军	张加强
麻醉监测与判断	于泳浩	刘存明
神经外科麻醉	王英伟	
心胸外科麻醉	王　锷	
骨科麻醉	袁红斌	张良成
小儿麻醉	杜　溢	
老年麻醉	王天龙	
妇产科麻醉	张宗泽	
五官科麻醉	李文献	
普外泌尿麻醉	李　洪	
合并症患者麻醉	王东信	赵　璇
围术期并发症诊疗	戚思华	刘学胜
疼痛诊疗学	冯　艺	嵇富海
危重病医学	刘克玄	余剑波
麻醉治疗学	欧阳文	宋兴荣
麻醉学中外发展史	杨建军	杨立群
麻醉学与中医药	苏　帆	崔苏扬

编写人员

主　审

孟凡民(河南省人民医院)

主　编

李　军(温州医科大学附属二院)
张加强(河南省人民医院)

副主编

张林忠(山西医科大学第二医院)
袁开明(温州医科大学附属二院)

编　委

崔明珠(河南省人民医院)
刘　雅(河北医科大学第二医院)
刘伟华(天津市第一中心医院)
王永旺(桂林医学院第一附属医院)
魏晓永(郑州大学第三附属医院)
郑晋伟(中国科学院大学宁波华美医院)
解康杰(中国科学院大学附属肿瘤医院(浙江省肿瘤医院))
陈永权(皖南医学院第一附属医院)
胡　杰(郑州大学附属洛阳中心医院)
郑燕国(温州医科大学附属温岭医院)
王怡鸾(温州医科大学附属二院)

参编人员（以姓名拼音为序）

顾士敏　郭高锋　韩　毅　李　进　李宁涛
李晓稀　饶裕泉　王露露　卫明谦　吴　斌
武江霞　夏瑞强　张润泽　张智申　郑昌健
朱淑衡

主编秘书

杨倚天（河南省人民医院）
朱纯纯（温州医科大学附属二院）

总　序

　　我投身麻醉学专业 60 余年,作为中国麻醉学科从起步、发展到壮大的见证者与奋斗者,欣喜地看到 70 余年来,特别是近 40 年来,我国麻醉学专业持续不断的长足进步。新理论、新观念、新技术、新设备、新药品不断涌现,麻醉学科工作领域不断拓展,人才队伍的学历结构和整体实力不断提升,我国麻醉学事业取得了历史性成就。更令人欣慰的是,我国麻醉学领域内的后辈新秀们正在继承创新,奋斗于二级临床学科的建设,致力于学科的升级与转型,为把我国的麻醉学事业推至新的更高的平台而不懈努力。

　　麻醉学科的可持续发展,人才是关键,教育是根本。时代需要大量优秀的麻醉学专业人才,优秀人才的培养离不开教育,而系列的专业知识载体是教育之本。"智能之士,不学不成,不问不知"。"学"与"问"是知识增长过程中两个相辅相成、反复升华、不可缺一的重要层面。我从事麻醉学教育事业逾半个世纪,对此深有体会。

　　欣悉由王英伟、王天龙、杨建军、王锷教授为总主编,荟集国内近百位著名中青年麻醉学专家为主编、副主编及编委的麻醉学问丛书,历经凝心聚力的撰著终于问世。本丛书将麻醉教学中的"学"与"问"整理成册是别具一格的,且集普及与提高为一体,填补了我国麻醉学专著中的空白。此丛书由 21 部分册组成,涉及麻醉解剖、麻醉生理、麻醉药理和临床麻醉学各专科麻醉,以及麻醉监测、治疗等领域,涵盖了麻醉学相关的基础理论及临床实践技能等丰富内容,以问与答的形式为广大麻醉从业者开阔思路、答疑解惑。这一丛书以临床工作中常见问题为切入点,编撰时讲究文字洗练,简明扼要,便于读者记忆和掌握相关知识点,减少思维冗杂与认知负荷。

值此丛书出版之际,我对总主编、主编和编委,以及所有为本丛书问世而辛勤付出的工作人员表示衷心的感谢!感谢你们为了麻醉学事业的发展、为了麻醉学教育的进步、为了麻醉学人才的培养所做出的不懈努力!"少年辛苦终身事,莫向光阴惰寸功",希望有更多出类拔萃、志存高远的后辈们选择麻醉学专业作为自己奋斗终生的事业,勤勉笃行、深耕不辍!而此丛书无疑是麻醉学领域传道授业解惑的经典工具书,若通读博览,必开卷有益!

(丛书总主审:曾因明)

徐州医科大学麻醉学院名誉院长、终身教授

中华医学教育终身成就专家获得者

2022 年 11 月 24 日

前　言

春秋末期,我国著名的军事家孙武就曾在军事巨著《孙子兵法·始计篇》中提道:"兵者,国之大事。死生之地,存亡之道,不可不察也。"其意是指战争是国家头等大事,关系到百姓生死和国家存亡,务必慎重周密地观察、分析、研究。我从事麻醉专业40年余,以上金言,常常引以为意。临床麻醉犹如行军作战,稍有差池,患者就会有生命危险。故虽行医多年,但也常常殚精竭虑,如履薄冰。

麻醉评估犹如作战中的"侦察之术"。正所谓:"知彼知己,胜乃不殆;知天知地,胜乃可全",即作战时如果能了解自己,又了解对方,那么取得胜利的概率就大了很多,如能懂得天时,善用地利,则可百战百胜。同理,麻醉开展前如能善用评估,往往可在临床工作中立于不败之地,即使面对危重患者也游刃有余,偶临险情,也能势如破竹,轻松化解,全凭术前运筹帷幄,时刻做到心中有数。而一名优秀的麻醉医生,会将"最危险"的部分留在麻醉前,犹如《黄帝内经》所述:"上工治未病,不治已病,此之谓也",即优秀的麻醉医师会通过完善评估,嗅到危险,在险情发生前,做好麻醉预案,而不是在危机发生后,手忙脚乱。

行军打仗,想要有"秦皇扫六合,虎视何雄哉"的气势,除了侦察敌情,还要通晓用兵之术。而在临床麻醉中,除了善用评估,同时还需要麻醉医生熟悉并精通各类麻醉技术。但"知用兵术,在人不在器",无论是麻醉操作技术,还是麻醉监测技术,不管新技术如何突飞猛进,唯有麻醉医生充分掌握,并合理应用,方可实现技术进步的真正价值。因此,掌握好麻醉评估与麻醉技术,是成为一名合格麻醉医生的必经之路。

目前,虽然已有诸多书籍对麻醉评估和麻醉技术做出了相应的描述与总结,但此部分内容多为麻醉专著的部分章节。限于篇幅,多浅尝辄止,不能尽兴。少部分针对麻醉评估与技术的专著,往往内容过于翔实、厚重,不便应用于日常工作。

纵观本书,内容全面,言简意赅。每个问题都恰中要点。与此同时,回答简练,注重阅读体验,使得本书集可读性、实用性、工具性于一体,故编纂者之用心良苦,可见一斑。我深信《麻醉评估与技术》分册因其受众广、内容精,定将成为帮助麻醉医生成长进步的好伙伴!

（本书主审：孟凡民）

河南省人民医院首席麻醉专家

目 录

气 道 评 估

1. 呼吸系统在解剖上由哪几部分组成？

呼吸系统主要由气道（又称呼吸道）和肺两部分组成，其中呼吸道可分为上呼吸道和下呼吸道。上呼吸道主要由口、鼻、咽、喉组成，而下呼吸道主要是指气管、支气管及肺内的各级支气管等。呼吸系统解剖结构与气道评估密切相关。

2. 气管支气管的解剖特征是什么？

① 气管长度是左主支气管的 2 倍左右，是右主支气管长度的 5 倍左右；② 左主支气管长度是右主支气管长度的 2 倍左右；③ 左、右主支气管的夹角为 $65°\sim80°$。

3. 为什么气管插管较深时往往会进入右主支气管？

成人右主支气管长 $2\sim3$ cm，内径约为 1.5 cm，相对短粗。其与气管中轴的夹角为 $25°\sim30°$，相对陡直。因此，气管插管较深或异物进入气道容易进入右主支气管。

4. 什么是"气管隆嵴"？

"气管叉"是指气管末端的分叉处，是左右主支气管的分界，也是支气管镜检查时定位的一个重要解剖标志，其位置多平胸骨角水平，或第二肋软骨平面，其内面黏膜呈向上隆起，此隆起被称为"气管隆嵴"（又称为"气管隆突"）。

5. 从门齿到气管隆嵴到底有多远？

上门齿至气管隆嵴的距离：中等体型成年男性为 $26\sim28$ cm，中等体型成年女性为 $24\sim26$ cm，婴儿约为 10 cm，该距离决定了合适的插管深度。

6. 喉除了发声,还有哪些作用?

　　喉括约肌除了发声,还有气道的活瓣作用,比如提高胸膜腔内压、提高腹内压、改善肺泡通气的有效性、反射性关闭气道。

7. 什么是"会厌谷"?

　　会厌舌面的上部和舌根黏膜形成位于中线的"舌会厌正中襞",其与舌根两旁的黏膜组成"舌会厌外侧襞",而"会厌谷"即三条皱襞间的凹陷,此处是气管插管时喉镜暴露声门的着力点。

8. 喉镜暴露为什么会出现心率减慢?

　　喉镜暴露所诱发的心率减慢主要与"声门反射"有关,这主要是因为喉上神经和喉返神经都是迷走神经的分支,其分别支配喉上、喉下的黏膜感觉,气管插管的刺激可引起声门反射,使迷走神经兴奋,进而继发心率减慢,甚至出现心搏骤停,通过合适的麻醉深度以及黏膜表面麻醉可预防声门反射的发生。

9. 什么是"梨状隐窝"?

　　喉口两侧与甲状软骨内面间黏膜下陷处的深窝称之为"梨状隐窝",此处易发生异物滞留,同时盲探插管时往往导致此处损伤。喉上神经的内支多走形于梨状隐窝的黏膜下方。因此,向梨状隐窝喷洒局部麻醉药物,可以产生声带上方的喉表面麻醉效果,以便于进行喉镜或支气管镜检查。

10. 什么是环甲膜? 有何临床意义?

　　环甲膜位于甲状软骨前角后部连至环状软骨上缘和杓状软骨声带突之间,其由弹性纤维膜片构成。在上呼吸道梗阻时,可经此处用粗针穿刺气管,或将此处切开,建立临时气道,也可经环甲膜穿刺注入局部麻醉药对气管进行表面麻醉。

11. 如何进行环甲膜穿刺?

　　环甲膜穿刺是医学临床上对于有呼吸道梗阻、喉源性呼吸困难、头面部严重外伤、气管插管有禁忌、病情紧急需要快速开放气道的患者所采用的急救方法之一。环甲膜穿刺时,患者呈仰卧位,头后仰,局部消毒后术者用示指和中指固定环状软骨两侧,以一粗注射针垂直刺入环甲膜。由于环甲膜后为中空的气管,因此刺穿后有落空感,术者会觉得阻力突然消失。接着回抽,如有空气抽出,则穿刺成功。

12. 小儿咽喉部的解剖与成人相比有何不同?

婴幼儿的舌体往往较大,容易阻塞气道。6 岁以下小儿喉腔往往呈"漏斗"状,其最狭窄的部分是声门裂下方的环状软骨水平。6 岁以上小儿喉腔的最狭窄部分位于声门。小儿会厌呈"U"型或"V"型,弯型喉镜片往往难以显露声门,所以最好选用直型喉镜片。小儿声门下黏膜血管淋巴组织丰富,相较于成人易发生声门或声门下水肿。

13. 什么是"上呼吸道三轴线"?

"上呼吸道三轴线"是指口腔/鼻腔至气管之间存在三条彼此相交并呈角度的三条解剖轴线,具体包括:① 口轴线:从口腔/鼻腔到咽后壁的连线;② 咽轴线:从咽后壁到喉的连线;③ 喉轴线:从喉到气管上段的连线。

14. "上呼吸道三轴线"有哪些临床意义?

患者呈仰卧位时,口轴线与喉轴线约呈直角,咽轴线与喉轴线呈锐角。在直接喉镜气管插管操作时,为了更好地暴露声门,常常需要屈颈、头伸展、压舌、提下颌和压喉等动作的配合,并使"上呼吸道三轴线"尽量重叠合一。肩部位置不变并枕部垫高约 10 cm,可将咽、喉轴线尽量重叠,随后后伸头部,经口轴线进入喉镜即可暴露声门。

15. 术前气道检查一般包括哪些部分?

术前气道检查一般包括:Mallampati 气道分级、上切齿的长度、牙齿状况、上切齿(上颌)和下切齿(下颌)之间的关系、下切齿(下颌)是否能前伸至超过上切齿(上颌)、上下切齿或上下颌之间的距离、悬雍垂是否可见、胡须是否浓密、下颌骨间隙的顺应性、甲颏距离、颈部长度、颈周径、头颈活动度、体型及是否伴有相关畸形等。

16. 什么样的颌面结构会影响面罩通气?

颌面结构与患者面罩通气的安全性密切相关。下颌退缩、大嘴、高而突起的鼻子、络腮胡等特殊颌面结构会直接影响面罩与患者面部贴合时的密闭性,进而导致患者可能不能得到有效的面罩通气。

17. 口咽部的术前评估有哪些要点?

首先,观察患者口唇颜色是否正常,口唇颜色异常往往提示伴有贫血或缺氧等病理状态;其次,观察软腭、腭垂及舌体的形态,舌体过大(巨舌症)可能会影响患者面罩通气,并有可能对气管插管造成困难;再次,观察患者的张口度,颞下颌关节功能异常、三叉神经痛及部分头痛患者可能伴有张口障碍,进而提示存在困难气道的可能。

18. 如何评估患者的张口度?

嘱患者最大程度张口后,观察患者上下切牙之间的距离,如果该距离小于3 cm(约为两横指),提示张口度较小,可能存在气管插管困难。

19. 牙齿的术前评估应注意什么?

因气管插管有可能会导致牙齿损伤,在患者张口后,需仔细观察患者牙齿的排列是否正常,是否伴有义齿、牙齿缺失、牙齿残端、牙齿松动、门齿过长、门齿前凸、无牙等特殊情况。麻醉诱导前,建议摘下活动义齿,避免义齿损伤,但全口义齿取下后反而有面罩通气困难或影响声门暴露,故应权衡利弊。

20. 什么是甲颏距离?

甲颏距离是判断困难气道与否的重要依据,其是指从下颌骨下缘到甲状软骨切迹的距离,该距离如小于6.5 cm(约三横指),就提示下颌空间较小,预计插管困难。

21. 如何评估头颈部活动度?

直接喉镜插管的理想位置是患者颈椎呈屈曲状,寰枕关节呈伸展状,即"嗅花位",而"嗅花位"能否实现与头颈部活动度的良好密切相关。头颈部活动度的评估可以通过测量胸颏间距来判断,即患者颈部完全伸展时下颌骨下缘到胸骨上切迹的距离,该距离如小于12.5 cm,则提示可能是困难气道。另外,还可以通过额头线从颈部充分伸展到完全屈曲的角度进行判断,如该角度小于80°,则提示患者有可能是困难气道。

22. 什么是"小下颌",应该如何评估?

由于在直接喉镜气管插管过程中,舌头需移动到下颌下间隙内以便暴露声门,故当患者伴有下颌下间隙空间较小时,往往不能实现声门的完全暴露,该情况俗称为"小下颌"。喉头过高、甲颏间距<6.5 cm、伴有下颌肿物等提示患者可能伴有下颌下间隙狭小,可嘱患者做下切牙前凸动作,如下切牙无法盖过上切牙,或下切牙无法咬合上唇,则提示患者可能伴有"小下颌"。

23. 什么是 Mallampati 气道分级?

Mallampati 气道分级是最常用的评估咽部暴露程度的分级方法,嘱患者端坐位平视,最大限度张口伸舌并发"啊"音,根据观察所见按照暴露程度分为四级: I 级,可见咽峡弓、软腭、悬雍垂;II 级,可见软腭、悬雍垂;III 级,可见软腭;IV 级,仅见硬腭。分级越高,提示气管插管时难度越大。

24. Cormach-Lehane 分级分为哪几级?

Cormach-Lehane 分级是最为常用的喉镜暴露分级,该分级以喉镜暴露下的所见结构分为四级: I 级,可见全部声门;II 级,可见杓状软骨和声门后半部;III 级,仅见会厌;IV 级,见不到会厌。分级越高,提示气管插管时难度越大。

25. 面罩通气分级可分为哪几级?

根据通气的难易程度,共可分为四级。1 级:面罩通气顺畅,单手扣面罩即可获得良好通气;2 级:面罩通气受阻,置入口咽和(或)鼻咽通气管单手扣面罩,或单人双手托下颌扣紧面罩同时打开麻醉机呼吸器,即可获得良好通气,无论给予肌肉松弛药与否;3 级:面罩通气困难,以上方法无法获得良好通气,需要双人加压辅助通气,能够维持 $SpO_2 \geq 90\%$,无论给予肌肉松弛药与否;4 级:面罩通气失败,双人加压辅助通气下不能维持 $SpO_2 \geq 90\%$,无论给予肌肉松弛药与否。

26. 可能存在面罩通气困难的患者有哪些特征?

有如下特征的患者可能存在面罩通气困难:年龄≥55 岁、肥胖(BMI>26 kg/m²)、牙齿缺失、络腮胡、打鼾史,以上特征是面罩通气困难(DMV)的 5 项独立危险因素。另外,Mallampati 分级III或IV级、下颌前伸能力受限、甲颏距离过短(<6 cm)等也是 DMV 的危险因素。当具备 2 项以上的危险因素时,提示 DMV 的可能性较大。

27. 气管插管的适应证有哪些？

气管插管的针对人群，主要是接受全身麻醉的手术患者，以及气道保护能力丧失的患者，其具体人群及适应证主要有：需使用肌肉松弛的全身麻醉手术、全身麻醉颅内手术、心胸手术、俯卧位或坐位等特殊体位手术、气道维持困难的患者（如颈部手术、颌面部手术、耳鼻喉手术、重度肥胖等）、需使用特殊麻醉技术（如低体温技术、控制性降压等）、饱胃或呕吐频繁的患者、昏迷患者、严重呼吸功能障碍患者、严重循环功能障碍患者。

28. 气管插管有哪些禁忌证？

气管插管的禁忌证主要有：喉水肿、急性喉炎、喉头黏膜下血肿。伴有出血性疾病的患者（如血友病、血小板减少性紫癜）插管时易引发气道出血，故为相对禁忌证。插管刺激可能会导致主动脉瘤压迫气道的患者的动脉瘤破裂，故该情况也为相对禁忌证。伴有鼻腔不畅、鼻息肉、反复鼻出血的患者，严禁经鼻插管。另外，插管者如对插管知识不了解、技术不熟练、准备不完善，严禁行气管插管。在急救情况下，气管插管禁忌证可放宽。

29. 气管插管有哪些优势？

气管插管的优势主要有：① 保持呼吸道通畅，便于清除气道内的分泌物；② 便于对呼吸功能不全的患者提供辅助/控制呼吸，并避免胃积气；③ 对胸科手术提供正压通气；④ 避免特殊体位（如俯卧位、侧卧位等）手术患者的通气障碍；⑤ 方便麻醉医师在远离患者的条件下继续管理呼吸。

30. 支气管插管有哪些适应证？

支气管插管的绝对适应证有：① 防止患侧肺的血、脓液等污染健侧肺；② 妨碍健侧肺通气的情况，如支气管胸膜瘘等；③ 预防张力性气胸，如单侧肺大疱在正压通气下破裂；④ 行单侧支气管肺泡灌洗。

支气管插管的相对适应证有：使术侧肺塌陷，暴露术野，便于手术操作，避免手术器械对肺组织的损伤，改善气体交换。

31. 支气管插管有哪些禁忌证？

在双腔导管通路上存在病变（如肿瘤、狭窄、气管断裂等），或气道外存在压迫（如纵隔肿瘤），应禁忌使用支气管插管。另外，饱胃、误吸风险高、不能耐受换管操作的机械通气危重患者、存在支气管插管困难的患者都是支气管插管的相对禁忌证。

32. 经鼻气管插管应如何评估？

首先,应判断鼻腔的通畅情况,并根据鼻腔大小选择合适型号的气管导管,导管外径应能通过鼻孔。观察两侧鼻前庭(鼻孔)大小、是否对称,按压一侧鼻孔,分别测试左右鼻腔呼气与吸气的通畅度,选择通气最佳的一侧鼻腔作为插管路径,避免选择鼻塞侧。如患者经历过鼻腔放疗、伴有出血性疾病或使用抗凝治疗,则应谨慎选择经鼻气管插管。

33. 什么是"Little 区"？在经鼻气管插管中有何临床意义？

"Little 区"又称为"鼻易出血区",其具体位于鼻腔顶部的一处特殊区域,尤其是鼻中隔的前上区,该区域的黏膜主要分布有源自上颌动脉分支的血管丛,因此,一旦损伤极易出血。在经鼻插管时,需将气管导管经下鼻道与面部呈 90°垂直插入。如沿鼻外形平行方向,向鼻顶部插入气管导管,则极易损伤"Little 区",进而导致严重的鼻出血。

34. 经鼻气管插管的适应证有哪些？

经鼻气管插管的适应证主要有：① 为特殊手术操作提供便利,如口腔手术等；② 需长期机械通气,经鼻插管相较于经口插管往往具有更好的耐受性；③ 其他不适宜经口气管插管的特殊情况,如口腔畸形、外伤等。

35. 经鼻插管的禁忌证有哪些？

经鼻插管的禁忌证主要有：颅底骨折、大面积面部骨折、鼻骨骨折、原因不明的鼻出血、多发鼻息肉、鼻腔闭锁、鼻腔纤维血管瘤、抗凝治疗、全身出凝血障碍、菌血症倾向。

36. "舌后坠"的原因及危害？

"舌后坠"通常是指人躺下后,由于重力的作用导致舌体下陷,引发气道梗阻,导致患者缺氧,其主要原因是颏舌肌的松弛所导致的。解除麻醉诱导后的"舌后坠"现象可以通过抬颈、提颏和托下颌等手法进一步开放气道,放置鼻咽通气道、口咽通气道、喉罩等声门上气道工具,以及气管插管等。

37. 维持气道通畅的基本手法有哪些?

维持气道通畅的基本手法为:头后仰、抬颏、托下颌,其中托下颌的技术尤为重要。双手托下颌法为操作者站于患者头侧,双肘位于患者背部水平,双手四指扣双侧下颌角向上牵拉,使下颌向前,头部后仰,打开气道。单手托下颌法,又名"C-E"手法,即在操作时以左手中指、无名指、小指这 3 个手指(呈 E 字形)托住患者下颌,而大拇指和示指(呈 C 字形)按住面罩的两端。

38. 哮喘患者的术前评估要点有哪些?

哮喘患者要重点评估哮喘相关症状,如有无气短、胸闷、咳嗽等,是否近期症状有所加重,有无接受规范的治疗,有无因哮喘的住院经历,有无气管插管史等。过敏性哮喘患者最好明确过敏源。如有条件,可以考虑术前进行肺功能检查,但其结果正常依然不能排除哮喘可能,如高度怀疑哮喘,可进一步行醋甲胆碱激发试验或支气管舒张试验。需要注意的是,轻度或控制良好的哮喘患者的麻醉风险与正常人无异。

39. 慢性阻塞性肺疾病(COPD)患者的评估要点有哪些?

COPD 患者的术前评估与哮喘患者类似,需要格外注意患者病史与体格检查,尤其是咳痰频率、咳痰量、痰的颜色、是否急性发作期等。病情较重的患者往往伴有桶状胸和缩唇呼吸。如有条件,建议术前评估患者的血氧饱和度基础值以及进行血气分析。

40. 阻塞性睡眠呼吸暂停(OSA)患者的评估要点有哪些?

OSA 在临床上十分常见,其严重程度可以通过睡眠呼吸暂停—低通气指数判断,即患者睡眠状态下每小时发生呼吸暂停和低通气的次数。需要注意的是,OSA 患者常常合并心血管疾病,如高血压、冠心病、脑卒中等,在术前评估中不可忽视合并疾病的评估。

41. 甲颏间距如何评估?

甲颏间距是指甲状软骨切迹与颏突的距离,在临床多用于困难气道的评估。在颈部完全伸展状态下,正常成人的甲颏间距≥6.5 cm。如颈部完全伸展时,患者的甲颏间距<6.0 cm,则提示患者可能出现插管困难。因此,甲颏间距是气管插管评估的方法之一。

42. 如何进行清醒气管插管?

首先,需要对患者做好解释工作并阐述配合要点,嘱勿过度紧张,保证患者能配合相关步骤;其次,通过合理的抗胆碱、镇静、镇痛及麻醉等相关用药,减少口腔及气道分泌物,并使患者消除焦虑,处于轻度镇静的配合状态;再次,认真完善咽喉黏膜表面麻醉,以及通过环甲膜穿刺注药/经声门注药等方式保证气管黏膜表面麻醉效果,是清醒气管插管成功的关键步骤;最后,插管手法需轻柔、准确,以避免患者不适。

43. 行气管插管操作后,如何判断气管导管位置是否正确?

① 直视下气管导管越过声门;② 按压患者胸部时,于导管口可见气流喷出;③ 经气管导管通气,可见双侧胸廓起伏匀称,听诊双肺呼吸音清晰;④ 如使用普通气管导管,患者吸气时可见管壁清亮,呼气时可见管壁起"雾";⑤ 如患者有自主呼吸,则连接呼吸机后可见呼吸囊随呼吸收缩起伏;⑥ 监测 $P_{ET}CO_2$,如显示有 $P_{ET}CO_2$ 波形则表明气管导管位于气管内。还需注意插管深度,一般男性插管深度应距门齿约 24 cm,女性约 22 cm,儿童深度(cm)=年龄/2+12。

44. 2 岁以上小儿气管插管型号如何选择?

可参考公式: OD(F)=年龄+18,或 ID(mm)=年龄/4+4。

45. 麻醉面罩的作用是什么?

麻醉面罩适用于现场急救和短时间的人工通气管理,在保证良好的密闭和通气的前提下,应尽可能选择最小的面罩,这样可以减少无效腔量。

46. 什么是单腔气管导管? 其由哪些部分组成?

单腔气管导管都是由质地坚韧、无毒性,对咽、喉、气管等组织无刺激,也不引起过敏反应的塑料或橡胶制成的管壁光滑的导管。现多采用一次性无菌塑料导管,不但使用方便,而且杜绝交叉感染的危险。气管导管一般由单腔导气管、防漏套囊、导管接头 3 部分组成。目前临床常用的气管导管分为普通气管导管和加强型气管导管。

47. 套囊的作用是什么?

套囊是气管导管的防漏装置,可防呕吐物、血液或口咽分泌物流入气管,也可防止控制呼吸时漏气。目前市售导管所用的套囊均为高容低压套囊。

48. 气管导管气囊压力多少合适？

在气管导管置入后，需在气管导管气囊注入一定压力的空气或水，对气道进行完全封闭。其压力过大会引起气管表面黏膜血流量减少，造成局部缺血和黏膜损伤，但压力过低时有引起反流误吸的风险，因此应将套囊压力限制在 $15 \sim 25\ cmH_2O$ 而无漏气最理想。

49. 牙垫的作用是什么？

气管插管后应用牙垫垫于磨牙间，防止麻醉减浅时患者咬瘪气管导管。也可对一些特殊设备起到保护作用，比如经食道超声探头。

50. 什么是双腔气管导管？

双腔气管导管是将两根导管并列连接在一起，其中每根导管只对一侧肺进行通气。双腔气管导管分左右 2 种。左侧双腔管的左肺导管放置在左主支气管内，右肺导管终止在气管内。右侧双腔管同左侧相反。主支气管套囊的作用是分隔两肺，气管套囊的作用是将肺部与外界隔离。目前有普通双腔气管导管和可视双腔气管导管。

51. 什么是可视双腔气管导管？

可视双腔气管导管是一种可连接高分辨率摄像机的一次性无菌双腔支气管导管，其通过微型适配器和外部显示器相连，方便操作者实现插管、定位及术中气道的持续监测。

52. 什么是食管—气管联合导管？

食管—气管联合导管是一种双腔、双囊导管，适用于需要快速建立气道的患者，尤其是在喉镜暴露不佳、插管困难的情况下，在院前急救、心肺复苏及困难插管时能更迅速、有效地开放呼吸道，并且减少胃内容物误吸等致命性并发症的发生。

53. 什么是喉罩？

喉罩是喉罩通气道的简称，是安置于喉咽腔，用气囊封闭食管和喉咽腔，经喉腔通气的人工呼吸道，它既可选择性用于麻醉，也可用于急症困难气道。

54. 喉罩有哪些种类？

目前，喉罩共有以下 5 种类型：① LMA-Classic TM，经典型喉罩，第一代产品，即标准型喉罩；② LAM-Flexible TM，可曲性喉罩，第一代产品，喉罩导管内嵌螺纹钢丝，以避免导管弯曲发生阻塞；③ LAM-Unique TM，加强型喉罩，第二代产品，导管中部强化，防止牙齿将其咬扁；④ LAM-Fastrach TM，插管型喉罩，第二代产品，喉罩管道内可引导气管插管；⑤ LMA-Proseal TM，胃内引流型喉罩，第三代产品，又名双管喉罩，一个导管通气，另一导管可插入胃管引流，可防止胃内容物反流误吸。

55. 口咽通气道有什么作用？

口咽通气道适用于紧急和非紧急状态下舌后坠引起呼吸道梗阻的患者；其长度为 3.5～11 cm，有适合于新生儿到成人的各种型号。目前已有带气囊的口咽通气道，借助气囊充气后，不仅能封闭口咽呼吸道，还能使舌体更向前移。

56. 鼻咽通气道有什么作用？

鼻咽通气道很少引起气道刺激，可在浅麻醉时使用。鼻咽通气道的长度应等于从鼻尖到外耳道的距离。其作为缓解舌后坠的常规气道工具，但患者有凝血功能异常、颅底骨折及鼻腔感染或发育异常时禁止使用。

57. 麻醉喉镜的种类？

麻醉喉镜简称喉镜，是直接窥喉时协助气管插管的重要工具，通常由喉镜柄及不同类型的喉镜片组成。根据喉镜片形状分直形喉镜和弯形喉镜，各型号又分为大、中、小号。另根据可视化情况，麻醉喉镜又分为：直接喉镜和可视喉镜。

58. 什么是插管探条？

插管探条是末端有前向弯曲的改良型硬质支气管镜，可用来协助气管插管。此类装置在血液或分泌物不能清除，妨碍了纤支镜插管时，能发挥很好的作用。操作时需要的颈髓活动度最小，尤其适合外伤条件下应用。

59. 什么是弹性胶质探条？

弹性胶质探条长约 60 cm，15 F，有一定硬度，其远端为细长的 J 形角度，类似于其他中空、坚固的插管器。当直接喉镜插管困难时，可帮助插管。在直接喉镜指引下,探条置于会厌下,其末端前方朝向声门开口。当探条进入气管后,接触到气管环,会感觉到明显的"咔嗒"声。然后将气管导管越过探条。探条可同样用于更换气管导管。

60. 什么是纤维支气管镜?

纤维支气管镜即由光导纤维制成的细长能任意弯曲的支气管(喉)镜,简称纤支镜。使用时预先将气管导管套在镜杆后部,将内镜光缆前端送入声门,然后引导气管导管滑入气管内,特别适用于鼻腔插管,还可以用于无法暴露声门、插管困难的病例,在判断和校正支气管内插管位置,诊断和处理麻醉中呼吸道梗阻意外等方面也具有不可替代的作用。

61. 可视插管软镜是什么?

可视插管软镜是一种用于气管插管的便携式电子软镜,结构和使用方法与纤维支气管镜相似,价格更低。其能提供良好的视野,在预计有困难气道患者中起到重要的作用。

62、气管导管管芯是什么?

气管导管管芯通常由金属或硬塑料制成直径 2 mm 的细长条,置入气管导管,切勿超出导管斜口,然后与导管共同在前中 1/3 处弯成"J"字形,便于声门过高患者的插管。目前管芯分为常规管芯和可视管芯。

63. 可视硬管芯是什么?

可视硬管芯是在普通硬镜基础上,增加彩色视频系统,在辅助气管内插管同时提供清晰、连续及放大的呼吸道图像,使用时套入气管导管内或喉罩引流管中,空间占用较少。

64. 光棒有什么作用?

光棒是引导气管插管的一种工具,进行光棒引导下气管插管时,将光棒润滑后套上气管导管,依靠前端的灯泡金属光棒观察咽喉的解剖结构,插管时可利用颈部软组织可透光的特征观察光斑位置,并引导气管导管进入气管,此过程中无需提起会厌部位,可减少对咽喉的刺激。

65. 支气管封堵器有什么作用？

支气管封堵器在麻醉中将其和单腔气管导管结合，获得有效肺隔离的设备，其放置容易，速度更快，尤其适用于困难插管和抗凝治疗的患者。同时放置过程中可持续通气。

66. 超声在气道管理中有什么作用？

床旁超声可以快速识别上气道重要解剖结构，拓展临床医生可视化范围，有助于临床医生更快速、便捷及全面地评估气道，利于早期发现困难气道、判断气管插管及喉罩位置、准确定位环甲膜及经皮气管切开的穿刺点等。

67. 高频通气系统有什么作用？

高频通气是一种潮气量小而通气频率极快的机械通气方式，高频通气较常规频率通气的优势在于：潮气量小，可以使用较常规频率通气高的平均气道压以及能单独控制通气和氧合。高频通气下气道远端的压力低于常规频率通气，从而减少了呼吸机相关性肺损伤。

68. 气管插管钳有什么作用？

气管插管钳主要是在经鼻插管时可明视下挟导管进入声门，或挟胃管进入食管。常用的有 Magill 插管钳或 Rovenstine 插管钳。

69. 喷雾器如何使用？

通常使用喷雾器向患病部位喷洒麻醉药品，达到麻醉作用。常用的是枪式喷雾器进行喷喉表面麻醉，但往往不易计算局部麻醉药剂量，且不易对气管内进行表面麻醉。现有注射器式或长臂喷雾器，可深入声门内喷雾。

70. 什么是麻醉呼吸机？

麻醉呼吸机的基本功能是用来为患者提供准确的、成分可变的混合性麻醉气体，包括流量可控的氧气、氧化亚氮、空气及吸入性麻醉药气体。这种气体进入呼吸环路，该环路可实现正压通气并通过最大限度地减少二氧化碳重复吸入，或利用二氧化碳吸收装置来吸收二氧化碳从而控制肺泡的二氧化碳分压。

71. 生命体征监护仪在气管插管中的作用是什么?

生命体征监护仪是气管插管过程中保证患者安全的重要设备,标准监测包括:氧合(氧分析仪和脉搏氧饱和度)、通气(二氧化碳波形仪和每分通气量)及循环(心电图、血压及组织灌注评估),必要时进行温度监测。

72. 什么时候需要气管切开?

在麻醉过程中,经过正规训练的麻醉医师在行面罩通气和气管插管中遇到困难的危急患者,需要特别紧急的措施打开气道并建立通气。气管切开术是缓解严重上呼吸道梗阻的快速有效的方法。使颈部伸展,在环甲膜中线处做小切口。用手术刀柄或 Kelley 钳分开组织,插入气管造口导管或气管导管。

73. 困难气道的定义?

经过专业训练的具有 5 年以上临床麻醉经验的麻醉科医师发生面罩通气困难或气管插管困难或者两者兼具的临床情况。

74. 困难气道包括哪几种?

① 困难面罩通气:有经验的麻醉医师在无人帮助时,经过多次或超过 1 分钟的努力,不能获得有效的面罩通气。② 困难喉镜显露:直接喉镜经过 3 次以上努力不能看到声带任何部分。③ 困难气管内插管:有经验的麻醉医师气管内插管需3 次以上努力。④ 困难声门上通气工具置入和通气:有经验的麻醉医师置入需 3 次以上努力;或置入后,声门上通气工具密封不良或气道梗阻而无法维持有效通气。⑤ 有创气道建立:定位困难或颈前有创气道建立困难。

75. 什么是非紧急气道和紧急气道?

根据有无困难面罩通气将困难气道又分为非紧急气道和紧急气道。

非紧急气道:仅有困难气管内插管而无困难面罩通气的情况。患者能够维持满意的通气和氧和,能够允许有充分的时间考虑其他建立气道的方法。

紧急气道:只要存在困难面罩通气,无论是否合并困难气管内插管,均属紧急气道。其中少数患者"既不能插管,又不能氧合",可导致气管切开、脑损伤或死亡等严重后果。

76. 什么是已预料和未预料困难气道？

根据麻醉前的气道评估情况将困难气道分为已预料的困难气道（明确的困难气道和可疑的困难气道）和未预料的困难气道（"正常"气道）。① 已预料的困难气道：对于已预料的明确困难气道患者，最重要的是维持患者的自主呼吸，预防发生紧急气道；② 未预料的困难气道：评估未发现困难气道危险因素的患者，其中极少数于全身麻醉诱导后有发生困难气道的可能，需常备应对设备与措施。

77. 已预料的困难气道处理方法？

处理方法包括：① 采用清醒镇静表面麻醉下实施气管插管，推荐使用支气管可视软镜等可视工具；② 改变麻醉方式，可采取椎管内麻醉、神经阻滞和局部浸润等局部麻醉方法完成手术；③ 建立外科气道，可由外科行择期气管切开术。

78. 已知的困难气管插管的处理原则？

术前充分准备，包括操作技术和仪器设备等。避免用同一种方法长时间反复试插，以免加重损伤和并发症的产生。

在确保患者生命安全的前提下选择适当的插管方法：① 吸入麻醉诱导；② 清醒气管插管，充分表面麻醉＋适当镇静。

若插管失败（由于患者不合作；器械不合适以及操作者本身的原因），此时可选择：① 取消手术，重新准备；② 如果极不合作，面罩通气正常，可选择全身麻醉诱导；③ 手术必须完成，可选择局部麻醉下手术或"手术建立气道"。

79. 困难气道的预测与评估方法？

① 咽部结构分级：分级愈高预示喉镜显露愈困难，马氏分级Ⅲ～Ⅳ级提示困难气道；② 张口度：小于 3 cm 或小于检查者两横指时无法置入喉镜，导致困难喉镜显露；③ 甲颏距离：小于 6 cm 或小于检查者三横指的宽度，提示气管内插管可能困难；④ 颞下颌关节活动度：如果患者前伸下颌时不能使上下门齿对齐，插管可能会困难；⑤ 头颈部活动度：下颏不能接触胸骨或不能伸颈提示气管内插管困难；⑥ 其他提示困难气道的因素。

80. 用于困难气道非紧急无创方法有哪些？

非紧急无创方法可以分为喉镜、经气管导管和声门上通气工具 3 类：① 喉镜类：分为直接喉镜和可视喉镜；② 经气管导管类：包括管芯类、光棒、可视管芯、支气管可视软镜四类;③ 声门上通气工具:包括引流型喉罩、插管型喉罩以及其他声门上通气工具;④ 经鼻盲探气管内插管。

81. 用于困难气道非紧急有创工具与方法有哪些?

① 逆行气管内插管:使用 Touhy 穿刺针或静脉穿刺针行环甲膜穿刺后,采用导丝或硬膜外导管可以实现逆行气管内插管。亦可采用引导导管先穿过导丝然后引导气管内插管。该技术插管时间长(2.5~3.5 分钟)、并发症较少见,常见的有出血、皮下气肿等;② 气管切开术:有专用工具套装,采用钢丝引导和逐步扩张的方法,创伤虽比手术切口小,但仍大于其他建立气道的方法且并发症较多,用时较长,只用于必需的患者。

82. 逆行气管插管适应证有哪些?

适用于普通喉镜、喉罩、支气管可视软镜等插管失败,颈椎不稳,颌面外伤或解剖异常者可根据情况选择使用。

83. 常用于紧急无创工具与方法有哪些?

常用的紧急无创气道工具和方法包括以下几种:① 双人加压辅助通气:在嗅物位下置入口咽和(或)鼻咽通气道,由双人四手,用力托下颌扣面罩并加压通气;② 再次气管内插管:首次插管失败后可再次行气管插管,应尽早使用可视喉镜,同时注意麻醉深度和肌肉松弛程度;③ 喉罩:既可以用于非紧急气道,也可以用于紧急气道;④ 食管—气管联合导管;⑤ 喉管。

84. 紧急有创气道建立的常用方法有哪些?

紧急有创气道通气包括:① 环甲膜穿刺置管和经气管喷射通气(TTJV):将TTJV 装置连接墙壁氧,采用套管针行环甲膜穿刺置管,将 TTJV 装置连接套管针,通过套管针行喷射通气;② 经环甲膜穿刺通气:采用环甲膜穿刺套件,导管直径为 4 mm,经环甲膜穿刺,可直接进行机械或手控通气;③ 经环甲膜切开通气(简称手术刀技术):系紧急气道处理流程中最终解决方案。

85. 预充氧的定义是什么?

麻醉中最危险的情况是麻醉诱导使患者自主呼吸停止后不能及时建立起有效的人工通气。患者在麻醉诱导前自主呼吸状态下,持续吸入纯氧几分钟可使残气量中氧气/氮气比例增加，显著延长呼吸暂停至出现低氧血症的时间，称之为"预充氧"或"给氧去氮"。

86. 如何实施预充氧？

常用的预充氧技术主要有潮气量呼吸（TVB）和深呼吸（DB）2 种方法：① TVB 是有效的预充氧技术，对大多数成人来说，为了保证最大限度地预充氧，TVB 应持续 3 分钟或更长时间，同时保持 FiO_2 接近 1。在手术室中最常使用半紧闭循环吸收系统时，即使氧流量（FGF）低至 5 升/分钟，同样能够达到有效的预充氧效果。② 深呼吸预充氧法：指 0.5 分钟内 4 次深呼吸（4 DB/0.5 分钟）的预充氧方法。研究证实 4 DB/0.5 分钟与持续 3 分钟的 TVB（TVB/3 分钟）后的 PaO_2 没有差别。

87. 预充氧的意义？

预充氧的重要性在完全气道阻塞和呼吸暂停期间为临床医师建立气道和恢复有效通气提供了时间。不可过分依赖预充氧的作用，预充氧只是辅助的方法，执行困难气道处理流程、防止高危患者发生呼吸暂停才更为重要。健康成年患者预充氧后的无通气时间理论上可达 6 分钟，但在临床上潜在问题随时可能发生，因此即使是已对健康成年人实施预充氧，呼吸暂停的时间也不应大于 2 分钟，随即至少行 4～5 次有效通气后再行下一步操作。

88. 困难气道通常配置的气道管理装备和药品有哪些？

① 预充氧装备：便携式氧气瓶、辅助通气球囊、鼻吸氧导管、墙壁氧连接导管以及各种转换接头和扳手等五金工具。② 针对不同诱导方式的药物：应配备清醒表面麻醉、保留自主呼吸麻醉镇静和全身麻醉诱导的相关常用药。③ 针对面罩通气分级：应配备适合不同年龄、不同体重的多种类型面罩。④ 针对喉镜暴露分级：需要配置直接喉镜及全套全型号镜片、标准接口一次性镜片、替换电池等。⑤ 建立气道方法选择：针对不同开放气道方法的装备工具。

89. 清醒气道管理的优势包括哪些？

在 ASA 困难气道处理方案中，全身麻醉诱导前后气道是否保证通畅是气道处理计划的基本原则。清醒气道管理的优势包括：能够保留咽部肌张力和上呼吸道通畅，保留自主呼吸，能快速进行神经系统检查，以及气道保护性反射存在，避免发生误吸。

90. 什么是快速序贯诱导？

尽可能缩短从意识消失到气管插管的时间间隔。适用于非困难气道的饱胃和急诊患者，也适用于面罩通气困难但插管不困难的患者。推荐使用芬太尼、丙泊酚和琥珀胆碱(1 mg/kg)或罗库溴铵(0.9 mg/kg)；在患者意识消失前，环状软骨加压，如面罩通气困难或置入声门上通气工具困难时，可以松开环状软骨加压。快速序贯诱导期间常不需要面罩通气，对于老年危重患者和儿童可采用面罩通气；对于困难插管患者，可首选可视喉镜。

91. 困难气道的处理流程？

困难气道处理强调麻醉前充分评估患者的气道情况，从而判断气道类型；再选择麻醉诱导方式；充分预氧合后，适当的麻醉深度、充分的肌肉松弛、首选最熟悉的工具以保证首次插管成功率的最大化；如插管失败立即行面罩通气，如面罩通气失败则推荐使用二代声门上通气工具通气来保证患者氧合。需仔细思考如何让患者安全地完成手术；如患者处于"既不能插管又不能氧合"时则需果断建立紧急有创气道通气或唤醒(拮抗)，确保患者安全。

92. 非紧急无创工具与方法有哪些？

主要分为喉镜、气管插管和声门上通气工具(SAD)3类。

93. 什么是清醒镇静表面麻醉气管插管？

清醒状态下纤支镜辅助插管在困难气道的患者中成功率高达88%～100%。清醒镇静表面麻醉包括患者准备、镇静镇痛和表面麻醉等环节。镇静镇痛的理想目标是使患者处于闭目安静、不痛、降低恶心呕吐敏感性和遗忘，同时保留患者自主呼吸、能被随时唤醒又高度合作的状态。

94. 面对困难气道的注意事项？

① 注重平时培训和掌握多种气道工具和方法，选择自己最熟悉的技术，两种工具或方法联合使用；② 麻醉前确定首选方案和备选方案；③ 处理的全过程确保呼吸和氧合，SpO_2下降至90%前要及时面罩辅助通气；④ 插管失败后应更换思路和方法或更换人员或手法，反复3次以上未能插管成功时要学会放弃。

95. 关于气管拔管最新指南和共识有哪些？

2012 年有英国困难气道拔管指南，2020 年中国有气管导管拔除专家共识。2022 美国麻醉医师协会有困难气道拔管指南：评估拔管准备情况；确保有资深人员协助；选择合适的拔管时间和地点；评估短期用气道交换导管和(或)声门上气道设备为快速再插管引导的临床价值；尽量减少对儿科患者使用气道交换导管；评估择期气管切开术的风险和收益；评估清醒拔管与意识恢复前拔管的风险与收益；拔管时辅助给氧；评估拔管后对通气产生不良影响的临床因素。

96. 拔除气管导管的指征？

① 完全清醒拔管指征：清醒能遵指令，分钟通气量达到正常值，气道保护性反射完全恢复，肌肉松弛药的作用被完全拮抗；② 深麻醉拔管指征：分钟通气量达到正常范围，足够的麻醉深度。

97. 气管拔管时如何吸痰？

理想情况下应该是在足够麻醉深度下使用喉镜辅助吸引，无法可视下吸引时，吸引时动作要轻柔，避免软组织损伤。除非有明显下气道分泌物需在麻醉下吸出，一般在拔管前仅仅吸净口咽喉部分泌物即可。

98. 气管拔管如何拮抗肌肉松弛残余？拮抗时机是什么？

气管拔管前可通过给予患者新斯的明、舒更葡萄糖等药物，拮抗残余的肌肉松弛作用，但应同时注意拮抗药所引发的毒蕈碱样不良反应，一般常合并给予阿托品（格隆溴铵更好）。如有肌肉松弛监测仪，拮抗的时机可以选择为拇内收肌 TOF 比值 <0.9；如无肌肉松弛监测仪，拮抗的时机可以选择为自主呼吸开始恢复时。

99. 拔管时的拮抗药用量？

新斯的明 $30\sim70\ \mu g/kg$ 或舒更葡萄糖 $2\sim4\ mg/kg$ 可拮抗轻度到中度的神经肌肉阻滞。

100. 深麻醉拔管和完全清醒拔管各有哪些优缺点？

深麻醉拔管：呛咳少，对循环影响小，但易发生上呼吸道梗阻。另外，气道保护性反射没有恢复，饱胃患者易发生反流误吸。

完全清醒拔管：患者完全清醒，气道保护性反射已经恢复，不易发生反流误吸,不易发生上呼吸道梗阻,但易发生呛咳,对于气道高反应患者易发生气道痉挛,循环波动相对大。

101. 哪些患者适合完全清醒拔管?

无哮喘、支气管炎等气道相关疾病,可以耐受一定程度血压波动的患者;有误吸风险的患者;口腔、鼻腔、咽部、声门等气道手术患者;肥胖患者以及绝大多数的困难气道患者,新生儿和婴儿。

102. 哪些患者适合深麻醉拔管?

哮喘以及不能耐受一定程度血压波动的患者,一般小儿患者。

103. 拔管后出 PACU 的标准?

Steward 评分≥4 分或者 Aldrete≥9 分可转出 PACU。

104. 拔管后要观察多久?

拔管后观察时间目前没有明确规定,一般认为要在肌肉松弛恢复后至少观察半小时且达到出 PACU 标准方可返回病房,回病房后要继续吸氧监测。

105. Steward 评分标准具体是什么?

(1)清醒程度:完全清醒为 2 分;对刺激有反应为 1 分;对刺激无反应为 0 分。

(2)呼吸道通畅程度:可按医师吩咐咳嗽为 2 分;不用支持可以维持呼吸道通畅为 1 分;呼吸道需要予以支持为 0 分。

(3)肌体活动度:肢体作有意识的活动为 2 分;肢体无意识的活动为 1 分;肢体无活动为 0 分。

106. Aldrete 评分标准具体是什么?

(1)氧合:吸空气 SpO_2＞92％为 2 分;吸空气 SpO_2＞90％为 1 分;吸空气 SpO_2＜90％为 0 分。

(2)呼吸:能自由地深呼吸和咳嗽为 2 分;呼吸困难、通气浅或受限为 1 分;呼吸暂停为 0 分。

(3)循环:血压变化不超过麻醉前水平的 20％为 2 分;血压变化为麻醉前水平的 20％～49％为 1 分;血压变化超过麻醉前水平的 50％为 0 分。

（4）意识：完全清醒为 2 分；嗜睡为 1 分；无反应为 0 分。

（5）活动度：按指令四肢活动为 2 分；按指令双个肢体活动为 1 分；无法按指令活动为 0 分。

107. 拔管后常见呼吸系统并发症有哪些？

上呼吸道梗阻、喉痉挛、支气管痉挛等。

108. 拔管后发生喉痉挛怎么处理？

面罩加压给氧，必要时紧急静脉给予丙泊酚，丙泊酚也不能缓解的喉痉挛给予琥珀胆碱、罗库溴铵等起效快速的肌肉松弛药，并准备二次插管及人工通气。近期发现胸部适当胸外按压将气流冲出声门也是一种很好的处理方法。

109. 拔管后发生支气管痉挛怎么处理？

吸氧，经气道雾化 β_2 受体激动剂如沙丁胺醇，激素布地奈德、胆碱能抑制剂异丙托溴铵，静脉给予小剂量丙泊酚，必要时辅助呼吸。

110. 新斯的明的禁忌证有哪些？

过敏体质者；癫痫、心绞痛、室性心动过速、机械性肠梗阻或泌尿道梗阻者；哮喘患者；心律失常、窦性心动过缓、血压下降、迷走神经张力升高者。

111. 患者暂时不能拔管又不耐受气管导管时如何处理？

2% 利多卡因 1 mL 气管导管内滴入，利多卡因 1 mg/kg 静脉注射，同时可静脉给予小剂量的舒芬太尼或右美托咪定；或可泵注小剂量瑞芬太尼。

112. 小儿拔管期间有哪些注意事项？

入 PACU 后在足够的麻醉深度下行气管导管内和口咽部充分吸引，避免分泌物刺激引发喉痉挛；小儿在清醒后不会配合评估，拔管时无法评估通气量，因此拔管后十分钟内要床旁严密观察小儿的呼吸情况，一旦出现呼吸抑制及时处理。

113. 小儿拔管的最佳体位？

有研究证实小儿侧卧位拔管后呼吸不良事件发生率低于平卧位。

114. 小儿深麻醉拔管和完全清醒拔管哪个更好？

有研究证实深麻醉下拔管后呼吸不良事件发生率低于完全清醒拔管。

115. 新型拔管技术有哪些？

瑞芬太尼输注技术，喉罩替代技术、气道交换导管。

116. 拔管后呼吸抑制的发生与哪些因素相关？

患者的 BMI、肌肉松弛药残留作用、镇静程度以及阿片类药物诱导的通气抑制等。

117. 冠心病患者可以用新斯的明拮抗吗？

可以使用，要注意大剂量新斯的明有引发冠脉痉挛的风险，心绞痛患者忌用新斯的明。

118. 要不要给肾衰竭患者用抗胆碱酯酶药来拮抗肌肉松弛？

虽然抗胆碱酯酶药经肾代谢，但肾衰竭的患者也可以应用。需注意肾衰竭患者的清除半衰期延长，其拮抗肌肉松弛药作用时间延长。

119. 能不能给孕妇使用拮抗药物？

目前尚无相关研究，但考虑对胎儿的影响，尽量避免使用。

120. 食管癌患者如何避免拔管时将胃肠管带出？

拔管前可先用可视喉镜或纤支镜明确胃肠管在口腔内情况，在口腔内有打折弯曲的要将其拉直；预防恶心呕吐，拔管时尽量避免呛咳。

121. 拔管时如何保持颅脑手术患者循环平稳？

深麻醉下吸痰，可用深麻醉下拔管或瑞芬太尼持续输注技术拔管。

122. 哮喘患者拔管时的注意事项？

最好避免应用抗胆碱酯酶药，因为这类药可能会诱发支气管哮喘，拔管前要充分吸引口咽部分泌物，尽量在深麻醉下拔管。

123. 患者术后躁动原因有哪些?

入手术室时高度紧张、焦虑;学龄前儿童;各种麻醉药物导致的意识未完全恢复;眼、耳鼻喉手术;各种刺激如疼痛和各种导管刺激。

124. 如何处理患者拔管后躁动?

尽快去除病因,解除诱发因素,对症处理,完善镇静镇痛,适当制动。可静脉给予咪达唑仑、小剂量丙泊酚或右美托咪定。

125. 如何判断是否发生肌肉松弛残余?

检测标准分为肌肉松弛监测标准和临床经验标准。监测标准通常认为TOF>0.9 无肌肉松弛残余;临床经验标准通常认为肌力达到 3 级或以上,抬头维持 5 s 为不伴肌肉松弛残余,而事实上仅凭临床经验判断肌肉松弛残余并不可靠。

126. 肌肉松弛残余的发生率?

不同国家和地区相关研究报道肌肉松弛残余的发生率为 2%～64%。2015 年国内一项大样本多中心研究发现腹部手术后肌肉松弛残余率为 52.8%(TOFr<0.9),其中 TOFr<0.6 的发生率为 22.9%。

127. 困难面罩通气患者如何拔管?

困难面罩通气患者在达到完全清醒拔管标准后,备好再次插管的物品及药品,有两名以上麻醉医师在场,充分吸氧后再行拔管。

128. 合并有 OSAS 的患者行非咽部成形术,拔管后有哪些注意事项?

此类患者最好保留气管导管进入 AICU 监护,术后第二天拔管是较安全的选择,如必须在 PACU 拔管,拔管后要适当延长观察时间,要监测呼气末 CO_2,平常睡眠辅助使用的呼吸机术后要继续使用。

129. 患者拔管时怀疑有误吸如何处理?

适当镇静后从气管导管内吸引,若吸出胃内容物或误吸物即确诊发生了误吸,暂停拔管,并可将患者转入 AICU 继续治疗监测,目前不主张用生理盐水冲洗吸引。

130. 何时为重症肌无力患者的拔管时机?

完全清醒,肌力完全恢复到术前水平,分钟通气量达标,吸痰有呛咳后可拔除气管导管。

131. 怀疑患者有气道水肿时的拔管时机是什么?

怀疑发生气道水肿的患者可做套囊漏气试验,小于等于110 mL 的患者暂时不能拔管,需转入 AICU 待气道消肿后再行拔管,大于110 mL 者可考虑拔管,但要备好再次插管的物品和药物。

132. 麻醉科患者全身麻醉后拔管标准与 ICU 患者的拔管指征是否一样?

不一样,ICU 的患者多合并有其他疾病且带管时间长、易发生肺炎等,除了对肌力、意识、呼吸评估外还要评估患者的心功能,气道有无水肿,气道自洁能力等。

133. 气管拔管的分类有哪些?

气管拔管分为低风险拔管和高风险拔管,低风险拔管是指患者的气道在诱导期间无特殊,手术过程中气道保持正常,如拔管后需再次气管插管容易,患者常规禁食且不存在一般危险因素。高风险拔管是指患者存在术后困难气道,术中气道恶化,术后插管受限、饱胃、合并气管拔管风险因素,拔管后常需要再次插管且再次插管困难的情况。

134. 气管拔管时患者取什么体位最好?

尚无证据表明某一种体位适合所有患者,目前主要倾向头高脚低位和半侧卧位,头高脚低位尤其适用于肥胖患者。

135. 哪种情况下需要延迟拔管?

气道损害严重、24 小时内有再次手术的可能、特殊情况当自身技术和周围条件不足时都可以延迟拔管。

(张加强 崔明珠 杨倚天 武江霞 李宁涛 郭高锋)

参考文献

［1］　李慧娴,薛富善,刘亚洋,等.小儿困难气道管理的临床进展[J].国际麻醉学与复苏杂志,
　　　　2018,39(7)：681－685,696.

［2］　MILLER R D.米勒麻醉学(第9版)[M].邓小明,黄宇光,李文志,译.北京：北京大学医
　　　　学出版社,2021.

［3］　邓小明,姚尚龙,于布为,等.现代麻醉学(第5版)[M].北京：人民卫生出版社,2020.

［4］　郭曲练,姚尚龙.临床麻醉学(第4版)[M].北京：人民卫生出版社,2016.

［5］　中华医学会麻醉学分会.中国麻醉学指南与专家共识(2017版)[M].北京：人民卫生出版
　　　　社,2017.

［6］　马武华.困难与失败气道处理技术[M].北京：人民军医出版社,2014.

［7］　中国急诊气道管理协作组.急诊气道管理共识[J].中华急诊医学杂志,2016,25(6)：705－
　　　　708.

［8］　KORNAS R L, OWYANG C G, SAKLES J C, et al. Society for Airway Management's
　　　　Special Projects Committee. Evaluation and Management of the Physiologically Difficult
　　　　Airway：Consensus Recommendations From Society for Airway Management［J］.
　　　　Anesthesia and Analgesia, 2021, 132 (2)：395－405.

［9］　薛富善,刘亚洋,李慧娴.困难气道管理流程的选择和分析[J].国际麻醉学与复苏杂志,
　　　　2017,38(11)：961－966.

［10］　孙佩,左明章.困难气道管理的策略与流程[J].中华实用诊断与治疗杂志,2019,33(10)：
　　　　948－950.

［11］　FRERK C, MITCHELL V S, MCNARRY A F, et al. Difficult Airway Society 2015
　　　　guidelines for management of unanticipated difficult intubation in adults［J］. British
　　　　Journal of Anaesthesia, 2015,115 (6)：827－848.

［12］　马武华,仓静,邓小明,等.气管导管拔除的专家共识(2020版)[EB/OL].https：//
　　　　www.csahq.cn/guide/detail_1622.html,2021－07－03.

［13］　APFELBAUM J L, HAGBERG C A, CONNIS R T, et al. 2022 American Society of
　　　　Anesthesiologists Practice Guidelines for Management of the Difficult Airway［J］.
　　　　Anesthesiology, 2022, 136(1)：31－81.

第二章

脏器功能术前简易评估

第一节 心血管系统功能术前评估

1. 对于合并心血管疾病的患者,为什么心血管内科医生不能代替麻醉医生评估围术期风险?

　　心血管内科医生的会诊具有专科性,内容包括:心血管疾病的严重程度;需要完善何种检查;治疗原则和进一步处理意见。而麻醉医生需要结合麻醉和手术特点,全面评估风险和制定围术期管理计划。除了要关注上述内容外,还需要关注:麻醉药物和技术与患者基础疾病的相互关系;手术本身的潜在影响;权衡风险及受益,并确定是否需要先内科治疗,推迟手术;制定围术期管理计划,如术前准备的完善、麻醉方案的确定和血流动力学管理的目标等。

2. 心脏病患者非心脏手术的相关辅助检查有哪些?

　　常规使用的检查包括:心电图、胸片和心脏超声。评估心肌损伤的指标包括心肌酶谱、肌钙蛋白和脑钠肽等。考虑存在冠心病的患者应行 CT 或 CT 血管造影,或者直接经皮穿刺冠状动脉造影。其他较少用的检查包括心肌同位素显像(ECT)、运动负荷试验和药物负荷试验。ECT 可以准确测定心功能和了解心肌存活情况。对于非心脏手术心脏风险高危且体能状态差的患者,如果药物负荷试验结果可能改变治疗策略,则推荐使用药物负荷试验。

3. 麻醉医生该怎么分析心脏超声报告?

　　应结合患者的病理生理改变阅读超声报告,而不是仅看结论。对于先天性心脏病,应该结合心脏超声或其他影像学结果,了解异常连接、血流走向、分流方向、缺损大小、瓣膜功能、有无肺动脉高压和房室大小等。对于成人心脏病,应关注房室大小、瓣膜狭窄还是关闭不全及其程度、心脏收缩和舒张功能和有无肺动脉高压等。肥厚性心肌病患者应注意左室流出道压差和有无"SAM 征"。需充分熟悉病理生理特点,术中进行目标性的血流动力学管理。

4. 左室射血分数评估心功能状态需注意什么?

左室射血分数(LVEF)=(左室舒张末容积－左室收缩末容积)/左室舒张末容积。如果患者存在严重主动脉瓣反流、二尖瓣反流、室间隔缺损,心脏所射出的血不能完全进入体循环,其 LVEF 值不代表有效射血分数。严重贫血的患者由于单位容积血液携氧量下降,即使有效射血分数正常也会导致重要脏器灌注不足引起心衰。肥厚型心肌病、高血压性心脏病、缩窄性心包炎患者因为左室舒张功能下降,左室充盈受阻,即使 LVEF 值正常,其每搏量还是不足。

5. 心律失常的围术期风险评估应注意哪些?

① 了解心律失常的原因;② 对血流动力学若无影响,多数无需特殊治疗;③ 心律失常的潜在风险。如 R 波落在 T 波上(R-on-T)的室性期前收缩可能会演变成室性心动过速或室颤,二度Ⅱ型或以上的房室传导阻滞多系器质性病变,易引起血流动力学紊乱或阿斯综合征,慢性房颤的患者需警惕左心耳血栓;④ 窦性心动过缓按照最新的文献标准,其窦性频率小于 50 次/分。无症状的窦性心动过缓一般无需处理。

6. 室性期前收缩分为哪几个等级?

室性期前收缩的 Lown 分级:无(0 级)、偶发室性期前收缩(1 级)、频发室性期前收缩(2 级)、多源性或多形性室性期前收缩(3 级)、室性期前收缩成对出现(4A 级)、连续 3 个以上室性期前收缩(室性心动过速,4B 级)、R-on-T(5 级)。

7. 室性期前收缩患者围术期风险如何评估?

无血流动力学障碍、无症状或仅有心悸的 4A 级以下的室性期前收缩危险程度较低(Ⅰ级);威胁生命的室性期前收缩(4B 级),影响血流动力学且有明显症状者,风险较高(Ⅱ级);致命性心律失常(多形性室性心动过速、扭转型室性心动过速及原发性室性心动过速),严重影响血流动力学稳定,症状表现较重,其危险程度极高（Ⅲ级）。

8. 显著窦性心动过缓伴阿托品试验阳性一定要装临时起搏器吗？

显著窦性心动过缓伴阿托品试验阳性不一定是病态窦房结综合征，这种情况常见于老年人。如果患者无黑蒙、晕厥和显著低血压等相关病史，且不考虑病态窦房结综合征，一般无需安装临时起搏器。如果无低血压的发生，围术期维持基础心率即可，而不必将心率提升至正常水平。

9. 什么是预激综合征？

预激是一种房室传导异常现象，冲动经附加通道下传，提早兴奋心室的一部分或全部，引起部分心室肌提前激动，出现室上性心动过速发作称为预激综合征。

10. 什么是 Brugada 综合征？

一类因编码心肌细胞离子通道的基因产生突变，导致心肌细胞复极时离子流发生紊乱，从而诱发多形性室性心动过速、室颤等致命性心律失常的临床综合征。临床上以右胸导联穹隆型 ST 段抬高，心脏结构无明显异常、多形性室速或室颤和晕厥的反复发作，以及心脏性猝死为特征。

11. 永久性心脏起搏器安装指征有哪些？

有症状（黑蒙或晕厥）的严重窦性心动过缓（心率<40 bpm 或经常出现窦性停搏）；有症状的病态窦房结综合征；完全性房室传导阻滞伴心动过缓的症状；有症状的二度Ⅱ型房室传导阻滞；伴有 QRS 波增宽或同时存在双束支传导阻滞的二度房室传导阻滞。

12. 永久起搏器或植入式心律转复除颤器（ICD）设备植入的患者，术前应注意什么？

电刀可能会导致该设备工作异常和电极灼伤心肌。因此，术前应关注：① 产商、型号以及工作模式；② 手术部位与该设备的位置关系，电磁干扰的影响；③ 起搏器的电量；④ 如设备功能丧失，可能出现何种心律失常？⑤ 如果存在频率应答功能，了解应答的方式（如潮气量感知）；⑥ 放置磁铁后，是否进入非同步起搏模式？是否发出声音？声音代表什么含义？⑦ 若启用备用起搏频率，频率较高，患者是否耐受或获益？

13. 永久起搏器或植入式心律转复除颤器(ICD)设备植入的患者,应做什么准备?

术前应请心内科会诊,获得该设备此前程控资料;通过动态心动图了解患者是否为起搏器或 ICD 依赖;脐部以下手术一般无影响,脐部以上手术则程控为双极感知/起搏、DOO 或 VOO 模式,关闭 ICD 的除颤功能;电刀操作和电极板均应远离该设备;若时间不允许,可在起搏器部位放置磁铁,以及使用双极电刀或超声刀减少电磁干扰的影响。

14. 运动负荷试验有什么意义?

运动增加心率、每搏输出量、心肌收缩力和血压,心肌氧耗增加。可作为围术期患者对应激反应承受能力的评估。部分冠心病患者常规心电图可能是正常的,运动试验后可能出现异常。低负荷运动下出现心肌缺血表现,提示围术期不良心脏事件发生的风险较高。但运动负荷试验阴性不能完全排除冠心病。

15. 动态心电图有什么意义?

判断是否存在潜在的心肌缺血、显著的心率变化、有无心律失常以及心律失常的类型。

16. 什么是应激超声心动图?

超声心动图检查时,采用药物(主要是多巴酚丁胺)或运动使患者心脏产生应激、心率增快,观察心室壁是否出现运动异常或原有心室壁活动异常有无加重,有助于诊断冠状动脉狭窄及其严重程度。

17. 放射性核素心肌显像的原理是什么?

静脉注射放射性物质^{201}铊,随着血流进入心肌细胞,其分布程度与供应心肌细胞血流成比例。在心脏铊闪烁照相时,缺血区的心肌血流灌注不足将表现为放射性物质减少或缺失。

18. 有创冠脉血流造影(CAG)和无创冠脉计算机断层血管造影(冠脉 CTA)有何异同?

CAG 是直接将造影剂注射到冠状动脉并使之显影,是诊断冠状动脉病变的金标准。CAG 可以观察到冠状动脉的精确的解剖结构、冠状动脉粥样硬化的部位和程度。冠脉 CTA 是通过 CT 成像技术对心脏进行和冠状动脉进行 2D 或 3D 重建。其诊断冠心病的敏感性为 100％，特异性为 92％，即存在小部分假阳性。

19. 什么是代谢当量？

代谢当量(metabolic equivalent，MET)是一种表示相对能量代谢水平和运动强度的重要指标，以安静且坐位时的能量消耗为基础，表达各种活动时的相对能量代谢水平的常用指标。

20. 心脏储备功能的评估方法有哪些？

常用的心脏储备功能评估方法：① 纽约心脏病协会(NYHA)心功能分级：Ⅰ级(体力活动不受限)，日常活动不引起疲劳、心悸或晕厥；Ⅱ级(体力活动稍受限)，日常活动可引起上述症状；Ⅲ级(体力活动显著受限)，轻于日常活动的行为即可引起上述症状，静息时无症状；Ⅳ级，不能进行任何体力活动，静息时即有症状。② MET：大于 4METs(如做家务、爬三层楼、短距离跑步和适当运动)表明心脏储备功能较好。

21. 纽约心脏病协会(NYHA)心功能分级与患者围术期麻醉和手术耐受的关系是什么？

心功能Ⅰ或Ⅱ级患者进行一般麻醉和手术安全性较低；Ⅳ级患者属于高危患者，麻醉和手术风险非常大；Ⅲ级患者经术前准备和积极治疗，可使心功能获得改善，增加围术期安全性。由于 NYHA 分级较为笼统，量化程度不够，许多因素无法概括。

22. 心脏病患者非心脏手术的手术风险如何分级？

美国心脏病学会/美国心脏协会(ACC/AHA)指南将手术风险分为高、中、低 3 个等级。高风险(主要不良心血管事件，MACE＞5％)：大血管和外周血管手术；中风险(MACE 为 1％～5％)：颈动脉内膜剥离术、头颈外科手术、腹腔和胸腔手术、矫形手术和前列腺手术；低风险(MACE＜1％)：门诊手术、内镜手术、浅表手术、白内障手术和乳腺手术。

23. 什么是 Goldman 心脏风险指数？

Goldman 心脏风险指数包括 9 项指标：① 术前有充血性心力衰竭体征(11

分）；② 6 个月内发生了心肌梗死(10 分)；③ 室性期前收缩＞5 次/分(7 分)；④ 非窦性心律或房性期前收缩(7 分)；⑤ 年龄＞70 岁(5 分)；⑥ 急诊手术(4 分)；⑦ 主动脉瓣显著狭窄(3 分)；⑧ 胸腹腔或主动脉手术(3 分)；⑨ 全身状况差(3 分)，如 PaO_2＜60 mmHg，$PaCO_2$＞50 mmHg，K^+＜3.0 mmol/L，尿素氮＞18 mmol/L，肌酐＞260 μmol/L，SGOT 升高，慢性肝病，非心脏原因卧床。

24. Goldman 心脏风险指数的作用是什么?

评估 40 岁以上患者围术期心脏并发症发生风险。总分 53 分，0～5 分为Ⅰ级，其死亡率和并发症发生率分别为 0.2% 和 0.7%；6～12 分为Ⅱ级，其死亡率和并发症发生率分别为 2% 和 5%；13～25 分为Ⅲ级，其死亡率和并发症发生率分别为 2% 和 11%；26 分以上为Ⅳ级，其死亡率和并发症发生率分别为 56% 和 22%。

25. 围术期心血管风险的临床预测指标有哪些?

高危(心脏事件发生率 10%～15%，心源性死亡率＞5%)：心肌梗死后 7～30 天且伴严重或不稳定性心绞痛；充血性心力衰竭失代偿；严重心律失常。中危(心脏事件发生率 3%～10%，心源性死亡率＜5%)：不严重心绞痛；心肌梗死病史；心力衰竭已代偿；需要治疗的糖尿病。低危(心脏事件发生率＜3%，心源性死亡率＜1%)：老年；左心室肥厚、束支阻滞、ST - T 异常；非窦性心率；脑血管意外史；尚未控制的高血压。

26. 修订版心脏危险指数(RCRI)是什么?

RCRI(revised cardiac risk index)包括：① 高危手术(胸、腹腔手术或腹股沟以上的血管手术)；② 缺血性心脏病；③ 充血性心力衰竭病史；④ 脑血管疾病病史；⑤ 需要胰岛素治疗的糖尿病；⑥ 肌酐＞176 μmol/L。每项 1 分，共 5 分。RCRI＝0 时，MACE 为 0.4%；RCRI＝1 时，MACE 为 1%；RCRI＝2 时，MACE 为 2.4%；RCRI≥3 时，MACE 为 5.4%。

27. 什么是围术期高血压?

指从确定手术治疗到与本次手术有关的治疗结束期间，患者的血压升高幅度大于基础血压的 30%，或收缩压≥140 mmHg 和(或)舒张压≥90 mmHg。

28. 患者入手术室的血压就是基线血压吗?

患者入手术室的血压不宜作为基线血压。由于入手术室后紧张、焦虑或疼痛不适等原因导致血压不同程度升高,而不能准确反映患者的一般血压水平。

29. 高血压患者心血管危险分层标准是哪些?

根据患者的血压水平、心血管危险因素、靶器官损害和临床并发症,将高血压患者分为低危、中危、高危和极高危 4 个层次。

30. 高血压的临床并发症有哪些?

心血管疾病:心绞痛、心肌梗死、充血性心力衰竭、主动脉夹层、外周血管病等;脑血管疾病:脑出血、缺血性脑卒中、短暂性脑缺血发作等;肾脏疾病;视网膜病变:出血或渗出、视盘水肿。

31. 什么是高血压危象?

一般指血压超过 180/120 mmHg。根据有无即将发生的或进展性的靶器官损害现象,分为高血压急症和高血压亚急症。

32. 什么是高血压急症?

高血压患者出现急性或进展性靶器官损害的迹象(包括脑病、颅内出血、急性左心衰竭伴肺水肿、不稳定性心绞痛、夹层主动脉瘤、急性心肌梗死、子痫、微血管性溶血性贫血以及肾功能不全)。

33. 术前高血压多高时需要延期手术?

目前暂无统一标准。除了需要关注高血压患者的血压值以外,还要了解高血压的病因、伴存的其他心血管危险因素以及靶器官的损害情况,综合评估风险。一般严重高血压(收缩压≥200 mmHg 或舒张压≥115 mmHg)应推迟手术,直至血压低于 180/110 mmHg。但需要权衡推迟手术的利弊,至今尚不确定因血压高而推迟手术是否促进患者的预后。另外,如果患者进入手术室后血压较高,需排除患者焦虑、紧张或疼痛等影响,可予以适当镇静镇痛。

34. 为什么术前要停用血管紧张素转化酶抑制剂(ACEI)或血管紧张素受体阻断剂(ARB)?

服用 ACEI 类药物的患者在麻醉期间易发生血流动力学不稳定和低血压。

ACEI 导致肾素-血管紧张素-醛固酮系统的反应迟钝,影响血管紧张素对容量血管的静脉收缩作用而降低心排血量。ARB 的作用结果与 ACEI 相似。

35. 术前口服利血平该何时停用?

利血平通过耗竭神经末梢儿茶酚胺发挥降压作用,术前是否停用曾存在争议,暂无充分临床证据支持长时间停用利血平。由于利血平作用时间为 1～6 周,即便停药,也不能保证术中不出现血流动力学波动。一般术前一天停用利血平即可,术中备用拟肾上腺素药和抗胆碱药。

36. 围术期老年高血压的控制原则有哪些?

应综合评估,采取个体化治疗。65～79 岁的老年人,控制目标<150/90 mmHg;如能耐受,可调至<140/90 mmHg。患者年龄≥80 岁,控制目标<150/90 mmHg,如收缩压<130 mmHg 且耐受良好,可维持而不必提升。双侧颈动脉狭窄程度>75% 时,中枢血流灌注压下降,降压过度可能增加脑缺血风险,降压治疗应以避免脑缺血症状为原则,宜适当放宽血压目标值。衰弱的高龄老年患者降压注意监测血压,降压速度不宜过快,降压水平不宜过低,避免出现脑缺血、脑梗死的风险。

37. 冠心病患者围术期风险控制的策略是什么?

按以下进行:① 如系紧急手术,在合理监测和治疗下手术;② 如非紧急手术,存在急性冠脉综合征,则根据不稳定性心绞痛/非 ST 段抬高型心肌梗死的临床实践进行指南导向的药物治疗;③ 若病情稳定,结合临床和外科手术风险评估 MACE 发生率;④ 若 MACE<1%,直接手术;⑤ 若 MACE 较高,但体能状态良好(≥4METs),则直接手术;⑥ 若体能状态较差(<4METs),进一步专科检测或处理,或采用低危方法的代替手术。

38. 冠心病患者该如何术前准备?

术前准备应考虑到心肌氧供需平衡,维持血红蛋白 100 g/L 或以上,继续使用 β 受体阻滞剂,预防交感神经系统活动增加(如术前夜晚辅助睡眠),避免容量过负荷。目前不建议常规术前冠状动脉造影。对于进行球囊血管成形术与裸金属支架植入的患者,择期手术应分别推迟 14 天和 30 天。对于药物洗脱支架植入的患者,择期心脏手术宜推迟 1 年,但需权衡推迟手术的风险和获益。

39. 常见心脏瓣膜疾病围术期评估要点有哪些?

瓣膜疾病的麻醉和手术风险取决于是否存在充血性心力衰竭、肺动脉高压,瓣膜病变性质和程度以及有无心律失常和风湿活动的存在。瓣膜狭窄比关闭不全风险高。联合瓣膜病变或狭窄和关闭不全同时存在的情况并不罕见,术前除了熟悉相应病理生理改变外,还应了解患者心功能状态和心脏储备功能、平时或调整后的最适血流动力学参数,以及心血管药物的使用情况。

40. 先天性心脏病患者围术期评估要点有哪些?

① 了解先天性心脏病的类型;② 熟悉解剖和病理生理改变,血流的走向;③ 心脏代偿状态,如肺动脉闭锁患者可出现侧支循环和冠状窦隙开放;④ 心功能状态;⑤ 分流方向。右向左分流和双向分流提示重度肺动脉高压可能,左向右分流可导致肺血增多;⑥ 如果系矫治后,应了解矫治的方法和效果;⑦ 围术期潜在风险。围术期用药可能打破原有的平衡,出现新的病理生理改变。如体循环压力骤降,出现大量右向左分流。

41. 哪些情况的先天性心脏病行非心脏手术风险很高?

重度肺动脉高压、严重的主动脉瓣或瓣下狭窄、未根治的法洛四联症、充血性心力衰竭、心律失常、晕厥和运动量少等。发绀型心脏病比非发绀型心脏病手术风险大。

42. 合并慢性房颤患者要注意什么?

需要注意:① 引起慢性房颤的潜在原因,如风湿性心脏病、肺心病、心肌病等;② 控制合适的心室率。快速性房颤可导致舒张期缩短,心室充盈不足,血压下降。缓慢性房颤需注意有无合并传导阻滞,询问平时有无黑蒙或晕厥病史;③ 应常规心脏超声评估。通过超声评估有无瓣膜反流、心房增大、左心耳血栓形成,特别警惕有无左心耳血栓形成,因为心内栓子可能脱落引起梗死并发症;④ 有无使用抗凝治疗,必要时调整抗凝药的使用。

43. 用于房颤血栓栓塞风险评估的 CHA2DS2-VASc 评分包括哪些内容?

包括充血性心力衰竭/左心功能不全(C,1 分)、高血压(H,1 分)、年龄>75 岁(A,2 分)、糖尿病(D,1 分)、卒中/短暂性脑缺血发作/血栓形成(S,2 分)、血管性疾病(V,1 分)、年龄 65~75 岁(A,1 分)、女性(Sc,1 分)。评分小于 3 分为低危,4

或 5 分为中危,5 分以上为高危。

44. 肺动脉高压的定义和分级是什么?

定义:静息状态时经右心导管测定肺动脉平均压≥25 mmHg,而肺动脉闭塞压(肺毛细血管楔压)正常(≤15mmHg)。26～35 mmHg 称为轻度肺动脉高压,36～45 mmHg 为中度肺动脉高压,46 mmHg 以上为重度肺动脉高压。

45. 肺动脉高压的原因有哪些?

① 动脉性肺动脉高压:如特发性、先天性心脏病、遗传等;② 左心疾病:如左心室收缩或舒张功能不全、瓣膜疾病、先天性左室流入或流出道梗阻等;③ 缺氧和(或)肺部疾病:如慢性阻塞性肺疾病、间质性肺炎、慢性缺氧;④ 慢性血栓栓塞:如肺栓塞;⑤ 多种机制和(或)不明机制引起的肺动脉高压:如血液疾病、全身性疾病、代谢性疾病等。

46. 伴肺动脉高压患者的围术期评估需考虑哪些?

① 询问病史,评估术前活动耐量和氧合状态。一般轻至中度肺动脉高压手术耐受性较好,重度肺动脉高压患者围术期风险较高;② 积极寻找原发病因,评估是否可以通过治疗改善;③ 需要考虑围术期是否存在加重动脉高压的因素。如单肺通气技术、腹腔镜手术、术后肺部感染、疼痛刺激等;④ 对于重度肺动脉高压患者,需做好右心功能不全、低血压、氧合困难的抢救措施,如使用前列地尔、一氧化氮吸入和体外膜肺等。

47. 肥厚性心肌病(HCM)患者的定义和分类?

定义:原因不明或不能解释的左室或右室心肌不对称、不均匀性肥厚,心室腔变小,以左室血流充盈受阻、收缩期高动力状态和左室舒张期顺应性下降为基本病态,组织学上呈现心肌纤维排列紊乱的一组心肌疾病。分类:① 梗阻性 HCM:安静时左室流出道压差≥30 mmHg;② 隐匿梗阻性 HCM:安静时左室流出道压差正常,负荷运动时≥30 mmHg;③ 非梗阻性 HCM:安静和负荷运动时,左室流出道压差均<30 mmHg。

48. 肥厚性梗阻性心肌病的"SAM 征"产生机制是什么?

"SAM 征"产生的机制包括:① 左室流出道狭窄,血流速度加快,流出道相对负压,吸引二尖瓣前叶及腱索前向运动,即 Venturi 效应;② 由于肥厚的室间隔收缩运动减弱,左室后壁代偿性运动增强,后基部的有力收缩迫使二尖瓣前叶进入血液几乎排空的左室流出道;③ 由于乳头肌排列紊乱,当心脏收缩时,肥厚的室间隔挤压绷紧的腱索,腱索后移,而二尖瓣前叶上翘前移。

49. 肥厚性梗阻性心肌病患者麻醉需要注意什么?

肥厚性梗阻性心肌病的潜在风险在于左室流出道的严重梗阻而导致的射血受阻,充分的术前评估和合理的术中管理尤为重要。通过询问病史,了解有无晕厥史、心绞痛、心悸以及活动耐量;超声评估左室流出道压差大小以及有无"SAM征";了解有无心律失常及其治疗过程,综合评估围术期风险。围术期应维持窦性心律、保证足够的前后负荷、避免心肌过度收缩,并术中采用经食管超声心动图监测可减少严重梗阻的发生,从而降低风险。

50. 扩张性心肌病患者的病理生理特点有哪些?

心肌变薄,心腔扩大,心脏瓣膜关闭不全;心室收缩功能下降;心尖、心耳血栓,栓塞风险高;心律失常,如房颤、传导阻滞。

51. 心脏压塞的临床表现有哪些?

常见于急性心包积液和缩窄性心包炎。表现为心脏活动受限、舒张期充盈不足、心排血量降低、血压偏低、脉压缩小、中心静脉增高、颈静脉充盈或怒张、肝大、胸腹水和呼吸困难等。其中血压下降、静脉压上升和心音遥远称为"Beck 三联征"。

52. 行椎管内麻醉时,预防性低分子肝素的停药时间和硬膜外导管拔管后恢复低分子肝素使用的时间分别为多久?

操作前需停药 12 小时或以上,穿刺/置管后 12 小时、硬膜外导管拔除后 4 小时可恢复使用。

53. 行椎管内麻醉时,治疗性低分子肝素的停药时间和硬膜外导管拔管后恢复低分子肝素使用的时间分别为多久?

操作前需停药 24 小时或以上,穿刺/置管后 24 小时、硬膜外导管拔除后 4 小时可恢复使用。

54. 行椎管内麻醉时,氯吡格雷的停药时间和硬膜外导管拔管后恢复氯吡格雷使用的时间分别为多久?

操作前需停药 5~7 天,穿刺/置管后若拟给予负荷剂量,则应拔管后 6 小时使用,若不给予负荷剂量,可拔管后立即恢复使用。

55. 行椎管内麻醉时,华法林的停药时间和硬膜外导管拔管后恢复华法林使用的时间分别为多久?

操作前需停药 5 天或以上,且 INR 正常;直至恢复口服华法林 12~24 小时内且 INR<1.5 可拔管。

56. 行椎管内麻醉时,利伐沙班的停药时间和硬膜外导管拔管后恢复利伐沙班使用的时间分别为多久?

操作前需停药 3 天,拔管前需停药 22~26 小时或以上。

57. 左心功能不全的临床表现有哪些?

出现左室搏出功能障碍的表现,如肺淤血、不能平卧、呼吸困难,由于前向性排血减少而出现四肢无力、头晕、活动后心慌、气促等。

58. 右心功能不全的临床表现有哪些?

出现右室搏出功能障碍的表现,如双下肢肿胀、腹胀、肝脾大,甚至出现胸腔积液和腹水。

59. 休克分哪些类型?

按病因分为低血容量性休克、心源性休克、脓毒性休克、过敏性休克和神经源性休克;按休克发生的始动环节分为低血容量性休克、心源性休克和血管源性休克;按休克发生时血流动力学特点分为低排高阻型休克和高排低阻型休克。

60. 什么是休克指数?

休克指数是脉搏与收缩压的比值,可用于失血量粗略评估及休克程度分级,正常值为 0.5~0.8,1.0~1.5 提示存在休克,>2.0 提示严重休克。

第二节　呼吸系统功能术前评估

61. 肺的血液循环主要包括哪些?

肺由两个循环体系支持,肺循环和支气管循环,其中支气管循环只提供一小部分血流量,肺循环接受右心所有的排血,虽然体循环和肺循环的血量相等,但肺血管阻力较低,导致肺血管的压力只有体循环压力的 $1/6$。

62. 肺由哪些神经支配?

膈肌由膈神经支配,由 $C_3 \sim C_5$ 颈神经根发出的神经形成,单侧膈神经阻滞或麻痹可降低正常人 25% 的肺功能指标,肋间肌由各自的胸神经根支配,迷走神经是支配气管支气管树的感觉神经,支气管平滑肌和腺体分泌受交感神经和副交感神经的自主神经支配,迷走神经兴奋会引起支气管收缩,交感神经会引起支气管扩张,α 和 β 受体存在于肺血管,交感神经系统通常对肺血管张力影响很小,α_1 兴奋会引起血管收缩,β_2 兴奋会引起血管舒张。

63. 肺的通气/血流比值特点是什么?

正常肺泡通气(V)量约为 $4 L/min$,肺毛细血管(Q)灌流约为 $5 L/min$,总体通气/血流比值约为 0.8,V/Q 通常范围为 $0.3 \sim 3.0$,而大部分肺组织的 V/Q 接近 1.0,由于血流增长速率较通气增长速率快,所以非低垂部较低垂部的 V/Q 比值高。

64. 麻醉对肺气体交换有何影响?

麻醉过程中气体交换异常普遍存在,包括无效腔增加、通气不足以及肺内分流增加。全身麻醉时,由于肺部低垂区域的肺不张及气道萎陷,静脉血掺杂一般增加 5%~10%,吸入麻醉药可抑制缺氧性肺血管收缩,在心排血量稳定状态下,全身麻醉时使用 PEEP 可有效减少静脉血掺杂及预防低氧血症,长时间吸入高浓度氧气可能与肺不张形成及绝对分流增加有关。

65. 麻醉药物对自主呼吸有何影响?

大多数全身麻醉药物对呼吸最重要的影响是导致通气不足,其机制是双方面的：中枢化学感受器受到抑制和肋间外肌活动受抑制作用,通气不足的程度通常与麻醉深度成正比;外周感受器对麻醉引起的低氧血症更为敏感,而大多数吸入麻醉药和许多静脉麻醉药在亚麻醉剂量可以消除外周感受器对低氧血症的反应。

66. 手术患者的肺部并发症危险因素有哪些?

与患者相关的危险因素包括：老年、ASAⅡ级或以上、充血性心力衰竭、生活不能自理、慢性阻塞性肺病、体重下降、感觉障碍、吸烟等,与手术相关的危险因素包括：主动脉瘤手术、胸科手术、腹部手术、上腹部手术、神经外科手术、长时间手术、头颈部手术、急诊手术、血管手术、全身麻醉及围术期输血,其中手术部位和呼吸困难病史是发生并发症的 2 个最强预警因素。

67. 哮喘定义是什么?

哮喘是一种以治疗或自发性部分或全部可逆的气道阻塞为特征的慢性气道炎症。

68. 哮喘患者在围术期评估及用药需要注意哪些问题?

轻度和控制良好的哮喘患者的麻醉风险并不高于正常人,且喘息程度并不是总与支气管收缩的严重程度相关,支气管扩张剂、吸入和口服皮质醇及抗生素在手术当日需继续服用。β_2 受体激动剂是麻醉诱导过程中降低支气管痉挛风险最有效措施,围术期短期使用类固醇对任何治疗效果未处于基线水平而仍需要手术的患者均有效。

69. 阻塞性肺部疾病(COPD)主要特点有哪些?

COPD 最根本特征是气流受阻,从而增加呼吸做功,通气/血流比失调则导致气体交换受损,呼气时气流受阻导致了空气潴留,以及残气量和肺总量增加,喘息是一种常见体征。

70. COPD 患者术前评估有哪些注意事项?

COPD 患者桶状胸和缩唇呼吸提示疾病较为严重,弥散功能下降的严重程度与缺氧和高碳酸血症有关,继而提示肺动脉高压的存在,心电图提示心电右偏或高尖 P 波,提示肺动脉高压,并高度关注可能因慢性肺病导致右室改变。

71. 术前为何戒烟？戒烟多少时间有效？

吸烟可以增加许多围术期并发症的风险,导致伤口感染和剧烈咳嗽,降低巨噬细胞功能,对冠脉血流储备有负性影响,吸烟患者比不吸烟患者住院时间更长,戒烟最大的好处在戒烟数个月后才能体现,术前戒烟超过四周的胸科手术患者肺部并发症发生率降低。

72. 限制性肺部疾病主要特点有哪些？

限制性肺疾病主要表现为肺顺应性降低,从而导致了呼吸做功增加,呈现典型的浅快式呼吸,通常还出现肺容量下降,导致第一秒用力肺活量和用力肺活量均降低。

73. 肺功能检查中哪些重要指标反映换气功能？

通气血流灌注比值(V/Q)每分钟肺泡通气量与肺血流量的比值,正常人安静状态下通气血流比值为0.84。肺弥散功能(DL)是氧气和二氧化碳气体分子通过肺泡毛细血管膜(肺泡膜)的交换过程。健康人心排血量中约有3%的血流不经过肺毛细血管而直接进入体循环动脉中,称为解剖分流。

74. 肺功能检查中哪些重要指标反映通气功能？

肺通气是指肺与外界环境进行的气体交换,一般检查的指标为肺活量、肺残气量、肺泡通气量、最大通气量等,其中时间肺活量是评价肺通气功能的常用的较敏感的指标。时间肺活量是指最大深吸气后,用力做最快速度的呼气,一定时间内所能呼出的气体量。

75. 肺功能检查中哪些重要指标反映小气道功能？

小气道是指直径2 mm以下的气道。在患者未出现临床不适及常规肺功能检查正常之前,小气道功能测定可能发现早期变化,对疾病的早发现、早治疗有积极意义。常用指标有最大呼气流量(流速)—容积曲线(环)等流量容积及闭合容积测定。

76. 上呼吸道感染的患者停手术时机？

尽管小儿上感常见,术后呼吸道风险仍较高,但这些并发症通常易于管理,不会遗留长期并发症,术前有脓性分泌物、咳大量痰、体温高于38℃或者肺部受累者,择期手术推迟 4 周。而上呼吸道感染非发热患者或无分泌物均可行手术治疗。

77. 简单易行的肺功能估计方法有哪些?

测胸腔周径法、屏气试验、吹气试验、吹火柴试验、登楼梯运动试验。

78. 胸腔周径法如何测量及意义?

测量深吸气与深呼气时,胸腔周径的差别。超过 4 cm 以上者,提示无严重的肺部疾病和肺功能不全。

79. 何谓吹气试验?

让患者在尽量深吸气后做最大呼气。若呼气时间小于 3 秒,提示肺活量基本正常;若超过 5 秒,表示有阻塞性通气功能障碍。

80. 何谓屏气试验?

先让患者做数次深呼吸,然后在深吸气后屏住呼吸,记录其能屏住呼吸的时间。一般以屏气时间在 30 秒以上为正常;屏气时间短于 20 秒,可认为其心肺功能显著不全。

81. 何谓吹火柴试验?

将点燃的火柴置于患者口前一定距离,让患者用力将火柴吹灭。如不能在 15 cm 距离将火吹灭,则可估计时间肺活量 1 秒率<60%,1 秒量<1.6 L,最大通气量<50 升/分。如距离为 7.5 cm 时仍不能吹灭,估计最大通气量小于 40 升/分。

82. 呼吸困难程度分级?

Ⅰ级只有在剧烈运动时,患者才有呼吸困难的表现,其他情况下没有呼吸困难。Ⅱ级患者在平地快速步行时有气短的表现,或者在爬坡时气短。Ⅲ级表现为患者平地行走时慢于同龄人且有气短的表现,或者以自己的步速平地行走时必须停下来喘气休息。Ⅳ级表现为平地行走 100 米以内就有气短的表现。Ⅴ级表现为患者连日常活动都不能进行下去,如穿衣,必须卧床端坐呼吸。

83. 肺动脉高压定义及诊断要点有哪些?

　　肺动脉高压指的是平均动脉压持续高于 25 mmHg,并有肺动脉闭合压低于 15 mmHg;超声心动图可用于肺动脉高压的筛查,有显著症状的患者可能需要右心导管检查。

84. 术后肺部并发症(PPCs)的患者相关危险因素是什么?

　　PPCs 患者相关危险因素包括:吸烟史,ASA＞2 级,患者年龄大于 70 岁,COPD,颈、胸、上腹部、主动脉或神经外科手术,预期延长的手术,计划行全身麻醉,白蛋白＜30 g/L,运动储量小于步行两个街区或上一层楼,BMI＞30。

85. 减少单肺通气低氧血症的措施有哪些?

　　确定支气管导管位置正确,增加 FiO_2 到 100％,反复膨胀通气侧肺,对非手术侧肺采用最佳 PEEP,保证足够心输出量和氧运输能力,采用 CPAP 或向手术侧肺吹入氧气,严重低氧血症要求立即实施双肺通气,对有 COPD 病史患者警惕通气侧肺发生气胸可能。

86. 单肺通气术中氧分压维持在什么水平较为理想?

　　通常情况下,上肺接受全血量的 40％,下肺接受全血量的 60％。单肺通气后,上肺与下肺的血流比是 20％：80％。理想状态下,如果通气良好且血流动力学稳定,在全身麻醉吸入氧浓度 100％的情况下,氧分压应在 150～250 mmHg,此数据对麻醉中管理有指导意义,实际临床中因为肺功能以及分流等的影响氧分压数据多为 100～150 mmHg。

87. 什么是低氧性肺血管收缩(HPV)?

　　低氧性肺血管收缩是指肺泡氧分压下降后,机体自身肺血管收缩、肺血管阻力增加的一种保护性代偿反应。

88. 麻醉药物对低氧性肺血管收缩(HPV)有何影响?

　　几乎所有吸入麻醉药物均可以抑制 HPV,钙离子通道阻断剂、硝酸盐类、硝普钠、β_2 受体激动剂、一氧化氮均可以抑制 HPV,静脉麻醉药与阿片类麻醉镇痛药对 HPV 无明显影响。

89. 麻醉中有哪些肺保护策略?

良好的肌肉松弛使肺和胸壁的顺应性增大,如术中出现 SpO_2 下降,首先检查导管位置、支气管导管或阻塞导管的移位;避免使用纯氧通气,建议用 5 mmH_2O 的 PEEP 在通气侧;容量控制呼吸时单肺通气气道峰压小于 25 mmH_2O,通气障碍者峰压小于 30 mmH_2O;在压力控制呼吸时单肺通气气道峰压小于 30 mmH_2O;每 30 分钟进行气道峰压大于 35 mmH_2O、持续 7～10 秒的膨肺操作;对吸入气体进行加温加湿;有效控制液体输入;最后需要有良好镇痛。

90. 肺隔离应注意哪些问题?

在气管插管前麻醉医师必须查看胸部 X 线或 CT 片;肺隔离患者术中避免吸入氧化亚氮;选用合适尺寸的导管;支气管套囊或阻塞导管的套囊尽可能用最低充气容量,并尽可能缩短肺隔离时间;如果气道阻力增加必须用纤维支气管镜检查。

91. 肺隔离绝对适应证及禁忌证?

肺隔离的绝对适应证包括:需要保证通气,防止健肺感染等情况,如湿肺、大咯血、支气管胸膜瘘、单侧支气管肺灌洗及中央型肺癌等。肺隔离的禁忌证包括:任何情况下气管导管在插管过程中遇到阻力。

92. 合适的双腔支气管导管尺寸选择有哪些条件?

首先双腔支气管导管能够插入顺利,管端能正确到达目标支气管,其次主气管套囊内注气 2～6 mL 后套囊内压力小于 25 cmH_2O,正压通气气道峰压达 30 cmH_2O 无漏气。最后支气管套囊内注气 1～3 mL 后套囊内压小于 20 cmH_2O,正压通气气道峰压达 30 cmH_2O 时表明两肺隔离良好。

93. 哪些情况我们需要选择右侧双腔气管导管?

由于右上叶开口解剖变异较大且距离隆嵴近,一般情况下行肺部手术我们选择左侧双腔管,但是某些临床情况下,推荐右侧双腔管,如:气管内或外肿瘤引起解剖结构扭曲,胸段降主动脉瘤压迫左主支气管,左侧全肺切除,左侧单肺移植,左侧肺袖状切除术。

94. 肺部手术主要术式有哪些?

根据不同病情可分为:全肺切除术、部分肺切除术(包括:肺叶切除术、肺段切除术、楔形切除术),此外还包括支气管或肺动脉袖状切除术,胸膜肺切除术等。

95. 对肺叶切除术患者进行术前呼吸功能评估的主要方法有哪些?

术前的呼吸功能评估包括呼吸力学的测定、气体交换和心肺功能的评估,呼吸力学测定最有意义的指标是预测术后第一秒用力呼气量(FEV1),术后 FEV1 预测值小于正常值的 40% 术后病死率明显增高,一氧化碳弥散肺容量(DLCO)用于反映气体交换能力,术后 DLCO 预测值低于 40% 术后呼吸系统和心脏并发症发生率增加,最大氧耗量是评估心肺综合储备功能的金标准,最大氧耗量小于 10 mL/kg 患者围术期病死率风险增高。

96. 肺部手术中相比于静脉麻醉药,吸入麻醉药物有哪些优势?

吸入麻醉药物具有强效支气管扩张作用和抑制气道反应,可以快速调整麻醉深度,吸入麻醉药在低于 1MAC 时对缺氧性肺血管收缩反应影响很小。

97. 胸腔镜进行肺叶切除术术后疼痛是否明显减轻?

胸腔镜手术(VATS)已替代开胸手术广泛应用于肺切除术,虽然 VATS 创伤减轻,但也有报道并不减轻术后疼痛,因此仍应重视术后镇痛。

98. 胸内手术需要进行哪些呼吸系统准备?

择期手术应安排在急性呼吸系统感染治愈至少 2 周;术前理想的戒烟时间为 8 周,只能短时间戒烟者也鼓励戒烟;对于开胸手术训练正确的腹式呼吸有利于增强体能;治疗原发呼吸系统疾病、缓解支气管痉挛、控制呼吸道与肺部炎症、物理治疗及纠正营养不良。

99. 肺部手术什么情况下考虑延迟拔管或更换单腔导管?

术前肺功能严重减退;重症肌无力;年龄 >70 岁,给纯氧下 SpO_2 <90% ~92%;术中大出血、休克的患者、超体重、肥胖患者;需转入 ICU 进一步呼吸支持的患者。

100. 气管的解剖特点?

成人气管的平均长度为 11~13 cm,气管始于环状软骨(C6)水平,在胸骨柄后气管隆嵴处分叉为左右主支气管,右主支气管较粗,与气管纵轴偏离角度较小,且右上叶支气管开口距离隆嵴一般为1～2.5 cm;而左主支气管与气管纵轴偏离角度较大,且左上叶支气管开口一般距隆嵴5 cm。

101. 气管手术麻醉术前评估要点?

询问患者排痰困难度、运动耐力、仰卧位呼吸困难加重,确认患者的心肺功能情况,明确气管狭窄的部位、性质、范围、程度和可能突发的气道梗阻是术前评估的重点,支气管镜是诊断气道病变的金标准。

102. 哪些检查可以应用于气管狭窄患者评估?

判断气管狭窄可以使用X线、CT、磁共振及计算机三维重建技术,支气管镜检查是诊断气道病变的金标准。

103. 支气管扩张患者特点及管理要点有哪些?

支气管扩张是部分支气管树局限性、不可逆性扩张,其主要是由细菌感染坏死引起,发生咯血或反复发作性肺炎则需要手术,手术主要采取胸膜剥脱术或胸廓造口术,麻醉主要关注肺隔离以保护健侧不被感染区域的脓液污染,由于炎症存在,大出血风险加大。

104. 肺栓塞诊断要点有哪些?

肺栓塞临床主要表现为心动过速、呼吸困难、胸痛或咯血,心电图显示右束支传导阻滞、T波高尖,肺血管造影是诊断肺栓塞的金标准。

105. 腹腔镜手术如何影响术中肺功能?

腹腔镜特点是使用加压二氧化碳产生气腹,腹内压增高使膈肌增高,肺顺应性下降,吸气峰压增高。肺不张,FRC下降,通气血流比失调,肺内分流都使得动脉氧分压下降,通过腹膜血管吸收二氧化碳致体内二氧化碳浓度升高。同时,肺顺应性降低所导致的小潮气量也会导致动脉二氧化碳浓度升高和pH降低。

106. OSAHS患者的麻醉前准备有哪些?

OSAHS的高危因素包括肥胖、男性、绝经后女性和高血压患者,该类患者容易出现术后肺部并发症,麻醉前需明确诊断,必要时需做肺功能测定和动脉血气分析。如果选择全身麻醉,可考虑清醒气管内插管或快速诱导下气管内插管,无论采取何种诱导方式均需做好困难气道处理充分准备。

107. 病态肥胖患者的特点及术前评估要点?

肥胖个体的耗氧量和呼吸做功都增加,但肺容量和肺活量降低,术前访视和体格检查应重点放在气道上,了解患者是否有打鼾或白天嗜睡史,以及患者的心肺系统的状态,可通过颈围预测是否有插管困难。

第三节　泌尿系统功能术前评估

108. 肾脏由什么组成? 有什么功能?

肾脏是由约 2×10^6 个肾单位组成,而每个肾单位则由肾小球和肾小管组成。经过肾小球的超滤、肾小管的重吸收和分泌可产生尿液,肾单位可帮助调节血管内容量、渗透压、酸碱及电解质平衡,并排泄代谢和药物的终产物。肾单位还会分泌激素,主要参与维持体液的内环境稳定(肾素、前列腺素、激肽)、骨代谢(1,25 -二羟胆钙化醇)以及红细胞的生成(促红细胞生成素)。

109. 什么是慢性肾病(chronic kidney disease,CKD)?

CKD 定义为肾小球滤过率(glomerular filtration rate,GFR)<60 mL/(min · 1.73 m^2)至少 3 个月,或伴随存在大量的蛋白尿。终末期肾病(end-stage renal disease,ESRD)则是指肾功能缺失达 3 个月或者更长时间。

110. 什么是急性肾损伤(acute kidney injury,AKI)?

改善全球肾脏疾病预后组织(KDIGO)将 AKI 定义为符合以下任意一条:① 血清肌酐(serum creatinine,SCr)在 48 小时内增加≥0.3 mg/dL;② 已知或推测肾功能损害发生在 7 天之内,SCr 上升至≥基础值的 1.5 倍;③ 尿量<0.5 mL/(kg · h)持续 6 小时。

111. AKI 如何分级?

KDIGO 指南对 AKI 提出的分级:① 危险:血肌酐增加 1.5 倍或 GFR 下降>25%;尿量<0.5 mL/(kg · h)持续 6 小时;② 损伤:血肌酐增加 2.0 倍或 GFR 下降>50%;尿量<0.5 mL/(kg · h)持续 12 小时;③ 衰竭:血肌酐增加 3.0

倍或 GFR 下降＞75％或血肌酐≥355 μmol/L 或血肌酐急性升高 44.2 μmol/L；尿量＜0.3mL/(kg·h)持续 24 小时或无尿 12 小时；④ 丧失：持续肾功能完全丧失＞4 周；⑤ 终末期肾病：终末期肾病持续＞3 个月。

112. 发生 AKI 的常见原因有哪些？

根据解剖学特点一般可以分为肾前性、肾性和肾后性原因。肾前性的原因包括血流动力学因素、白细胞浸润和黏附分子、自身免疫反应异常及近端小管细胞损伤所导致的缺血性肾损伤；还包括造影剂、药物、肌红蛋白及氯化汞所导致的肾毒性肾损伤。肾性的原因主要是肾实质损伤(肾小管坏死)导致的肾损伤。肾后性的原因多为尿路梗阻所导致的肾功能改变。

113. AKI 的常见风险因素有哪些？

包括有血容量不足、使用氨基糖苷类药物、使用放射检查造影剂、使用非甾体消炎药(NSAID)、脓毒性休克和色素尿。在血流动力学异常(容量不足、使用 NSAID 等)情况下，血管紧张素转换酶(ACE)抑制剂和血管紧张素受体阻断剂(ARB)可分别导致术中低血压，因而加重 AKI。

114. 慢性肾病的主要病理生理表现有哪些？

慢性肾病的主要病理生理表现有：① 容量过多：机体总的钠和水含量增加；② 酸血症：随着患者肾衰竭的发展，可形成一个超大的阴离子间隙(接近 20 mmol/L)，相应的血浆 HCO_3^- 浓度降低；③ 高钾血症：可能与蛋白质分解代谢、溶血、出血、大量库存红细胞的输入、代谢性酸中毒以及使用抑制 K^+ 进入细胞或在远端肾单位分泌的药物有关；④ 心脏改变：高血压是慢性肾病和终末期肾病的一个常见并发症。

115. 肾功能障碍对吸入麻醉药作用有何影响？

由于吸入麻醉药物对中枢神经系统作用的消退是通过肺部洗出，所以肾功能受损并不会改变这些药物的作用强度与时效，对于轻、中度肾功能障碍患者，所有的现代强效吸入麻醉药都是适合的。目前并没有证据显示吸入麻醉药对肾功能有远期的损害。

116. 肾功能障碍对静脉麻醉药作用有何影响？

超短效巴比妥类药物硫喷妥钠在慢性肾病患者中，其诱导和维持麻醉所需的剂量应相应减少。丙泊酚是非巴比妥类静脉麻醉药，其主要代谢途径是通过肝脏代谢，因此可被安全地用于肾功能障碍患者，长时间的输入也不会影响肾功能。苯二氮䓬类药物，特别是地西泮，由于其半衰期较长，可能会产生一定的蓄积。咪达唑仑由于半衰期很短，所以并不影响其作用时间。

117. 肾功能障碍对阿片类药物作用有何影响？

肾功能障碍可严重影响吗啡及哌替啶的临床作用，但对芬太尼类药物的影响不大。肾功能障碍患者使用镇痛剂量的吗啡一般不会导致抑制作用时间延长，但可能因为高浓度的 6 - 葡萄糖醛酸吗啡（吗啡在肝脏中的代谢产物之一）蓄积而引起呼吸抑制，甚至危及生命。哌替啶的代谢产物去甲哌替啶如产生蓄积可引起中枢神经系统的兴奋作用，因此，在肾功能障碍患者中需警惕此类毒性作用。

118. 肾功能障碍对肌肉松弛药及其拮抗剂作用有何影响？

琥珀胆碱在用于肾功能障碍患者时需注意两方面的问题，一是血钾浓度变化而引起的潜在危险；二是血浆胆碱酯酶浓度下降产生的影响。阿曲库铵作用的消除不依赖于肾脏，因此其消除半衰期与正常患者并无差别。顺阿曲库铵是阿曲库铵的单顺式异构体，肾衰竭对其作用时间影响较小。长效肌肉松弛剂多库氯铵和哌库溴铵的作用时间在肾衰竭患者均有明显延长。胆碱酯酶拮抗剂新斯的明、嗅吡斯的明和依酚氯铵的作用时间在肾功能障碍患者均会延长。

119. 区域阻滞对肾功能有何影响？

区域麻醉与肾脏的相互作用非常复杂，多种因素（如儿茶酚胺、抗利尿激素、类固醇、前列腺素等）的联合作用决定了肾功能的变化。硬膜外麻醉或腰麻若阻滞了 $T_4 \sim T_{10}$ 节段的交感神经，可有效地抑制交感肾上腺素反应，阻断儿茶酚胺、肾素和精氨酸加压素的释放。手术中必须仔细调节患者的阻滞平面以维持足够的肾灌注压，进而可维持肾血流量和肾小球滤过率。

120. 全身麻醉对肾功能有何影响？

吸入麻醉所使用的氟烷、恩氟烷、异氟烷复合氧化亚氮可引起肾血流量（renal blood flow，RBF）和 GRF 轻度到中度减少，预先进行扩容可削弱此类反应。术中使用大剂量的阿片类药物比如芬太尼、舒芬太尼或瑞芬太尼,对 RBF 和 GRF 的影响不大。静脉麻醉药如硫喷妥钠和地西泮可引起肾功能的轻微改变。氯胺酮会增加 RBF,但使 GRF 减少,在出血引起低血容量时,使用氯胺酮可维持 RBF。

121. 机械通气对肾功能有何影响?

持续进行正压通气和呼气末正压通气均可降低 RBF、GRF 和钠的排泄。平均气道压决定了对肾功能的抑制程度。现在认为机械通气治疗时的水钠潴留是交感神经反应发挥了主要作用,肾素—血管紧张素—醛固酮系统则加强了肾脏对正压通气的反应。通过扩容或者使用多巴胺来维持正常的循环状态,可以避免甚至逆转通气治疗时引起的肾功能损害。

122. 控制性降压对肾功能有何影响?

麻醉中应用控制性降压时,GRF 会明显降低。只要低血压状态的持续时间不超过 2 小时,即使是老年患者,也不会引起永久性肾损伤。硝普钠可以降低肾血管阻力,但可引起肾脏血液的分流;它还会激活肾素—血管紧张素系统、释放儿茶酚胺,故若突然停药可导致反跳性高血压。硝酸甘油降低 RBF 的作用弱于硝普钠。

123. 主动脉阻断对肾功能有何影响?

在大血管手术当中,如阻断肾上主动脉或肾下主动脉均会导致 RBF 降低至正常的 50%。持续夹闭肾上主动脉超过 50 分钟,可能会引起 GRF 的持续降低以及一过性的氮质血症;夹闭肾下主动脉可使体循环血管阻力增加,从而导致心排血量降低,进而使 RBF 和 GFR 下降。如在主动脉粥样硬化斑块密集部位进行夹闭或处理,可能会引起肾动脉栓塞,也可发生部分或完全性皮质坏死,而这通常是不可逆的。

124. 心肺流转对肾功能有何影响?

心肺流转会引起低血压和非搏动性血流,进而促使肾血管收缩,RBF 降低。急性肾衰竭的发生率不足 2%,这主要与血浆肾素水平持续增加有关。但是心脏手术后一旦发生了急性肾衰竭,患者死亡率将高达 60%~90%。有研究表明,心肺流转时肾脏的自身调节能力是减弱的。

125. 手术对肾脏功能有何影响？

① 肾素—血管紧张素—醛固酮：外来刺激引起肾动脉压下降或肾小管远端低钠时，肾脏会分泌肾素，直到血压和血钠恢复稳定；② 精氨酸加压素：手术刺激使精氨酸加压素大量释放，从而导致水分潴留、低渗透压和低钠血症；③ 前列腺素：机体缺氧时产生的花生四烯酸衍化而生成外源性前列腺素，其能使肾血管扩张，而其他一些结构不同的前列腺素则产生肾血管收缩的作用，使肾素分泌减少。

126. 对肾功能不全或肾衰竭患者的术前评估重点是什么？

这类患者术前评估的重点在于心血管系统、脑血管系统、液体容量和电解质情况。CKD 早期一般无明显症状。对患者的问诊很重要，包括有无心血管系统症状（胸痛、端坐呼吸和阵发性夜间呼吸困难）、尿量情况、并存的疾病、用药和透析的情况，还有监测患者体重对于评估患者容量状态很重要。

127. 评估肾功能的临床指标有哪些？

① 尿量：围术期少尿的定义是尿流量少于 $0.5 \text{ mL}/(\text{kg} \cdot \text{h})$。围术期少尿常会发生，但一般都为肾前性；没有出现少尿也不能排除 AKI，但出现少尿则意味着肾损伤加重；② 血尿素氮：正常范围是 $5 \sim 10 \text{ mg/dL}$；③ 血清肌酐：它与 GFR 呈倒指数关系，可以单独预测 AKI 的预后（包括住院时间、透析率以及死亡率）；④ 半胱氨酸蛋白酶抑制剂 C：其血浆水平与血清肌酐及 GFR 有着密切关系，而且它不受肌肉质量、年龄或性别等非肾性因素的影响。

128. 有哪些指标可以间接了解肾脏功能？

① 氧供：动脉血氧分压（PaO_2）与肾血流量关系密切。当 $PaO_2 < 40 \text{ mmHg}$ 时，肾血管会明显收缩，因而血流灌注也会明显减少；② 全身灌注：术后发生围术期肾功能不全的风险与血管代偿低血压的能力有关；③ 血管内容量：足够的血管内容量对维持充足的肾血流非常重要；④ 肾血流量：凡能影响肾灌流的因素（如肾血管自身调节机制、神经体液因素等）均可对 GFR 产生继发性影响；⑤ 肾脏血流自主调节：其对维持肾功能起着主要作用。

129. 肾小球功能异常的表现和原因是什么？

肾小球功能异常主要表现为 GFR 降低和肾小球滤过膜通透性发生改变。GFR 降低的原因主要有：① 有效循环血量减少导致肾血管收缩而引起肾血流量减少；② 有效滤过压降低，可见于失血失液时肾毛细血管血压下降以及尿路梗阻或间质水肿等压迫肾小管囊内压升高所致；③ 肾小球滤过面积减少，多见于慢性肾炎、慢性肾盂肾炎等引起的肾小球广泛损伤。

130. 如何评估肾小球滤过功能？

肾小球滤过功能是临床上了解肾功能的重要指标之一。GFR 是反映肾小球滤过功能的客观指标，在临床上常被用于评价肾功能的损害程度。常用的检测指标有：对氨基马尿酸清除率、菊粉清除率、滤过分数、肌酐清除率、血清肌酐、碘海醇清除率。

131. 近端肾小管功能测定包括哪些内容？

近端肾小管的功能测定包括有：① 肾小管葡萄糖最大重吸收量：代表肾小管的最大重吸收功能，正常人为（340±18）mg/min；② 肾小管对氨基马尿酸最大排泄量：正常成人为 60～90 mg/min；③ 尿氨基酸和溶菌酶测定：通过对尿中氨基酸谱的测定可了解近曲小管的重吸收功能。正常人尿溶菌酶含量＜3 pg/mL，如血中含量正常而尿中含量增高，说明近曲小管的重吸收功能障碍；④ 酚磺酞排泄试验：测定经肾小管分泌排出体外的酚磺酞，以衡量近端肾小管排泄功能。

132. 远端肾小管功能测定包括哪些内容？

远端肾小管的检测指标主要关于尿浓缩与稀释试验。① 尿比重：正常人 24 小时尿比重为 1.015 1～1.030，若每次尿比重均为 1.010，说明肾小管浓缩功能差；② 浓缩、稀释试验：具体做法为晚 6 时后禁水，次晨 6、7、8 时各留一次尿，此 3 次尿中至少 1 次尿的比重应＞1.026，如＜1.020 则提示肾小管浓缩功能下降；③ 尿渗透压测定：正常人每日从尿中排出 600～700 mOsm/(kg·H_2O) 的溶质，如禁水 8 小时后晨尿的渗透压＜700～800 mOsm/(kg·H_2O)，说明肾脏浓缩功能下降。

133. 肾小管酸化功能测定包括哪些内容？

① 碳酸氢根、可滴定酸及尿氨测定：正常人每日饮食约产生 70 mmol 的酸性物质，均可通过尿液排出体外，而当肾小管发生病变时，尿中可滴定酸及尿酸排出减少，尿 HCO_3^- -排出增多；② 氯化铵负荷试验：主要用于远端肾小管泌氢、产氨能力的测定；③ 碳酸氢根负荷试验：尿中排出的 HCO_3^- 量（％）＝尿每分钟排出的 HCO_3^- 量×血肌酐/(尿每分钟排出的肌酐×血 HCO_3^- 量)，正常时为 0，Ⅰ型肾小

管性酸中毒时为＜5％；Ⅱ型肾小管性酸中毒时＞15％。

134. 肾小管损伤标记物有哪些？

肾小管损伤标记物包括：① β_2-微球蛋白：肾小管损伤初期，β_2-微球蛋白重吸收受损，其在尿中水平升高而在血清中水平下降；② N-乙酰-β-D-氨基葡萄糖苷酶：其在尿中浓度增加的测定，可识别亚临床肾小管损伤；③ 中性粒细胞明胶酶相关脂质转载蛋白：其表达于近端小管细胞，在缺血性肾小管损伤时可显著上调，是一种早期敏感无创的生物标记物。

135. 围术期易出现肾损伤的危险因素有哪些？

① 患者因素：包括术前存在系统性慢性疾病，如高血压、糖尿病、心力衰竭、慢性肾病、慢性阻塞性肺疾病等；随着年龄增大（特别是大于 65 岁的男性），高血压也会逐渐损害肾功能；② 手术因素：包括急诊手术、非肾脏实体脏器移植手术、心脏搭桥手术等；③ 其他因素：包括自身合并急性疾病、脓毒症、多器官功能障碍、使用肾毒性药物（ACEI、ARB、利尿剂和造影剂等）。

136. 术前尿常规检测结果如何正确分析？

① 血尿提示肾小球疾病；② 脓尿提示泌尿系统感染；③ 管型尿：细胞管型往往提示存在病理状态，白细胞管型多见于肾盂肾炎、间质性肾炎等肾实质感染性疾病，肾小管上皮细胞管型在各种原因所致肾小管损伤时出现；④ 尿 pH 可以帮助诊断一些酸碱紊乱的疾病；⑤ 尿蛋白定性试验阳性 3＋或 4＋，常提示为肾小球疾病；⑥ 血糖正常的糖尿多为近端肾小球病变导致葡萄糖重吸收阈值下降所致。

137. 肾功能障碍患者应如何进行术前准备？

① 术前根据病史、体格检查和肾功能评估，对患者机体承受麻醉和手术刺激的能力作出正确判断；② 控制心律失常，纠正血容量不足和贫血；③ 严重肾功能障碍患者应仔细调整摄入量；④ 有高血压、水肿和稀释性低钠血症时，应限制液体入量；⑤ 对肾功能障碍患者，补钾必须小心缓慢地进行；⑥ 终末期肾病患者，术前一日应常规进行透析，以降低麻醉和手术的风险。

138. ACE 抑制剂该如何正确使用？

ACE 抑制剂可明显降低全身动脉压和血管阻力，但可增加血浆肾素水平。在对高血压和充血性心力衰竭、特别是糖尿病的长期治疗中,使用 ACE 抑制剂能降低肾血管阻力且对肾功能有益。但有报道认为,在低血压、肾功能不全、单侧肾动脉狭窄的患者中使用 ACE 抑制剂会引起肾功能的恶化和高钾血症,这可能与代偿性血管紧张素介导的出球小动脉收缩受到抑制有关。

139. 血液透析对肾脏功能有何影响?

血液透析是抢救和治疗肾衰竭的有效治疗方法。但血液透析可能会引起患者血容量和渗透压的剧烈改变,而使得肾脏缺血加重;另外,血液透析对血管内皮细胞也有损害,导致血管内皮对缩血管物质的敏感性增加,舒血管物质释放减少,使肾血管痉挛,也会加重肾脏缺血。因此,在血液透析期间,避免低血压可防止肾损害的恶化。

140. 血液透析后短时间对内环境有何影响?

血液透析通过生物物理机制来完成对血液中的代谢废物、毒物、致病因子以及水、电解质的传递和清除,达到内环境的平衡。改善容量负荷过多,电解质紊乱,酸碱失衡等尿毒症症状。但因此可能会发生一些不良反应,尤其是透析早期出现急性并发症,如血容量减少容易导致血压下降,毒素清除可致血液渗透压下降,透析失衡综合征等,透析过程中使用抗凝剂或透析器生物相容性等因素影响导致凝血功能障碍等。

141. 血液透析后短时间对其他脏器(非肾)功能有何影响?

① 心血管系统:血液透析后短时间会对心功能产生影响,它能改善容量负荷过多导致的心力衰竭,但透析时的高血流量又可导致心排血量增加,甚至发生充血性心力衰竭;② 神经系统:透析失衡综合征是在透析期间或结束后不久发生的以神经系统症状为主要表现的急性综合征,其表现包括头痛、震颤、抽搐等;③ 呼吸系统:常见的肺部并发症包括肺水肿、肺部积液和肺动脉高压等。

142. 血液透析后短时间对出凝血系统有何影响?

在血液透析过程中,内、外源性凝血系统皆被激活,而且加之透析膜的生物存在不相容性,导致膜表面加速了对内源性凝血因子Ⅻ的激活,继而会出现显著延长凝血酶原时间的结果。另外,还会造成患者体内抗凝系统发生变化。尿毒症毒素清除作用,加上体外循环自身的影响,纤溶系统也会被激活。

143. 哪些患者术前需要血液透析？

① 分解代谢型急性肾损伤；② 电解质紊乱特别是高钾血症或高钙血症出现；③ 摄入了毒性物质，需要进行清除；④ 进行腹膜透析或血液滤过失败，或者由于无法建立合适的血管通路或接受必需的抗凝措施而不能进行血液滤过以及因腹部有感染或手术过而不能行腹膜透析的急性肾损伤患者。

144. 术前血液透析的最合理时间？

有研究认为，因为血液透析首选的抗凝剂是肝素，其作用持续时间为 4 小时，因此，如果术前的血液透析使用肝素者，那么透析时间应安排在至少术前 6 小时进行，以避免围术期出血的风险增高；若术前的血液透析未使用肝素者，透析时间安排在至少术前 2 小时进行。

145. 遇到腹膜透析患者，我们需要了解什么？

腹膜透析是终末期肾衰竭的一种长期替代治疗方法。它较血液透析的效率低，但对溶质的清除和超滤脱液缓和，因此发生并发症的程度和发生率均较低。腹膜透析常见的并发症是腹股沟疝、腹膜感染及透析效果逐渐下降。患者规律的腹膜透析应持续至手术当日上午或前一日，以保证所有肾衰竭的可逆表现得到控制；其次还应了解内环境在透析前后改善如何、心肺状态改善情况等。

146. CRRT 患者行二次腹腔探查术，术前评估注意什么？

首先，应了解患者接受 CRRT 的原因、治疗目的（容量治疗、纠正代谢紊乱或透析）及治疗效果是否达到了预期；其次，如术中还将继续使用 CRRT，需明确其目的以及患者对 CRRT 的反应；最后，麻醉医师应了解 CRRT 相关的风险和并发症：① 大多数 CRRT 患者需要抗凝；② 需严密监测容量水平以确保液体置换效果；③ 为保证酸碱平衡应及时调节置换液成分；④ 还应注意回路的管道连接与流量；⑤ CRRT 的体外循环回路可致患者体温下降，应采取保温措施。

第四节　内分泌系统功能术前评估

147. 高血糖对围术期患者有哪些危害？

血糖升高，细胞内脱水和渗透性利尿引起低血容量，电解质紊乱、血液浓缩以及中枢神经系统异常,高血糖容易引起患者术后创口愈合延迟,而高血糖状态不但可引起动脉粥样硬化,出现大血管或小血管病变,还可因尿糖增高引起高渗尿,从而使机体脱水,严重时可出现精神症状或高渗性昏迷。

148. 糖尿病对中枢神经系统有哪些影响?

长期血糖控制不佳的糖尿病会影响中枢神经系统,糖尿病会加速动脉粥样硬化的发生和发展,脑血管的动脉粥样硬化容易导致脑动脉血供不足,甚至发生脑梗死,影响神经系统功能;糖尿病也会影响颅神经,最常累及外展神经、面神经以及动眼神经等,导致相应的症状。糖尿病患者中枢神经对低氧的通气反应减弱,对麻醉药物敏感性增强,脊髓在缺氧状态下更容易受损。

149. 糖尿病患者自主神经功能紊乱会引起哪些危险?

心脏自主神经功能紊乱会导致直立性低血压、无痛性心肌缺血及心源性猝死的危险增加,心脏对应激的反应能力降低。由于心脏自主神经功能异常,中枢对缺氧的通气反应下降,加上麻醉药物对中枢神经系统的抑制,糖尿病患者在围术期发生心脏骤停的危险性增加。其他自主神经功能紊乱可导致胃蠕动减弱和膀胱张力下降,围术期反流误吸及尿潴留风险增加。

150. 糖尿病患者相关的慢性并发症有哪些?

动脉粥样硬化:中老年糖尿病患者可能并发心血管疾患,包括严重的冠心病、心肌病、高血压,这类患者易发生心肌梗死、脑血管意外及末梢血管病;糖尿病肾病;神经病变:病理改变主要多见于周围神经和自主神经系统,也可累及中枢神经;感染及伤口愈合不良。

151. 糖尿病患者术前评估要注意哪些?

病史和内科检查(检查是否有脑血管疾病,冠状动脉疾病和周围神经病变);关节强直程度(是否张口受限);心脏自主神经病变(心动过缓、直立性低血压);自主神经系统病变(胃轻瘫、排空延迟可引起插管时反流误吸);实验室检查(心电图、血糖、肌酐、血钾、尿糖、尿酮体、尿蛋白)。

152. 糖尿病患者围术期发生低血糖有何危害?

当血糖低于正常低限时可引起相应的症状与体征。低血糖一般指血糖低于

2.8 mmol/L,严重低血糖指血糖低于 1.4～1.7 mmol/L,患者可出现低血糖昏迷。低血糖对人体危害较大,可引起心脏血管系统、神经系统的损害,还可引起一系列疾病,如记忆力丧失、阿尔茨海默病(痴呆)等。

153. 糖尿病患者围术期发生低血糖的临床表现?

一般表现为交感神经兴奋的症状,大汗、颤抖、视力模糊、饥饿、软弱无力、心悸、腹痛。此外,可表现为中枢神经系统抑制的症状,包括意识朦胧、头痛头晕、反应迟钝、嗜睡、心动过速、瞳孔散大、癫痫发作甚至昏迷。延脑受抑制时,患者可出现深昏迷,各种反射消失,呼吸浅弱,血压下降、瞳孔缩小等。全身麻醉下,患者可出现苏醒延迟。

154. 糖尿病患者围术期发生低血糖如何抢救?

围术期应尽量维持患者血糖在正常或稍高水平,避免出现低血糖症状。如怀疑患者出现低血糖时,应及时测血糖并迅速处理。抢救措施是给予葡萄糖,轻者可口服葡萄糖水,严重者可快速输注葡萄糖,先静脉注射 50% 葡萄糖 40～100 mL,必要时重复。然后继续输注 5%～10% 葡萄糖 300～400 mL/h,直至血糖维持稳定。其他治疗包括胰高血糖素、糖皮质激素等。

155. 糖尿病患者术前发生酮症酸中毒有何表现?

高血糖、高血酮、酮尿、脱水、电解质紊乱(高钾血症、低钠血症)、代谢性酸中毒等。

156. 糖尿病患者术前发生酮症酸中毒如何治疗?

应给予胰岛素控制血糖,首次剂量为静脉注射 10 单位,随后依据血糖水平胰岛素静脉连续泵注降糖;补充液体:给予生理盐水 1～2 L 扩容,适当补钾、磷和镁离子;纠正酸中毒:当 pH 低于 7.1 或出现循环功能不稳定是,应给予碳酸氢钠等纠酸药;解除各种诱因。

157. 发生酮症酸中毒的糖尿病患者手术还能进行吗?

酮症酸中毒的患者原则上应延缓手术,尽可能在术前纠正酮症酸中毒,若患者必须手术治疗,可边控制病情,边行麻醉和手术,容量不足和高血钾得到部分治疗可降低酮症酸中毒引起的心律失常和低血压。

158. 糖尿病患者为何会发生高渗性非酮症高血糖昏迷？

糖尿病患者血糖大于 33.3 mmol/L，渗透性利尿引起的低血容量、电解质紊乱、血液浓缩，可引起中枢神经系统功能异常甚至昏迷。主要见于老年的 2 型糖尿病患者。该病最常见的诱因是血糖升高和脱水。在急性感染，外伤手术或脑血管意外等应激状态下容易出现。也有部分患者与应用利尿剂、甘露醇等药物有关。

159. 何谓糖尿病高血糖危象？

糖尿病高血糖危象又称高渗性高血糖状态，是糖尿病的严重急性并发症之一，临床以严重的高血糖而没有明显的酮症酸中毒，血浆渗透压显著升高，脱水和意识障碍为主要特征，化验检查通常会发现，血糖常 $>$ 33.3 mmol/L，有效血浆渗透压 $\geq$ 320 mmol/L，HCO_3^- $>$ 18 mmol/L，血 pH $>$ 7.3，尿糖呈强阳性，而血清酮体及尿酮体阴性或弱阳性，阴离子间隙减小，小于 12 mmol/L。

160. 糖尿病患者术前血糖控制标准在哪个范围？

对于糖尿病患者术前血糖应控制到多少目前尚无一致的意见，一般不要求控制到完全正常水平，以免发生低血糖。一般认为择期手术患者术前空腹血糖应控制在 8.4 mmol/L 以下，最高不超过 11.2 mmol/L，尿糖为阴性或弱阳性，24 小时尿糖在 0.5 g/dL 以下，尿酮体阴性。对于糖尿病控制不良的择期手术应延期，直到高血糖、酸中毒等症状得到纠正。

161. 糖尿病患者术前口服类降血糖药物如何调整？

术前应根据患者所使用口服类降血糖药的特点进行相应的调整，一般在术前禁食禁水前仍可给予二甲双胍、曲格列酮和阿卡波糖，因单一应用这类药物无低血糖危险，且可降低手术应激反应引起的高血糖，造影前 48 小时应停用二甲双胍。磺脲类药物增强胰岛素受体功能，并促进胰腺释放内源性胰岛素，作用时间 8～24 小时，磺脲类药物至少应在术前一日停用；双胍类抑制肝糖原生成，提高外周组织对胰岛素的敏感性，术前 24 小时服用很少引起酸中毒。

162. 使用胰岛素治疗的糖尿病患者术前如何调整胰岛素的剂量？

对于短小手术，可给予 1/2 晨量的中效或长效胰岛素皮下注射；对于手术时间较长的患者可给予中效或长效胰岛素皮下注射，剂量为其晨量的一半，同时输注含糖的液体；对于术前需要多次胰岛素注射的患者，无论是长效还是中效胰岛素，手术前一天晚上均应减量,术中严密监测血糖水平,2～4 小时一次。当患者血流动力学不稳定、体温过低或给予血管加压药时,皮下注射吸收不可靠,应以静脉注射胰岛素为主。

163. 糖尿病患者手术麻醉的主要危险是什么?

糖尿病患者手术麻醉的主要危险是由于糖尿病导致的相关脏器功能改变,如心血管疾病、肾功能不全等。糖尿病本身引起的死亡已明显减少,而糖尿病的慢性并发症已成为糖尿病患者的主要死亡原因。因此,麻醉医师应重视糖尿病患者脏器功能的术前评估和治疗,以保证患者处于最佳的术前状态。

164. 胰岛素瘤有哪些临床特点?

胰岛素瘤是因胰腺 β 细胞瘤或增生造成的胰岛素分泌过多,引起以低血糖为主的一系列临床症状,如头晕、眼花、心悸、出汗,此类患者神经、精神异常极为常见,甚至麻痹性痴呆、卒中(中风)、昏迷。禁食、运动、劳累、精神刺激等可促进其发作。临床上多有 Whipple 三联症,空腹血糖常低于 2.8 mmol/L。

165. 何谓 Whipple 三联征?

Whipple 三联症:周期性发作性的昏迷和精神症状,每天多在空腹或劳动后发作;发作时血糖低于 2.8 mmol/L;口服或静脉注射葡萄糖后,症状可好转。

166. 为何未发现的嗜铬细胞瘤患者在麻醉及围术期死亡率高达 50%?

麻醉前未发现的嗜铬细胞瘤患者,术前往往缺乏充分的准备和处理,手术麻醉的风险会更高,甚至有研究表明在麻醉及围术期死亡率高达 50%。

167. 嗜铬细胞瘤有哪些临床表现?

嗜铬细胞瘤的临床表现与肿瘤所分泌的肾上腺素及去甲肾上腺素的量、比例及释放方式(阵发性或持续性)有关。症状常呈突发性,发作常难预料。最常见的症状和体征有头痛、多汗、心悸三联征。高血压可呈阵发性,或在持续性高血压的基础上阵发性发作,血压可达 200～300/150～180 mmHg。血压升高可由于体位变动,压迫腹部或大小便引起。嗜铬细胞瘤产生过量的儿茶酚胺抑制了胰岛素的分泌,使血糖升高。

168. 嗜铬细胞瘤患者使用 α 受体阻滞剂有哪些益处？

术前使用 α 受体阻滞剂可恢复正常的血容量和血压,减少处理瘤体时发生高血压危象的风险。术中使用酚妥拉明可有效阻断 α 受体,减弱挤压瘤体所释放的儿茶酚胺的反应。因此 α 受体阻滞剂的使用在嗜铬细胞瘤的药物治疗中具有极为重要的地位。α 受体阻滞剂的应用降低了嗜铬细胞瘤患者高血压危象和心功能不全的发生率,使围术期的死亡率由 40％降低到 6％以下。

169. 何谓高血压危象？

高血压危象是指收缩压高于 250 mmHg 并持续 1 分钟以上的高血压状况。

170. 嗜铬细胞瘤患者术前评估达到什么状态再行手术治疗较为安全？

嗜铬细胞瘤患者术前评估治疗效果,主要根据患者血压和临床症状的改善情况加以判断。有学者提出达到以下状态再行手术治疗较为安全：① 术前 48 小时血压不超过 165/90 mmHg；② 应出现直立性低血压,但不低于 80/45 mmHg；③ 心电图没有 ST－T 改变；④ 室性期前收缩每 5 分钟不超过 1 个。

171. 原发性醛固酮增多症患者常有何特点？

① 高血压,一般为中等程度的高血压；② 低血钾,临床上出现神经肌肉兴奋性降低的表现,有些患者出现典型的周期性瘫痪；③ 肾功能异常,表现为多尿、夜尿、烦渴、尿比重低等。

172. 原发性醛固酮增多症患者术前如何评估？

原发性醛固酮增多症患者术前评估包括：高血压控制情况；电解质是否紊乱,尤其是血钾水平；肾功能损害情况等。

173. 原发性醛固酮增多症患者最重要的术前准备是什么？

醛固酮增多的患者术前准备最重要的是纠正电解质紊乱,补钾使血钾恢复正常；注意长期服用利尿药的患者,应适当控制高血压,长期的高血压及低血钾可给心肌和血管组织造成负担和营养障碍,导致代偿能力减弱。注意螺内酯服药情况,螺内酯作为醛固酮的竞争性对抗药有留钾排钠作用,使血钾恢复正常同时也有降压作用,此类患者也需注意高钾低钠的可能。

174. 库欣综合征患者术前如何评估?

库欣综合征患者的麻醉管理主要考虑皮质醇过量分泌引起的病理生理改变。术前正确评估心血管功能、血压、电解质平衡情况、酸碱水平和血糖浓度。了解骨质疏松进展情况,以便手术期间选择合适的体位。术前应重点控制血压、纠正电解质紊乱,控制感染,治疗相关并发症。补钾和应用适量的利尿剂可以改善患者低钾和水钠潴留,同时也能间接地改善患者的心功能。

175. 甲亢患者术前口服碘剂至何时再行手术较为合适?

口服碘剂对于术前减少甲状腺增生的血管是有效的。甲亢患者术前口服碘剂是不可缺少的,主要是卢戈液,通常由每日 3 次、每次 3 滴开始,以后每日增加 1 滴,直至每次 16 滴,然后维持此剂量 2～3 周。基础代谢降至±20％以下,心率<100 次/min,脉压恢复,体重增加,其他症状减轻。甲状腺缩小、变硬、血管杂音减轻,即为适宜手术时机。

176. 何谓甲亢危象?

在甲亢症状未充分控制的情况下,由于应激而诱发甲亢病情突然加重,出现危及生命的状态。患者表现为不安,精神激动,体温升高(大于 40℃),心率加快(>140 次/分),常伴有呕吐和腹泻,晚期出现昏迷、虚脱,可死于心衰、肺水肿、电解质紊乱。

177. 甲亢患者术前如何准备可预防围术期甲亢危象?

甲亢危象是甲亢患者术后 12～36 小时的最大危险,术前未经过充分的准备而进行手术的患者最容易发生甲亢危象。去除诱因和防治基础疾病是预防危象发生的关键,其中积极防治感染及术前充分准备极其重要。包括的措施有:① 避免精神刺激,适当使用镇静药;② 预防和尽快控制感染;③ 不任意停药;④ 手术或放射性核素碘治疗前,做好准备工作。

178. 何谓基础代谢率? 如何测定?

基础代谢率是指单位时间内的基础代谢,即在基础状态下单位时间内的能量代谢。测量基础代谢率需要以下条件:清晨、清醒、静卧,未做肌肉活动;前夜睡眠良好,测定时无精神紧张;测定前至少禁食 12 小时;室温保持在 20～25 ℃。计算公式:基础代谢率=(脉率+脉压差)-111。

179. 甲状旁腺切除后患者为何出现手足抽搐?

甲状旁腺分泌的甲状旁腺激素的功能为调节钙的代谢,维持血钙平衡,甲状旁腺切除后,甲状旁腺激素分泌不足时可引起血钙迅速下降,出现手足搐搦症。

180. 醛固酮增多症患者术前准备需要注意哪些?

醛固酮增多患者术前准备主要目的是纠正电解质紊乱,补钾使血钾恢复正常,注意长期服用利尿药的患者,应适当控制高血压,长期的高血压及低血钾可给心肌和血管组织造成负担和营养障碍,导致代偿能力减弱。螺内酯作为醛固酮的竞争性对抗药有留钾排钠作用,使血钾恢复正常同时也有降压作用,此类患者也需注意高钾低钠的可能。

181. 如何避免库欣综合征患者围术期发生皮质醇危象?

手术切除肾上腺可引起体内皮质醇浓度急剧下降,严重时可造成皮质醇危象甚至危及生命。为了避免该现象的发生可在术前3~4天开始补充皮质激素,必要时术前一日和术日晨补充醋酸可的松或氢化可的松100 mg静脉滴注。

182. 何谓肾上腺危象?

肾上腺危象一般出现在诊断明确的肾上腺功能减退的患者,如长期服用肾上腺皮质激素,在一些意外的情况下,如外伤或者严重的感染这些应激的状态下,会出现严重的低血糖、低血压、低血钠,甚至休克、昏迷。

183. 术前长期大量使用糖皮质激素类药物的患者为什么不能突然停药?

术前长期大量使用糖皮质激素类药物时,血液中糖皮质激素浓度很高,抑制腺垂体分泌和合成 ACTH,同时还使腺垂体对下丘脑促肾上腺皮质激素释放激素(CRH)的反应减弱。由于 ACTH 能促进肾上腺皮质束状带细胞的生长和分泌,ACTH 分泌减少和停止,造成肾上腺皮质束状带萎缩,分泌减少。术前突然停药,将导致自身分泌不足而使血液中糖皮质激素水平突然降低,围术期产生如血糖下降、血压下降、神经系统兴奋性降低和对损伤性刺激抵抗力降低等症状。

184. 值班麻醉医师接收到未经充分治疗的甲亢患者行急诊手术的通知单,应该如何处理?

值班麻醉医师应与主刀医师沟通,尽快了解患者的病情,除遇到危及患者生命的情况,未经充分治疗的甲亢患者也不应接受急诊手术。若该患者必须接受急诊手术,可使用β受体阻滞剂艾司洛尔 50～500 μg/kg 控制较快的心室率。若患者曾有充血性心衰,在使用β受体阻滞剂时,应格外小心调整输注剂量,如艾司洛尔 50 μg/kg 可减慢心率,不加重心衰,可适量增加。同时应注意水、电解质的平衡。

185. 肥胖患者的呼吸系统有哪些特点?

功能残气量下降,肺顺应性降低,静息代谢、氧耗及呼吸做功增加,阻塞性睡眠呼吸暂停。

186. 肥胖患者术前呼吸系统评估应注意哪些?

① 气道评估,评估困难气道风险;② 辅助检查:血气、胸部影像学检查、肺功能检查。若存在以下表现,提示麻醉风险较高:脉氧饱和度(吸空气)＜95%、FVC＜3 L 或 FEV1＜1.5 L、休息时伴喘息、血清碳酸氢盐＞27 mmol/L。

187. 呼吸睡眠暂停的 STOP-Bang 评分是什么?

S＝snoring(打鼾);T＝tiredness(疲倦或困倦);O＝observed apnea(睡眠呼吸暂停);P＝pressure(血压,高血压);B＝BMI(体质量指数,＞35 kg/m^2);A＝age(年龄,＞50 岁);N＝neck(颈围,＞40 cm)G＝gender(性别,男性)。共 8 项,≥3 项为高危,否则为低危。

188. 肥胖患者常伴有哪些心血管系统疾病?

高血压、冠心病、心力衰竭和心律失常(如房颤、QT 间期延长)。

189. 什么是瘦体重? 什么是校正体重? 什么是理想体重?

瘦体重(LBW)是去掉脂肪的体重,LBW(男)＝9270×全体重/[6680+216×BMI],LBW(女)＝9270×全体重/[8780+244×BMI];校正体重(ABW)＝IBM+0.4×[全体重－瘦体重];理想体重(IBW)由身高和性别决定,IBW(男)＝身高－100,IBW(女)＝身高－105。

190. 哪些麻醉用药宜使用瘦体重计算?

使用丙泊酚(维持剂量)、阿片类药物、罗库溴铵、维库溴铵、阿曲库铵/顺式阿曲库铵(维持剂量)、对乙酰氨基酚、利多卡因、丁哌卡因等药物时,宜用瘦体重计算。

191. 何谓肥胖仰卧位死亡综合征?

少数病态肥胖并伴有心功能障碍的患者根本无法耐受仰卧位,仰卧位可导致致死性的心肺功能衰竭,称为肥胖仰卧位死亡综合征(obesity supine death syndrome)。

第五节　消化系统功能术前评估

192. 肝由什么组成?

组织学上,肝实质可分为解剖单位(肝小叶)或功能单位(腺泡)。肝小叶是肝实质的基本结构单位,每个肝小叶内,肝板之间的肝血窦在中央静脉周围呈放射状排列,中央静脉实为引流肝小叶血液的肝静脉属支。从功能的角度来看,腺泡是肝的最小单位,它由中心的门静脉管和周围的中心静脉组成。整个腺泡内,富含氧和营养物质的血液经肝窦从门静脉系统流向中央静脉。

193. 肝的血供有哪些?

肝血流约占心输出量的 25%。肝通过肝动脉和门静脉进行动脉和静脉系统的双重供血。其中 25%~30% 的血液由肝动脉提供,是腹腔动脉的分支之一;70%~75% 的血液由门静脉提供,主要接受来自胃肠和脾脏的血液。门静脉与肝动脉进入肝脏以后,反复分支并与肝内胆管并行共同组成肝内 Glission 系统。

194. 肝脏疾病会对人体产生哪些不良影响?

肝脏疾病会影响肝细胞和胆管系统功能,从而影响蛋白质合成(如凝血因子、白蛋白)、胆汁调节以及药物或毒素代谢。肝细胞疾病,例如肝炎和肝细胞癌会影响肝细胞和肝的合成功能。阻塞性疾病,包括胆总管结石症、胆管肿瘤、原发性胆汁性肝硬化和原发性硬化性胆管炎,会导致胆汁淤积。大多数药物性肝病和某些类型的病毒性肝炎会同时影响肝细胞和胆管系统。

195. 哪些病史常常提示患者存在肝功能障碍?

肝脏疾病患者一般无症状或体征,直至晚期才出现。肝病可能表现为轻微的非特异性症状,如食欲不振、疲乏、呕吐、瘙痒、黄疸、睡眠习惯改变、行为改变或精神状态改变。社会史也应注意判断是否有肝炎发生的危险因素,如滥交、文身、吸烟、酗酒或吸毒。从家族史和疾病史也可以发现一些导致肝脏疾病的病因,如血色病、Wilson 病、$α_1$ 抗胰蛋白酶缺乏及输血史等。

196. 肝功能试验的临床价值有哪些?

"肝功能试验"是用于评估肝胆状态的一系列标准检查,它可以:① 协助诊断各种肝病,了解其肝损害程度、转归和预后;② 辅助鉴别黄疸的性质和病因;③ 测知全身性疾病对肝脏的侵犯或影响;④ 了解各种工业毒品、药物、物理因素对肝脏的损害;⑤ 判断各种中西药物、针灸等对肝病的疗效;⑥ 肝胆系统疾病患者术前评估肝功能,做好术前准备。

197. 肝脏疾病患者术前的辅助检查有哪些?

基础水平检查包括心电图和血常规、电解质水平、肌酐水平、肝功能检查、白蛋白水平和 INR。怀疑患有肝炎的患者可能需要筛查甲型肝炎免疫球蛋白 M 抗体、乙型肝炎表面和核心抗原、乙型肝炎表面抗体和丙型肝炎抗体。胸部 X 线检查可以帮助识别任何可疑的积液。

198. 转氨酶升高可以反映什么?

肝细胞损伤或死亡后氨基转移酶释放入血液中。通常测定的 2 种氨基转移酶:丙氨酸氨基转移酶(ALT)和天冬氨酸氨基转移酶(AST)。仅 AST 升高常提示非肝性损伤,但 ALT 和 AST 同时升高通常表明肝损伤。

199. 肝合成蛋白能力的评估指标有哪些?

血清白蛋白和肝源性凝血因子水平均可用于评估肝合成功能。但血清白蛋白的特异性低,低白蛋白血症除白蛋白合成率降低外,还有许多其他原因。肝合成大量凝血因子,当严重肝损害时,凝血酶原时间会发生变化。凝血因子的半衰期从凝血因子Ⅶ的 4 小时到纤维蛋白素原的 4 天,但均短于白蛋白的 20 天。因此,发生严重肝功能不全时,相比于白蛋白,凝血酶原时间(或国际标准化比值 INR)能更快速地反映急性肝衰竭。

200. 胆红素代谢试验的临床价值有哪些?

正常人血清内总胆红素浓度为 3.4～18.8 μmol/L。血清总胆红素测定的价值在于了解有无黄疸、黄疸的程度及动态演变,肝胆疾病中胆红素浓度明显升高反映有严重的肝细胞损害。必要时还可以结合测定 1 分钟胆红素、尿胆红素综合判断黄疸的病因。

201. 肝功能障碍时,蛋白质代谢有何表现?

当肝功能障碍时,蛋白质代谢障碍的突出表现为:① 低蛋白血症;② 甲胎蛋白(AFP)重现;③ 血浆氨基酸含量升高;④ 尿素合成减少。

202. 肝恶性肿瘤的标志物有哪些?

肝恶性肿瘤的标志物包括甲胎蛋白(AFP)和由维生素 K 缺乏或拮抗剂 Ⅱ(PIVKA - Ⅱ)诱导的蛋白质。AFP 是在肝、胎儿卵黄囊和胃肠道中合成的糖蛋白,可监测 HCC 的进展和治疗效果。PIVKA - Ⅱ 也称为脱-γ-羧基凝血酶原,是高度特异性的 HCC 生物标志物。PIVKA - Ⅱ 半衰期比 AFP 短,可用于监测治疗效果和复发情况。

203. 如何评估肝脏疾病患者对麻醉的耐受力?

① 轻度肝功能不全患者对麻醉的耐受力影响不大;② 中度肝功能不全或濒于失代偿时,麻醉耐受力显著减退,术后容易出现腹水、黄疸、出血、昏迷等并发症。手术前需经过较长时间的严格准备;③ 重度肝功能不全如晚期肝硬化,危险性极高,应禁忌施行任何择期手术;④ 急性肝炎患者除紧急抢救性手术外,禁忌施行任何手术;⑤ 慢性肝病患者手术中的最大问题之一是凝血机制异常,术前需重视加以纠正。

204. 肝病引起的凝血功能障碍,术前该如何调整?

维生素 K、新鲜冰冻血浆或血小板可用于纠正凝血因子和血小板的缺乏。每天口服或注射维生素 K 1～5 mg,持续 1～3 天,可纠正 PT 延长,且风险最小。但是有合成障碍的凝血性疾病患者可能无法采用以上方法纠正,因此必须为患者输注新鲜冰冻血浆,从而使 INR 小于 1.5。

205. Child-Turcotte-Pugh(CTP)评分内容是什么?

Child-Turcotte-Pugh(CTP)分级标准是一种临床上对肝硬化患者的肝脏储备功能进行量化评估的分级标准,将患者 5 个指标(包括一般状况、腹水、血清胆红素、血清白蛋白浓度及凝血酶原时间)的不同状态分为 3 个层次,分别记以 1 分,2

分和 3 分,并将 5 个指标计分进行相加,总和最低分为 5 分,最高分为 15 分,从而根据该总和的多少将肝脏储备功能分为 A、B、C 三级。随后 Pugh 提出用肝性脑病的有无及其程度代替一般状况,即如今临床常用的 Child-Turcotte-Pugh 改良分级法。

206. Child-Turcotte-Pugh(CTP)评分有什么作用?

Child-Turcotte-Pugh(CTP)评分系统被常规用于评估伴有肝病患者的手术死亡风险。它最初被引入作为门体分流患者的预测指标,但随后被用作非肝脏手术的风险评估。总分 15 分,5~6 分为 A 级,7~9 分为 B 级,10~15 分为 C 级。CTP分级越高,死亡风险越高。CTP 评分 A、B、C 级患者的手术死亡率分别为 2%~10%、12%~31%、12%~82%。

207. 什么是 MELD 评分?

MELD 是指终末期肝病模型(Model for end-stage liver disease),评分公式 $9.6×\log e(肌酐\ mg/dL)+3.8×\log e(胆红素\ mg/dL)+11.2×\log e(INR)+6.4$。MELD 评分不依赖于主观的体格检查来确定症状的存在和严重性,它是一个连续量表,而不是分级的,将不同的风险值分开而不是放在一个组中,因此具有更高的鉴别能力。此外,它包含肌酐水平,反映了肾功能不全对进展期肝病预后的重要性。

208. 肝硬化患者如何进行风险评估?

肝硬化患者的手术风险与 CTP 分级和 MELD 评分有良好的相关性。CTP A级、MELD<10 分的肝硬化患者能够耐受择期手术,CTP B 级、MELD 评分 10~14分患者允许经术前充分准备后行大范围肝切除术和心脏手术以外的择期手术,CTP C 级、MELD>14 分的患者不能耐受任何择期手术。

209. 肝病患者围术期预后不良的预测因素有哪些?

① Child-Turcotte-Pugh 分级 C 级的肝硬化;② MELD 评分≥15 分;③ 急性肝炎(病毒性或酒精性);④ 慢性肝炎活动期,伴有黄疸、脑病、凝血功能障碍或肝酶升高;⑤ 腹部手术;⑥ PT 延长 3 s 以上并且对维生素 K 治疗反应不佳。

210. 肝性脑病患者是如何分级的?

肝性脑病是继发于肝功能不全或门体分流的脑功能障碍,是肝硬化失代偿的标志。肝性脑病的严重程度可使用 West Haven 标准进行分级,Ⅰ～Ⅳ逐级加重。Ⅰ级轻微意识丧失,注意力减弱睡眠紊乱;Ⅱ级嗜睡,行为改变,扑翼样震颤;Ⅲ级昏睡,意识模糊,定向力障碍,行为失常;Ⅳ级出现昏迷。

211. 肝病患者非肝部手术的围术期风险如何评估?

肝病患者的术前评估应包括明确疾病的严重程度和有无肝功能障碍相关的合并症。考虑到死亡风险,急性肝炎或急性肝衰竭患者禁忌实施择期手术。无肝硬化和明显肝功能障碍的情况下,慢性肝病患者一般不会增加择期手术的风险。接受非肝部手术的肝硬化患者术后发病率和死亡率高于无肝硬化患者。CTP 评分和 MELD 评分可用于评价接受非肝手术的肝硬化患者的发病率和死亡率。

212. 吸入麻醉药对肝脏有何影响?

吸入麻醉药主要是改变了肝灌注血流。吸入麻醉药可降低平均动脉压和心输出量,导致门静脉血流量剂量依赖性的减少。通过肝动脉缓冲反应维持肝血流量,门静脉血流量的减少可通过肝动脉血流量的增加来代偿。除氟烷外,异氟烷、七氟烷和地氟烷均可保持肝动脉缓冲反应,进而维持肝血流量。

213. 静脉麻醉药对肝脏有何影响?

一般来说,静脉麻醉药,如丙泊酚、硫喷妥钠、依托咪酯和美索比妥不会对肝产生不良影响。由于丙泊酚具有显著的血管扩张作用,可增加肝动脉和门静脉循环的总肝血流量。值得注意的是,很多静脉麻醉药的主要代谢器官都是肝脏,肝功能受损时,这些药物的清除率会受影响。

214. 何为肝功能不全?

肝功能不全指某些病因造成肝细胞严重损伤,引起肝脏形态结构破坏,并使其分泌、合成、代谢、解毒、免疫等功能严重障碍,出现黄疸、出血倾向、严重感染、肝肾综合征、肝性脑病等临床表现的病理过程或者临床综合征。

215. 肝功能不全对阿片类镇痛药的代谢有什么影响?

除瑞芬太尼外,几乎所有的阿片类镇痛药都主要在肝脏中进行代谢。肝功能受损者,阿片类药物的半衰期延长及生物活性明显增加,其不良反应(如过度镇静和呼吸抑制)也会增加。而瑞芬太尼在机体内通过酯酶进行水解消除,其快速清除和恢复的能力与使用的剂量和时间几乎无关。

216. 肝功能不全对肌肉松弛药的代谢有何影响?

肝功能不全患者假性胆碱酯酶水平降低,可延长琥珀胆碱和米库氯铵的作用时间。因为经 Hoffman 消除,顺阿曲库铵几乎不受影响。氨基甾体类肌肉松弛药(维库溴铵、罗库溴铵、泮库溴铵)在肝硬化患者中分布容积增加。此类药物起效慢、作用时间长,需要谨慎给药和实施 TOF 监测。

217. 什么是肝肾综合征?

肝肾综合征是肝硬化患者出现的一种功能性衰竭,常继发于胃肠道出血、过度利尿、脓毒症或大手术等诱因,以进行性少尿、严重钠潴留、氮质血症、顽固性腹水等为特征,对扩容及停用利尿药无反应,死亡率极高。

218. 什么是肝肺综合征?

肝肺综合征(HPS)是在慢性肝病和(或)门静脉高压基础上以肺内微血管扩张、动脉血氧合功能异常为主要表现的一种严重肺部并发症。临床表现为低氧血症以及相关的症状与体征,可概括为肝脏疾病—肺血管扩张—低氧血症三联症。

219. 门脉压力取决哪三项因素?

门脉压力取决于下列三因素:门脉血流的流入量、门脉血管阻力、门腔静脉分流的情况。

220. 何谓门脉高压?

门静脉系统是腹腔脏器与肝脏毛细血管网之间的静脉系统。当门静脉的压力因各种病因而高于 25 cmH$_2$O 时,可表现一系列临床症状,统称门脉高压症。

221. 肝硬化门脉高压患者心血管特点是什么?

肝硬化门脉高压患者的主要心血管表现为:① 血管阻力降低;② 循环容量增加;③ 心排量增加;④ 动脉血压、灌注压、心率正常或下降(晚期);⑤ 可能引起心肌病;⑥ 动静脉氧含量差降低及静脉氧含量升高;⑦ 对儿茶酚胺的敏感性降低;

⑧ 内脏(除肝脏)、肺、骨骼肌和皮肤血流增加;⑨ 门脉高压与门脉供肝血流减少;⑩ 肝动脉血流正常或降低、肾血流正常或降低等。

222. 何谓肝硬化心肌病?

肝硬化性心肌病是肝硬化患者的一种慢性心功能不全的表现形式,其特点是收缩反应迟钝或收缩无力,尤其是在应激状态下,在没有其他已知心脏病的情况下,由于电生理异常而导致的舒张期舒张功能障碍。其机制包括 β 受体的下调、循环炎症介质抑制心脏活动、心肌纤维化增加和复极异常。

223. 肝硬化心肌病收缩功能障碍的诊断标准是什么?

肝硬化心肌病收缩功能障碍的诊断标准包括静息射血分数小于 55% 以及随着运动、容量负荷增加或药物刺激时心脏输出量不能明显增加。

224. 肝硬化心肌病舒张功能障碍的诊断标准是什么?

肝硬化心肌病舒张功能障碍的诊断标准包括超声心动图发现 E/A(早期[E]与晚期[A]心室充盈速度之比)<1.0(年龄校正)、延长 E 峰减速时间(>200 ms)和等容舒张期延长(>80 ms)。

225. 何谓假日心脏综合征?

酒精既可以引起肝硬化又可导致心肌病。大量饮酒后出现心律失常的现象又称为"假日心脏综合征"。

226. 何谓门肺高压?

门肺高压(PoPH)是门静脉高压导致的肺动脉高压,其特点是右室超载、右心衰竭、肝淤血。

227. 门肺高压的诊断标准?

门肺高压的诊断依赖右心导管检查:① 平均肺动脉压(mPAP)>25 mmHg;② 肺血管阻力(PVR)>240 dynes/(s·cm^5);③ 肺动脉楔压(PAWP)<15 mmHg。

228. 为何肝功能不全患者易出现血管低反应性?

肝功能不全患者的血管低反应性可能是由于血液中的胰高血糖素增加。许多实验证明,胰高血糖素可降低静脉注射儿茶酚胺及其他缩血管药物的反应性。同时,长期肝病导致肝清除 NO 和 cGMP 等血管活性物质的能力下降,加上肝硬化后胃肠道淤血导致的内毒素血症使体内加压物质消耗,以及血管平滑肌超级化等原因导致了肝病患者对加压物质的低反应。

229. 肝硬化时凝血功能会出现哪些改变?

肝硬化时会同时出现凝血功能受损和亢进的表现,影响凝血平衡。前者包括:① Ⅱ、Ⅴ、Ⅶ、Ⅸ、Ⅹ、Ⅺ因子水平降低;② 纤维蛋白原数量与质量异常;③ α_2 抗纤维蛋白溶酶、TAFI 降低;④ 血浆 t - PA 水平升高。后者包括:① Ⅷ因子与 vWF 因子水平升高;② 蛋白 C、蛋白 S、蛋白 Z、抗凝血酶、α_2 巨球蛋白、肝素;③ 辅因子 Ⅱ 的下降;④ 纤维蛋白溶酶原水平下降。

第六节　血液系统疾病患者的术前评估

230. 什么是血液系统疾病?

血液系统疾病是指原发(如白血病)或主要累及血液和造血器官(如缺铁性贫血)的疾病,以血液、造血器官以及出凝血机制的病理变化为其主要表现特征。

231. 贫血程度的划分标准是什么?

划分贫血程度的标准为:血红蛋白＞90g/L 且低于正常参考值下限之间属于轻度贫血;血红蛋白＞60～90 g/L 属于中度贫血;血红蛋白 30～60 g/L 属于重度贫血;血红蛋白＜30 g/L 属于极重度贫血。

232. 贫血对神经系统有何影响?

贫血可引起缺氧,进而导致中枢神经系统损害,可出现头晕、头痛、记忆力减退、注意力不集中等表现。小儿可有哭闹不安和躁动。儿童可出现生长发育迟缓、智力低下的表现。

233. 贫血对循环系统有何影响?

贫血引起组织缺氧,机体启动代偿机制,表现为心肌收缩力增加、心率增快、循环加速以及心输出量增多。贫血患者在活动后可出现心悸、心率加快等症状。重度的慢性贫血可出现心脏代偿性扩大、心律失常及心功能不全,导致贫血性心脏病。

234. 贫血对泌尿系统有何影响?

贫血患者因为代偿作用会引起肾血管收缩,肾缺氧而导致肾功能改变,尿比重降低,重症患者可出现蛋白尿和氮质潴留。溶血性贫血患者可出现血红蛋白尿和含铁血黄素尿,重者可出现游离血红蛋白堵塞肾小管,进而引起少尿、无尿和急性肾衰竭。

235. 贫血对呼吸系统有何影响?

轻度贫血患者可出现活动后呼吸加快、加深,严重者在平静状态下也可出现气短,甚至是端坐呼吸。

236. 对粒细胞缺乏症患者的术前评估应注意什么?

粒细胞缺乏症患者易发生感染和出现疲乏、无力、头晕、食欲减退等症状,常感染呼吸道、消化道及泌尿生殖道,严重者可出现高热、黏膜坏死性溃疡以及严重的败血症、脓毒血症甚至感染性休克。术前评估应注意:① 检查白细胞总数、分类,并了解既往白细胞数及骨髓检查结果;② 了解患者既往对粒细胞减少的治疗及反应;③ 重症患者粒细胞低,且必须手术时,术前可给予重组人粒细胞集落刺激因子或输注白细胞以增强免疫力。

237. 对粒细胞增多症患者的术前评估应注意什么?

粒细胞增多症是指外周血中性杆状核和分叶核粒细胞计数在年龄>1 个月的儿童及成人$>7.5 \times 10^9/L$ 和<1 个月的婴儿$>26 \times 10^9/L$。术前麻醉医师需了解患者是否有出现暂时性毛细血管阻塞,使局部血流量减少而引起局部缺血,最常见的部位为心、脑、肾、脾及肺栓塞等。

238. 对反应性组织细胞增多症患者的术前评估应注意什么?

反应性组织细胞增多症是一种单核—吞噬细胞系统的良性疾病,多与感染、免疫调节紊乱性疾病、结缔组织病、亚急性细菌性心内膜炎、免疫抑制等有关。麻醉医师在术前应多关注原发疾病带来的病理生理变化及临床损害。

239. 对恶性组织细胞病患者的术前评估应注意什么？

恶性组织细胞病是单核—巨噬细胞系统中组织细胞的恶性增生性疾病。临床表现以发热、肝脾淋巴结肿大、全血细胞减少和进行性衰竭为特征。麻醉医生在术前应评估患者发热、贫血、出血及全身状态。积极处理严重贫血或出血，有感染时应用抗生素控制感染，对行联合化疗的患者，要注意化疗药物对全身的影响。

240. 对再生障碍性贫血患者的术前评估应注意什么？

再生障碍性贫血是原发性骨髓造血功能衰竭综合征，主要表现为骨髓造血功能低下、全血细胞减少和贫血、出血、感染。重型再生障碍性贫血起病急，进展快，病情重。发热常在 39℃以上，以呼吸道感染最常见；皮肤可有出血点或大片瘀斑，深部脏器出血可出现呕血、咯血、便血、血尿、眼底出血和颅内出血，后者常危及生命。非重型再生障碍性贫血起病和进展较缓慢，贫血、感染和出血程度较轻，也较易控制。

241. 对阵发性睡眠性血红蛋白尿患者的术前评估应注意什么？

阵发性睡眠性血红蛋白尿是一种获得性造血干细胞良性克罗恩病。临床表现主要是与睡眠有关、间歇发作的慢性血管内溶血和血红蛋白尿，可伴有全血细胞减少或反复血栓形成。术前评估时应注意：① 患者是否出现血红蛋白尿，是否伴有乏力、胸骨后及腰腹疼痛、发热等；② 血细胞是否减少，红细胞减少导致不同程度的贫血，中性粒细胞减少可致各种感染，血小板减少可有出血倾向；③ 是否有血栓形成，其中肝静脉血栓形成（Budd-Chiari 综合征）较常见。

242. 对慢性粒细胞白血病患者的术前评估应注意什么？

慢性粒细胞白血病是发生在多能造血干细胞上的恶性骨髓增生性疾病，病程发展缓慢，几乎所有患者均有脾脏肿大，也常伴有肝大，临床表现为乏力、食欲减退、体重减轻、腹痛、皮肤青紫等。晚期时血小板逐渐减少，并出现贫血。围术期应注意虽然患者血小板数量正常或增高，但血小板的功能异常，常有出血倾向，可导致出血或血肿，术中还可能遇到难以控制的出血，术前应备血小板制剂和新鲜冰冻血浆。

243. 对原发性血小板增多症患者的术前评估应注意什么？

原发性血小板增多症是骨髓增生性疾病，以出血倾向及血栓形成为主要特征，外周血血小板持续明显增多，功能异常。出血常是自发的，反复发作，常见于胃肠道出血。血栓发生率较出血少，可有动脉或静脉血栓形成，静脉以脾、肠系膜及下肢静脉好发。患者术前可用烷化剂、抗血小板药物治疗，或使用血小板单采技术，使血小板降至$(200\sim300)\times10^9/L$再行手术，以减少围术期深静脉血栓形成的风险。

244. 化学治疗对患者机体有什么影响？

① 胃肠道反应：恶心呕吐、腹痛、腹泻等。② 心脏毒性：多柔比星最常见，可引起心肌损害。③ 肺毒性：表现为呼吸困难、胸闷、干咳等。④ 肝脏毒副作用。⑤ 泌尿系统损害：可引起急性肾损害，表现为肾功能不全、出血性膀胱炎等。⑥ 骨髓抑制：主要为粒细胞减少和血小板减低，增加出血和感染风险。⑦ 神经毒性：麻醉前应注意评估，避免椎管内麻醉和神经阻滞麻醉加重神经损害。⑧ 内分泌紊乱：高血糖、高血脂、高血钾、低钙血症等。

245. 免疫治疗对患者机体有什么影响？

① 细胞毒性作用：消化道反应致恶心呕吐、食欲下降；骨髓抑制致白细胞、血小板减少和贫血；② 肝肾毒性作用：肝肾受损导致氨基转移酶、胆红素、血肌酐和尿素氮升高；③ 感染：免疫功能抑制后，机体易发生细菌、真菌、病毒等感染，并增加复杂多重感染的可能。

246. 放射治疗对患者机体有什么影响？

① 皮肤损伤：可致放射性皮炎，应注意检查穿刺部位的皮肤；② 心脏损伤：放射性心肌损伤、心包炎；③ 肺损伤：可能增加麻醉和围术期呼吸管理的难度，易导致肺部并发症；④ 肾损伤：可出现血尿；⑤ 骨髓抑制和淋巴组织损伤：可出现贫血、血小板减少和白细胞降低；⑥ 消化道损伤：食管、胃肠道黏膜充血、水肿甚至坏死；⑦ 神经系统损伤：可致放射性脊髓损伤，应注意评估。对于有头颈部放疗史的患者，还应评估困难气道的风险。

247. 对镰状细胞贫血患者的术前评估应注意什么？

镰状细胞贫血是一种血红蛋白病引起的遗传性溶血性贫血。血管闭塞危象为本病的突出表现，主要表现为疼痛及器官损害。术前评估需了解有无血管阻塞症状，发热，感染，脱水以及血管阻塞后遗症。评估器官功能，特别是肺功能。应根据患者的全身情况、手术种类来决定是否需要术前输血。

248. 对淋巴瘤患者的术前评估应注意什么？

术前主要评估肿大淋巴结或淋巴组织的压迫对器官功能的影响，以及对麻醉的影响。如：① 咽部淋巴病变可能造成气管插管困难；② 纵隔肿块压迫气管支气管，术前应了解气管、支气管受压程度，体位变化是否能缓解症状；③ 纵隔肿块压迫上腔静脉致头面部水肿，造成气管插管困难；④ 硬膜外浸润压迫脊髓致截瘫；⑤ 压迫胆道系统可致黄疸，应注意肝功能及凝血功能；⑥ 腹膜后淋巴结肿大可压迫输尿管，损害肾功能；⑦ 侵犯胸腰椎致脊髓压迫症状。

249. 对多发性骨髓瘤患者的术前评估应注意什么？

多发性骨髓瘤是浆细胞的恶性肿瘤。骨髓瘤细胞在骨髓内克隆性增殖，可引起溶骨性骨骼破坏；骨髓瘤细胞分泌单株免疫球蛋白，致使正常的多株免疫球蛋白合成受抑，本—周蛋白随尿液排出；常伴有贫血，肾衰竭和骨髓瘤细胞髓外浸润所致的各种损害。患者因疾病及放疗对机体的影响，可有心、肝、肾等损害、贫血及血小板减少等，术前应做相关检查和治疗。

250. 对急性非淋巴细胞白血病患者的术前评估应注意什么？

急性非淋巴细胞白血病是造血干细胞的恶性克隆性疾病，主要表现为贫血、发热、感染和出血。如疾病处于缓解期和部分缓解期时，手术危险性不大。术前应作血红蛋白、血细胞比容、血小板、电解质、肌酐及尿素氮的检测；拍胸片或胸部 CT 了解可能的纵隔肿块和肺部情况。若有严重贫血，应输注去白浓缩红细胞；血小板低于 $50 \times 10^9/L$ 时，应考虑输入人类白细胞抗原相容性血小板。

251. 对真性红细胞增多症患者的术前评估应注意什么？

真性红细胞增多症是以克隆性红细胞增多为主的骨髓增殖性疾病，可同时有血小板、白细胞的增多。本病麻醉手术的风险在于出血与血栓形成，术前控制红细胞和血小板的数量是最主要的预防措施。术前应注意患者的栓塞症状，评估心、脑及肾脏功能。年龄大于 65 岁、有血栓形成史、糖尿病病史、吸烟和脾切除术后的患者，血栓形成发生率增高。

252. 对血友病患者的术前评估应注意什么？

血友病是因遗传性凝血活酶生成障碍引起的出血性疾病。以出血及出血压迫症状为主要临床表现。① 出血的轻重与血友病类型及相关因子缺乏程度有关。血友病 A 出血较重，血友病 B 则较轻；② 血肿压迫周围神经可致局部疼痛、麻木及肌肉萎缩；压迫血管可致相应供血部位缺血坏死或淤血、水肿；口腔底部、咽后壁、喉及颈部出血可致呼吸困难甚至窒息；压迫输尿管致排尿障碍。未纠正的凝血障碍是手术禁忌。

253. 对血管性血友病患者的术前评估应注意什么？

血管性血友病是血管性血友病因子(vWF)异常所导致的遗传性出血疾病。出血倾向是本病的突出表现，与血友病比较，其特征为：① 出血以皮肤黏膜为主；② 男女均可发病，女性可致月经过多及分娩后大出血；③ 随年龄增长出血倾向可以减轻；④ 自发性关节、肌肉出血相对少见。

254. 对特发性血小板减少性紫癜患者的术前评估应注意什么？

特发性血小板减少性紫癜是免疫介导的血小板过度破坏所致的出血性疾病。本病以广泛皮肤黏膜及内脏出血、血小板减少、骨髓巨核细胞发育成熟障碍、血小板生存时间减少及出现血小板膜糖蛋白特异性自身抗体等为特征。患者行手术治疗时血小板计数要求大于 $80\times10^9/L$，低于 $50\times10^9/L$ 创面出血可能性增加，小于 $20\times10^9/L$ 常致严重出血。术前应综合评估患者的病情、血小板数量及质量、出血情况、手术种类及大小，做出适当的麻醉选择。

255. 对血栓性血小板减少性紫癜患者的术前评估应注意什么？

血栓性血小板减少性紫癜是一种较少见的弥散性微血管血栓—出血综合征。临床特征为典型五联症，即血小板减少性紫癜、微血管病性溶血、神经精神症状、肾损害和发热，女性多发。本病患者可能行急诊手术如剖宫产术，或脾切除术，多选用全身麻醉，应注意因气管插管所致的黏膜损伤。当伴有严重血小板减少时，可输注血小板，以防止严重出血并发症。

（袁开明　陈永权　郑昌健　王怡鸾　饶裕泉　夏瑞强　李军）

参考文献

［1］ 邓小明,姚尚龙,于布为,等.现代麻醉学[M].第 5 版.北京：人民卫生出版社,2020.

［2］ BUTTERWORTH J, MACKEY D, WASNICK J. Wasnick. Morgan and Mikhail's clinical anesthesiology[M]. 6th ed. McGraw-Hill Education/Medical, 2020.

［3］ 叶铁虎,吴新民,等. 疑难合并症与麻醉[M]. 北京：人民卫生出版社,2008.

［4］ MILLER R D. 米勒麻醉学(第 9 版)[M].邓小明,黄宇光,李文志,译.北京：北京大学医学出版社,2021.

［5］ 刘进,于布为.麻醉学[M].北京：人民卫生出版社,2014.

［6］ BUTTERWORTH J, MACKEY D, WASNICK J. 摩根临床麻醉学(第 5 版)[M].王天龙,刘进,熊利泽,译.北京：北京大学医学出版社,2015.

第三章

疼痛、认知的术前评估方法

第一节 疼痛术前评估方法

1. 疼痛的定义是什么？有哪些常见的类型？

2020 年,国际疼痛研究会(IASP)给出疼痛的修订定义是：疼痛是一种与实际或潜在的组织损伤相关的不愉快的感觉和情绪情感体验,或与此相似的经历。根据 Woolf 的理论,疼痛分为三类：伤害性疼痛、与组织损伤和炎性细胞浸润有关的炎性疼痛以及神经系统损伤(神经病理性疼痛)或者机体某些功能障碍(功能失调性疼痛,如纤维肌痛、肠激惹综合征、紧张性头痛等)所导致的病理性疼痛。

2. 为什么要进行疼痛术前评估？

1995 年 11 月美国疼痛学会主席 Campbell 博士报道指出,如果以对其他生命征的热情对疼痛进行评估,那它就会获得更合适的治疗。至此,疼痛作为继呼吸、脉搏、体温和血压之后的第五生命征。将疼痛作为第五大生命体征进行监测管理,并绘制疼痛级别曲线图,能更直观、准确地为患者提供疼痛控制信息。并且疼痛是住院患者需要解决的最重要的症状之一,评估是控制疼痛的第一步,正确地评估疼痛对于有效降低疼痛感具有重要的意义。

3. 影响疼痛评估的因素有哪些？

疼痛受有很多文化层面的内涵,人体对痛的体验和反应与个人的社会文化特点密切相关,其中涉及性别、种族、年龄等。性别差异可能是社会文化影响的结果,女性比较情绪化,更愿意去表达她们承受的疼痛。年长者对痛的反应和年轻人不同，由于疾病和同时使用较多的其他药物，使得老年人对疼痛的感知比较迟钝，抑郁也可以使老年人不愿意讲述他们的疼痛。还有一些民族不愿意对外承认疼痛，担心会因此而失去社会的尊重等。

4. 疼痛评估的原则是什么？

以"常规、量化、全面、动态"为原则实施评估。依据患者主诉，对疼痛的一般情况及治疗过程进行全面了解。应主动询问患者以获取疼痛相关信息，并如实记录，根据患者年龄、性别、文化背景及其对疼痛的耐受力，分析患者的精神状态及心理社会因素，以便做出相应的支持治疗。选择简单易行、适当的评估工具对患者实施动态的疼痛评估。

5. 疼痛评估的内容有哪些？

疼痛评估要求对疼痛的部位、强度、持续时间、性质、伴随症状、加重或缓解因素以及患者的情感、行为、认知及社会文化等因素进行了解，并进行记录，为后续疼痛评估和治疗提供依据。此外，疼痛会引起患者身体功能改变，引发或加重患者焦虑、抑郁、失眠等症状，对患者日常活动、自理能力、交往能力和整体生活质量产生影响。评估疼痛对患者功能活动影响的程度，有利于为制定干预措施提供依据。

6. 疼痛评估量表的选择依据是什么？

疼痛是患者的一种主观感受，因此疼痛评估主要依靠患者的主观描述。医务人员不仅应正确掌握其使用方法及临床意义，还应指导并督促患者正确使用评估方法，从而为临床用药的选择及剂量的调整提供相对可靠的依据。选择疼痛评估量表需满足 8 个要求：适当性、可重复性、正确性、敏感性、精确性、可评估性、可接受性以及可行性。

7. 常用的疼痛评估方法有哪些？

目前临床常用的主观评估方法有以下几种：视觉模拟评分、数字评分法、口述评分法、McGill 疼痛问卷，客观的评估方法最常用的为面部表情评分法及行为学变化。

8. 什么是视觉模拟评分法？

视觉模拟评分法（visual analogue scale，VAS）是最常用的临床疼痛评估法，具有使用简单、结果便于统计学处理等优点。使用 VAS 时，需要一个 10 cm 长的尺，一端代表无痛（VAS 0），另一端代表不能忍受的疼痛（VAS 10），让患者在 0 和 10 之间能代表感受到的疼痛强度的位置做一标记，表示疼痛程度。程度分级标准为：0 分，无痛；1～3 分，轻度疼痛；4～6 分，中度疼痛并影响睡眠；7～10 分，重度疼痛，剧烈难忍。

9. 什么是口述评分法？

口述评分法（verbal rating scale，VRS）。被测试者在数个（无痛、轻度疼痛、中度疼痛、重度疼痛、极度疼痛）或更多个词中挑选 1 个，来描述他们的疼痛程度。该方法简单，被测试者容易理解，但是不同患者对形容词的感受不同，因此存在系统误差，只用于临床病史记录和随访中，结果较难用于统计学处理。

10. 什么是数字评分法？

数字评分法（numerical rating scale，NRS）。被评估者把自己的疼痛强度用 0（无痛）到 10（难以想象的剧烈疼痛）数字来表示，该技术更适用于文化水平和理解能力都不是很高的患者。与 VAS 相比，NRS 更受欢迎。因为 NRS 相对简单、易于使用，甚至在口头使用时也能获得评分，且 NRS 更容易被受试者理解和完成。

11. 什么是 McGill 疼痛问卷？

疼痛问卷有很多种，最经典的是 McGill 疼痛问卷。该疼痛问卷包含很多描述疼痛的词，这些词被归成四类：感觉、情感、评价和杂项。每类内又进一步分为描述不同疼痛的组。评估时，被测试者从每一组中选一个最合适的词来尽可能贴切地描述他们的痛感受。该疼痛问卷大部分依赖描述词，使得患者给出的对疼痛的描述更全面。

12. 特殊人群疼痛评估的侧重点有哪些？

对于不能很好用主观表达来评估疼痛程度的患者，如阿尔茨海默病患者、婴幼儿等人群，一些与疼痛相关的特异性行为就可以用作疼痛的指标。如阿尔茨海默病患者，攻击性行为增加或易激动可能就是不舒服的信号。婴儿能感觉到疼痛而又缺乏语言描述能力，哭闹是表达各种危机的重要方式。此时，必须要有家长参与在内进行非语言疼痛评估，这样观察到的婴儿情况比单纯医务人员观察到的更准确。早产儿往往比足月儿对疼痛敏感性更高。

13. 特殊人群疼痛评估常用的量表有哪些?

针对无法用语言来表达疼痛程度的老年痴呆患者及婴幼儿,可用一些与疼痛相关的行为改变来判断此时患者所经受的疼痛程度,对疼痛进行间接的评估。最常用的就是面部表情评分法,针对婴幼儿的还有 FLACC 量表、CRIES 评分法、新生儿疼痛评估量表(Neonatal Infant Pain Scale,NIPS)和早产儿疼痛量表(Premature Infant Pain Profile,PIPP)和东安大略儿童医院疼痛评分(Children's Hospital of Eastern Ontario Pain Scale,CHEOPS)等。

14. 什么是面部表情评分法?

面部表情评分法(face rating scale,FRS)含 6 个脸部表情,对应 0~5 的疼痛评分。选择从左到右的评分,左边是 0(无痛),右面是 5(最痛),并将疼痛部位在体表做标注。除了面部表情评估,其他行为学变化的评估还包括疼痛相关的其他行为学变化。包括肢体活动度受限、用药情况、哭闹、疼痛对睡眠时间和睡眠质量的影响。

15. 什么是 FLACC 量表?

FLACC 量表适用于 2 个月至 7 岁手术麻醉后的儿童的疼痛评估,也可评估急诊急救、阿尔茨海默病及意识障碍患者,量表包括表情(face)、肢体动作(legs)、行为(activity)、哭闹(cry)、可安慰性(consolability)5 项内容,每一项按 0、1、2 评分。评估时需触摸患者并变换其体位,观察患者 1~15 分钟,根据观察到的情况与量表内容对照得分,总分为 10 分,0 分为无疼痛,1~3 分为轻度疼痛,4~6 分为中度疼痛,7~10 分为剧烈疼痛。

16. 什么是 CRIES 评分法?

CRIES 评分法适用于足月儿、胎龄>32 周的早产儿和婴儿手术后疼痛的评估,包括哭声(crying)、SpO_2>95% 所需氧浓度(requires O_2 saturation)、(生命体征)心率及平均血压与术前值关系(increased vital sign)、面部表情(express)、以及睡眠障碍(sleeplessness)5 项内容,每项按 0、1、2 评分。量表总分为 10 分,>3 分应进行镇痛治疗。其中 1~3 分为轻度疼痛,4~7 分为重度疼痛,8~10 分为重度疼痛。

17. 什么是新生儿疼痛评估量表？

新生儿疼痛评估量表（Neonatal Infant Pain Scale，NIPS），用于评估早产儿和足月儿操作性疼痛，它包括面部表情、哭闹、呼吸形式、上肢、腿部和觉醒状态6项，每项按0、1、2评分。量表总分值为7分，0～2分为无痛或轻度疼痛，3～4分为中度疼痛，5～7分为重度疼痛。

18. 什么是早产儿疼痛量表？

早产儿疼痛量表（Premature Infant Pain Profile，PIPP）用以评估早产儿疼痛，包括胎龄、行为状态、心率最大值、血氧饱和度最低值、皱眉动作、挤眼动作、鼻唇沟加深7项，每项按0、1、2、3评分。应用该量表评分前需先评估婴儿胎龄，且在疼痛刺激前观察婴儿15秒后评价其行为状态，并记录基础血氧饱和度和心率，再予以疼痛刺激，观察婴儿30秒，记录其生理变化和面部表情改变。总分为21分，0～6分为无痛，>12分表示中重度疼痛，得分越高，疼痛越显著。

19. 什么是CHEOPS评分法？

东安大略儿童医院疼痛评分（Children's Hospital of Eastern Ontario Pain Scale，CHEOPS），适合于学龄前儿童（4～7岁）疼痛评估，包括患儿有无哭闹、面部表情、语言、体位、触摸伤口的表现、腿部的运动6项内容，每项按0、1、2、3评分。总分18分，0分为无痛，得分总和越高则疼痛程度愈严重。

第二节　认知术前评估方法

20. 认知功能的定义是什么？

认知功能是指个体认识和获取知识的智能加工过程。美国外科医师协会（ACS）和美国老年医学学会（AGS）在其关于老年人术前评估指南以及术后谵妄指南中均推荐医护人员术前对老年患者进行认知功能评估。了解手术前患者的认知状态对风险评估分层至关重要，并影响后续的预防、监测和治疗。

21. 术前认知功能评估的现状是怎样的？

尽管现在老年患者术前认知功能障碍患病率高，但认知功能评估并没有作为常规的术前评估内容，实施率低，原因受临床时间和资源等多方面限制。欧美等国家术前评估一般在专门的评估机构进行,且每例患者所需时间较长。而在我国,因人力资源不足,评估方法不明确及缺乏客观记录而影响实施。此外,一些常见的认知功能评估工具在术前评估中得到应用,但缺乏专门用于术前的认知功能评估工具,也是导致实施率低的一个重要原因。

22. 术前认知功能评估的重要性有哪些?

全面的术前评估及宣教有助于患者在生理及心理上做好准备,而认知功能评估是整个术前评估的基础和关键。术前认知功能评估是预测术后并发症、合并症、病死率及再入院时间的重要指标。术前认知功能障碍的患者住院时间延长,出院后再入院的概率增加。因此,通过了解术前认知功能,可指导预测围术期认知结局及其他术后结局,以便进行术前风险分级和围术期监测及治疗。

23. 认知功能的大脑定位是怎样的?

Mesulam 提出的记忆网络模型中,将记忆的感知、编码和提取区分为"外显记忆""工作记忆""面孔识别"和"空间意识"等不同成分后,认为外显记忆的结点在海马—内嗅区域,工作记忆—筹划执行功能的结点在前额叶外侧皮质,面孔与物品再认的结点在颞中和颞极皮质,空间意识的结点在后顶皮质。

24. 认知功能可以区分为哪些认知域?

目前多从注意、记忆、计算、推理、判断、常识等多个维度来评定认知功能。临床上针对不同认知域设计评估量表,如智力、记忆、语言、执行能力、注意等。

25. 常用认知筛查量表有哪些?

常用认知筛查量表包括:简易精神状态量表(Mini-Mental State Examination, MMSE)和蒙特利尔认知评估量表(Montreal Cognitive Assessment, MoCA)。

26. 什么是简易精神状态量表?

简易精神状态量表(Mini-Mental State Examination, MMSE)评估的具体项目共分为 11 项,包括时间定向、地点定向、即刻记忆、注意和计算、近记忆检查、物体命名、语言复述、语言理解、阅读理解、句子书写以及图形描画,这 11 项内容计分总和为 30 分。MMSE 作为痴呆诊断的辅助工具,敏感性高,尤其是在评估中、重度认知损害时假阴性率极低。所以,MMSE 在社区大样本调查、药物临床试验及临床医生对可疑病例作初步检查等方面得到广泛的应用。

27. 什么是蒙特利尔认知评估量表?

蒙特利尔认知评估量表(Montreal Cognitive Assessment,MoCA)是 Nasreddine 等根据临床经验并参考 MMSE 的认知项目设置和评分标准而制定的对轻度认知功能损害(MCI)进行快速筛查的评定工具。到 2020 年 3 月,Google 学术显示,Nasreddine 等 2005 年发表的第一篇 MoCA 论文已经被引用 10770 次,是最常用的 MCI 筛查量表。MoCA 量表由 12 道题组成,测试的认知领域包括:注意与集中、执行功能、记忆、语言、视觉空间能力、抽象思维、计算和定向力。量表总分 30 分,英文原版的测试结果提示划界分为≥26 分。

28. 记忆认知领域的常用评估量表有哪些?

常用的记忆评估量表包括 Benton 视觉保持测验(Benton Visual Retention Test,BVRT)、听觉词语学习测验(Auditory Verbal Learning Test,AVLT)、Fuld 物品测验、Rey-Osterrieth 复杂图形测验(CFT)回忆部分、再认记忆测验(Recognition Memory Test,RMT)和各版本的韦氏记忆测验。

29. 什么是 Benton 视觉保持测验?

Benton 视觉保持测验(Benton Visual Retention Test,BVRT)是评估受试者的视觉记忆、视知觉和视觉构造能力。该测验有 3 种形式,每种包括 10 张图形卡片,共 4 种不同施测方式。评分有 2 个指标,一是正确再现分数,另一个是错误分数。按正确标准合格者记 1 分,不合格者记 0 分,错误标准共 6 个范畴,即遗漏、变形、持续、偏位、错位和大小错误。按年龄和病前智力水平设有"预期分",根据受试者得分与"预期分"的差异大小来做解释。

30. 什么是听觉词语学习测验?

听觉词语学习测验(Auditory Verbal Learning Test,AVLT)是请受试听完后立即回忆,在事先提醒需回忆的情况下连续学习并回忆 3 次;予非言词测验约 5 分钟后,自行回忆学习过 3 次的 12 个词语(第 4 次回忆,为"短延迟回忆"),给予非言词测验约 20 分钟后,对 12 个词语作自由回忆(第 5 次回忆,为"长延迟回忆"),然后,给以类别提示为线索作第 6 次回忆,检查者读出 24 个词语(12 个目标词语、12 个干扰词语)请受试回答是否记忆过。每次回忆时,可鼓励受试,耗时不超过 1

第三章

分钟。

31. 注意认知领域的常用评估量表有哪些?

常用的注意力评估量表包括数字广度测验(Digit Span Test,DST)、符号数字模式测验(Symbol Digit Modalities Test,SDMT)、同步听觉连续加法测验(Paced Auditory Addition Test,PASAT)、连线测验(TMT)和日常注意测验(Test of Everyday Attention,TEA)。

32. 什么是数字广度测验?

数字广度测验(Digit Span Test,DST)是在测试者读出一系列数字后,检测受试者以正确顺序顺背、倒背该条目的能力(以每秒 1 个数字的速度匀速读出),DST 数字阅读时应均速,否则容易产生"组块"策略记忆。因为随机数字容易生成,很容易做成 DST 的不同版本,适合药物临床试验的前后比较或者需要复测的检查。DST 尽管操作方便、耗时少,但它的局限性也明显:对于认知障碍的早期诊断不够敏感,表现受文化背景的影响。

33. 什么是符号数字模式测验?

符号数字模式测验(Symbol Digit Modalities Test,SDMT)是用来评估注意分割、跟踪和运动速度。测试中的编码键包含 9 个不同的抽象符号,每个符号与一个数字相对应。要求受试者看过编码键后,以最快的速度写下对应每个符号的数字。90 秒内正确填写的个数为最后得分,不包括在练习时填的数字,错误的数字个数也需记录。SDMT 具有易执行、快速、可靠性高的优点。由于 SDMT 对颅脑损伤格外敏感,现已成为脑外伤、多发性硬化和亨廷顿病最常用的标准测试之一。

34. 语言认知领域的常用评估量表有哪些?

常用的语言评估量表包括词语流畅性测验(Verbal Fluency Test,VFT)、Boston 命名测验(Boston Naming Test,BNT)、失语筛查测验、双听测验(Dichotic Listening test)、表达词汇测验(Expressive Vocabulary Test,EVT)、成人阅读测验(National Adult Reading Test,NART)和韦氏智力测验的语言分测验。

35. 什么是词语流畅性测验?

词语流畅性测验(Verbal Fluency Test,VFT)又被称为受控词语联想测验。

包括范畴流畅性、动作流畅性、观念流畅性、图案流畅性及音位流畅性。目前范畴流畅性是最常用的一种类型,常用的范畴有动物、水果、蔬菜、服装、交通工具、城市名、姓名等。VFT 要求受试者就某一范畴在有限的时间(通常为 1 min)内举尽可能多的例子,例如,请你说出所有你记得的花的名字,可以说玫瑰、菊花、兰花等。评分方法:正确 1 个得 1 分。

36. 什么是 Boston 命名测验?

Boston 命名测验(Boston Naming Test,BNT),是用常见物品的黑白图画评估视觉命名功能。中文版的 BNT 共 30 幅图片,第 1 步自发命名和第 2 步语义线索命名与原版相同,第 3 步改为选择题,由正确答案、形态相似名称和同类物品名称组成的 3 个名词随机呈现。评分包括正确数和错误数。BNT 对于检测轻度 AD、失语、皮质下疾病(如帕金森和多发性硬化)均较为敏感。AD 患者的 BNT 的低分预示病程进展将更为快速。

37. 执行认知领域的常用评估量表有哪些?

常用的执行功能测验包括连线测验(Trail Making Test,TMT)、威斯康星卡片分类测验(Wisconsin Card Sorting Test,WCST)、范畴测验(Category Test,CT)、图案流畅性测验(Design Fluency Test)、迷宫测验、Stroop 色词测验(SCWT)等。

38. 什么是连线测验?

连线测验(Trail Making Test,TMT)反映定势转移能力,同时反映手眼协调能力、空间知觉和注意能力。TMT 测验分为 A、B 两套。TMT-A 要求受试者从 1~25 的数字,按数字大小顺序依次连接。TMT-B 和 TMT-A 基本相同,不同的是除了数字以外还包含英文字母,测试要求是按数字大小和字母顺序依次连,测试结果用完成时间和连接错误次数计算。正常人完成 TMT-A 需要约 1 分钟,错误数不超过 1 个,TMT-B 的完成时间大概需要 3 min,错误数约在 2 个以内。

39. 什么是威斯康星卡片分类测验?

威斯康星卡片分类测验(Wisconsin Card Sorting Test,WCST)是最常用的执行功能测验。该测验包括 4 张刺激卡,放在受试者面前,第一张 1 个红色三角形,第二张 2 个绿色星形,第三张 3 个黄色十字形,第四张 4 个蓝色圆形。受试会拿到两叠卡片,每叠 64 张反应卡,反应卡图片与刺激卡相似,但颜色、数量、图形不同。

受试被要求每张反应卡与 4 张刺激卡中的一张匹配,每次选择都会得到正确或错误的反馈,测验无时间限制。

40. 视觉空间认知领域的常用评估量表有哪些?

常用的视觉空间能力评估测验包括划销测验、画钟测验(Clock Drawing Test,CDT)、Benton 面孔再认测验(Facial Recognition Test,FRT)、线方向判断测验(Judgment of Line Orientation,JLO)、Rey-Osterrieth 复杂图形测验(Rey-Osterrieth Complex Figure Test,CFT)等。

41. 什么是划销测验?

划销测验包括 9 种测试,共 2 种形式,每种由 4 个刺激分类(数字、字母、3 个字母构成的简单词汇和几何图形),另外还有 1 个图片测试。前 2 种形式的测试集中,第一种有 1 个目标,第二种有 2 个目标。基本测试格式由 6 行每行 52 个字母组成的测试表组成,其中目标字符在每一行中随机插入大约 18 次。13 个对照受试者的字母和数字划销测验的遗漏中位数均为 1;平均时间字母测试为 100 秒,数字测试为 90 秒。在字母划销的任务测试中,正常值被定义为在规定的 120 秒内遗漏 0~2 个字母。

42. 什么是画钟测验?

画钟测验(Clock Drawing Test,CDT)是不需要特殊材料、床边即可进行的简短测验。受试者按照指令画 1 个时钟(通常是 11∶10)。任务完成后,主试者手画 1 个同样时间的时钟,患者被要求复制图像。在此活动中对记忆力、注意力、动力、精力、头脑清醒和优柔寡断等行为和性格表现评分。要求受试模仿已画好的钟,反映的是空间结构能力;要求受试在空白的纸上画钟,需要整合空间组织、数字次序和时间概念等多个任务,反映的是执行能力。

(王露露　郑晋伟)

参考文献

[1]　中华医学会麻醉学分会老年人麻醉学组.中国老年患者围术期脑健康多学科专家共识

[J].中华医学杂志,2019(29):2252-2269.

［2］ KHAN BA, GUZMAN O, CAMPBELL NL, et al. Comparison and Agreement Between the Richmond Agitation-Sedation Scale and the Riker Sedation-Agitation Scale in Evaluating Patients' Eligibility for Delirium Assessment in the ICU[J]. Chest, 2012, 142(1): 48-54.

［3］ 郭起浩.神经心理评估[M].上海:上海科学技术出版社,2020.

［4］ 中华医学会神经病学分会神经心理与行为神经病学学组.常用神经心理认知评估量表临床应用专家共识[J].中华神经科杂志,2019(03):166-176.

［5］ 邓小明,姚尚龙,于不为,等.现代麻醉学[M].北京:人民卫生出版社,2014.

［6］ 万丽,赵晴,陈军,等.疼痛评估量表应用的中国专家共识[J].中华疼痛学杂志,2020,16(03):177-187.

第三章

第四章

相关辅助检查评估

1. 哪些患者需要术前行十二导联心电图检查？

2014 年 ACC/AHA 给出的建议如下。

Ⅱa 级建议，认为此项检查是合理的：患有缺血性心脏病（IHD）、严重心律失常、外周血管病（PAD）、脑血管病（CVD）或其他严重结构性心脏病的患者（行低危手术的患者除外）；Ⅱb 级建议，认为可考虑此项检查：无症状、无明确冠心病的患者，行低危手术的患者除外；Ⅲ级建议，因为没有帮助，所以不应该进行检查：无症状、行低危手术的患者。

2. 患者住院前有心电图，手术前是否还需要进行心电图检查？

一般患者术前 3 个月内的心电图（electrocardiogram，ECG），临床状态未经任何干预治疗，没必要进行重复 ECG 检查。除非术前 3 个月内出现心胸相关症状或体能等明显改变，而未及时求诊并治疗者，需要再次行 ECG 检查。

3. 室性期前收缩有何种心电图表现？

室性期前收缩（premature ventricular beats）又称室性早搏，心电图表现为：① 提早出现的 QRS-T 波群，其前没有和其有关的异位 P 波；② QRS 波群形态畸形，QRS 间期多大于 0.12 秒；③ 期前收缩后代偿间期完全；④ 节律：不规则，可呈二联律和三联律等。

4. 室性期前收缩常见原因有哪些？

正常人和各种心脏病患者均可发生室性期前收缩。心肌炎、缺血、缺氧、麻醉和手术均可使心肌受到机械、电、化学刺激而发生室性期前收缩。高血压、冠心病、心肌病、风湿性心脏病、二尖瓣脱垂患者；电解质紊乱（低钾、低镁）、精神不安、过量烟、酒、咖啡亦能诱发室性早搏；洋地黄、奎尼丁、三环类抗抑郁药中毒发生严重心律失常之前常先有室性早搏。

5. 患者静息 12 导心电图提示室性期前收缩，术前应该怎么做？

① 询问患者病史，是否有室性早搏的病史，及其诊治过程；② 进行体格检查时初步判定室性早搏的程度，期前收缩≤5 次/分为偶发，>5 次/分为频发，必要时行动态心电图检查；③ 结合病史及其他化验检查结果，初步判断室性早搏的原因；④ 必要时请专科医生会诊，积极进行诊治。

6. 患者无器质性心脏病，但术前提示室性期前收缩，应该注意什么？

一般室性期前收缩（恶性室性期前收缩除外）不会增加此类患者心脏性死亡的风险，因此无明显症状或症状轻微者，不必药物治疗。若患者症状明显，治疗以消除症状为目的。同时耐心解释与充分沟通，减轻患者焦虑不安，避免诱发因素，如吸烟、咖啡、应激等。

7. 如何辨别恶性室性期前收缩？

根据 Lown 室性早搏分级，3 级及以上的室性早搏视为警告性室性心律失常，多为病理性，主要是指：频发多形性室性早搏、成对室性期前收缩、室性期前收缩连续 3 个以上、RonT 现象室性期前收缩。在进行术前访视时，如果出现此类室性期前收缩应加以重视。

8. 房颤患者的心电图有何表现？

心房颤动（atrial fibrillation，AF）简称房颤，是围术期常见的心律失常。其主要心电图表现为：P 波消失代之以大小、形状、间隔均不同的颤动波（f 波），频率在350~600 次/分，在 V_1 导联最明显，R－R 间期绝对不整。

9. 心电图显示房颤，术前评估应注意哪些问题？

① 控制心室率，择期手术患者心室率应当控制在<80 次/分，至少控制在<100 次/分。② 应用心脏超声评估是否存在心房血栓，即使心脏超声未发现血栓存在证据，患者围术期发生栓塞的风险也高于一般患者。③ 哪一类患者术前正在抗凝治疗、使用药物及剂量、是否影响到本次手术麻醉。

10. 房室传导阻滞分哪几型？

房室传导阻滞（atrioventicular block，AVB）分为三度，即一度 AVB、二度 AVB、三度 AVB。其中二度 AVB 分为 I 型和 II 型。

11. 一度 AVB 心电图何种表现？

一度 AVB 患者通常无症状，心电图表现为：P-R 间期延长超过 0.20 秒，QRS 波形态与时限多为正常。

12. 二度 AVB 心电图何种表现？

二度 AVB 可引起心搏脱落，可有心悸症状，也可无症状。二度 I 型 AVB 又称文氏阻滞，是最常见的二度 AVB 类型，心电图表现为：P 波规律出现；PR 间期逐渐延长，直到 P 波下传受阻，造成 1 个 QRS 波群脱落。因阻滞大多位于房室结，QRS 波群正常，且此种类型很少发展为三度 AVB。二度 II 型心电图表现为 PR 间期恒定，部分 P 波后无 QRS 波群；若 QRS 波群正常，阻滞可能位于房室结，若 QRS 波群增宽，阻滞位于希氏束—浦肯野系统。

13. 三度 AVB 心电图何种表现？

① P 波与 QRS 波群各自成节律、互不相关。② 心房率快于心室率。心房冲动来自窦房结或异位心房节律。③ 心室起搏点通常位于阻滞部位稍下方。如位于希氏束及其临近，心室率 40～60 次/分，QRS 波群正常，心率较为稳定；如位于室内传导系统的远端，心室率可低至 40 次/分，QRS 波群增宽，心室率常不稳定。

14. 心电图显示 AVB，其病因有哪些？

AVB 可因房室传导系统的功能性或器质性病变引起，功能性相关原因见于迷走神经张力增高、缺氧、药物作用、电解质紊乱、体位改变等。器质性的原因常见为心肌炎、冠心病（下壁心肌梗死更易发生）、传导系统及心肌的退行性变、传导系统损伤（手术或外伤）等。

15. 术前心电图显示 AVB，术前评估及准备有何特殊？

要针对上述不同病因进行准备及治疗。一度 AVB 与二度 I 型 AVB 心室率不低于 40 次/分，无需特殊治疗与准备。二度 II 型与三度 AVB 如心室率显著减慢，伴有明显症状或血流动力学障碍，甚至阿斯综合征发作者，术前应给予起搏器治疗。

16. 何为预激和预激综合征？

预激是一种房室传导异常现象，冲动经附加通道下传，提早兴奋心室的一部分或全部，引起部分心室肌提前激动。有预激现象者称为预激综合征。

17. 预激综合征如何诊断？

预激综合征的诊断主要依赖心电图，根据房室间异常传导通路的不同分为不同类型。经典的预激综合征称为 WPW（Wolf-Parkinson-White）综合征，异常传导通路称为 kept 束（心房—心室），心电图表现为 PR 间期缩短，QRS 时限延长，存在预激波（δ 波），易发生房室折返性阵发性心动过速；Mahaim 型预激综合征，心电图表现为 PR 间期正常，QRS 时限延长，存在预激波（δ 波）；LGL 综合征（Lown-Ganong-Levine），异常传导通路为 JAMES 束（心房- His 束），心电图表现为 PR 间期缩短，QRS 时限正常，不存在预激波（δ 波）。

18. 患者心电图诊断为预激综合征，围术期的注意事项有哪些？

① 避免可以引起交感神经系统兴奋的因素，避免可以增加房室异常通路传导的药物；② 术前充分镇静；③ 目前常用的静脉麻醉药除氯胺酮外均可安全应用；④ 避免快速增加地氟烷的吸入浓度，避免使用具有交感兴奋作用的肌肉松弛药如泮库溴铵。

19. 患者术前 ECG 检查提示心动过缓，是否需要放置起搏器？

决定是否需要放置永久起搏器的 3 个因素是：心律失常是否伴有症状、传导异常的部位及是否能找到可逆性的诱因。围术期起搏器放置的适应证与非手术患者相同，通常出现有症状的心动过缓或传导延迟引起晕厥或晕厥前状态的患者需要放置起搏器。位于房室结以下（如希氏束系统）的传导病变通常是不稳定的，建议放置永久起搏器。

20. 术前心电图提示左/右束支传导阻滞，说明患者有哪些疾病？

束支传导阻滞可以出现在正常人，因年龄相关的传导系统纤维化引起，但也可能与某些潜在的重大疾病相关。如左束支传导阻滞（left bundle branch block，LBBB）可能与结构性心脏病（即高血压性心脏病、冠心病、心肌病、心脏瓣膜病）有关；而右束支传导阻滞（right bundle branch block，RBBB）可能是右心室压力升高（如肺动脉高压、肺心病、肺栓塞），存在放射线暴露史、心肌炎和结构性心脏病也可发生。

第四章

21. 术前心电图显示束支传导阻滞提示围术期心血管事件风险增加吗?

束支传导阻滞(Bundle Branch Block,BBB)本身并不是围术期心血管风险增加的原因。而对于最近新发的 BBB,应全面评估潜在的心血管疾病,无论 LBBB 还是 RBBB 都会增加围术期心血管事件风险。

22. 术前心电图提示 RBBB,还需要进行哪些进一步检查?

如果术前评估未提示明显的肺部疾病、冠心病、结构性心脏病或 Brugada 综合征,则无需对孤立性的无症状 RBBB 进行进一步检查。但若患者确诊或可疑有肺部疾病(如肺动脉高压),RBBB 则提示可能存在严重的呼吸系统或血管病变,应进行肺部评估和超声心动图检查。

23. PtfV$_1$ 阳性是什么意思?

PtfV$_1$ 是指 V$_1$ 导联 P 波的负向振幅和时间的乘积,代表左心房除极的终末电势。PtfV$_1$ 正常值 $\geqslant -0.02$ mm·s,PtfV$_1$ 负值增大即为阳性,提示左房增大或负荷过重。

24. 电轴左/右偏是什么含义?

心脏在激动过程中,产生无数个瞬时综合向量,把变化着的瞬时综合向量连接起来,便形成一个空间的立体的 P、QRS、T 环。如把 P、QRS、T 向量环分别综合成一个最大向量即为 P、QRS、T 平均心电轴,简称心电轴。一般所说的心电轴是指每一个心动周期所产生的 QRS 波平均心电轴,其正常位于 0°~90°。平均向量偏向正常的右侧时,称作电轴右偏(90°~180°);偏向左侧时称为电轴左偏(0°~90°)。

25. 电轴左/右偏有何临床意义?

生理因素和病理因素均可时电轴发生偏移。肥胖体型、妊娠、腹水、高血压心脏病、肥厚性心肌病、高钾血症、左心房肥大、右位心、左前分支阻滞等可出现电轴左偏;婴幼儿生理性右心室优势、瘦高体型引起的垂位心者、右心室肥大、左后分支阻滞等可出现电轴右偏。术前访视时要综合患者病史及其他检查(如心脏超声)判断电轴左/右偏的原因。

26. 何为 ST 段改变?

ST 段改变是指处在等电位线上的 ST 段发生了向上或向下偏移,向上偏移称为 ST 段抬高(ST segment elevation),向下偏移称为 ST 段压低(ST segment depression)。一般 ST 段抬高多反映急性冠状动脉综合征,ST 段压低多反映慢性冠状动脉综合征。

27. ST 段抬高有哪些病因?

ST 段抬高主要分为以下 3 类:① 原发性心肌复极异常:即心肌本身缺血损伤引起的复极异常,如急性心肌梗死超急性损伤期、变异型心绞痛,心外膜下心肌炎、恶性肿瘤转移至心脏、高钾血症等;② 继发性心肌复极异常:由于心肌除极异常而继发的心肌复极异常,如左束支传导阻滞、预激综合征、左室肥大等,常表现为右侧胸导联($V_1 \sim V_2$)ST 段显著抬高;③ 功能性心肌复极异常:心肌本身无病变,也无其他疾病可解释的 ST 段抬高,如早复极综合征、迷走神经张力增高等。

28. ST 段压低有哪些病因?

ST 段压低主要分为以下 3 类:① 原发性心肌复极异常:除心肌缺血外,还常见于心肌炎、心肌病等;② 继发性心肌复极异常:左束支阻滞、左心室肥大、预激综合征、低钾血症、洋地黄作用等出现的左胸导联 ST 段下垂型压低;③ 功能性心房复极异常:由于心房复极波 Ta 波引起的假性 ST 段压低、窦性心动过速、β 受体高敏症等引起的 ST 段 J 点型压低。

29. T 波异常如何分类?

T 波形态异常多种多样,但主要分为 2 类:① 原发性 T 波异常,是指心室除极顺序正常而心室复极异常所形成的 T 波改变。这种异常临床最常见,而且常常需要干预,预防进展;② 继发性 T 波异常,是指心室除极顺序异常而引起心室复极异常所形成的 T 波改变。这种改变本身无临床意义,心室除极恢复正常,T 波改变也随之消失。

30. 原发性 T 波异常多见于哪些疾病?

① 急性心肌缺血、急性脑血管意外引起高耸 T 波;② 完全性 AVB 、阿斯综合征出现巨大倒置 T 波;③ 慢性心肌缺血引起 T 波低平、平坦、倒置等;④ 心肌损害如心肌炎、心包炎以及药物的毒副作用出现的 T 波异常;⑤ 电解质紊乱,如低钾血症出现 T 波异常伴 U 波增高,高钾血症出现 T 波高尖伴 P 波时限增宽。

31. 继发性 T 波异常多见于哪些情况？

继发性 T 波异常见于室内束支阻滞、心室肥大、预激综合征、室内异位心搏以及心脏起搏心电图。其特征是 T 波多与 QRS 波主波方向相反，同时伴有 ST 段同向性移位，即 T 波倒置伴 ST 段压低，T 波直立伴 ST 段抬高。

32. 房性期前收缩心电图有何特征？

房性期前收缩(atrial premature beat)在心电图中以提前出现的方形 P′波为标志，有以下特征：提前出现的房性 P′波，其形态与同导联上窦性 P 波不同；P′R 间期≥0.12 秒；QRS 波群多正常；不完全代偿间歇。

33. 房性期前收缩有何临床意义？

若无器质性心脏病的证据，房性期前收缩大多是功能性的。动态心电图中房早较为常见，多在睡前或静息状态出现，运动后心率加快有减少或消失的倾向。疲劳、失眠、紧张、饮酒、腹胀、便秘等均可成为诱因，消除上述诱因期前收缩也可消失。器质性心脏病引起的早搏，活动后心率加快时出现或增加。

34. 肥胖患者心电图有何表现？

肥胖患者 ECG 通常表现为 QRS 波低电压、左室肥厚或劳损、左房异常及下壁和侧壁导联 T 波低平。如果不伴有肺功脉高压或肺源性心脏病，则 ECG 上很少出现右室肥厚或劳损、电轴右偏、右束支传到阻滞或肺源性 P 波。

35. 动态心电图有何临床意义？

动态心电图(ambulatory electrocardiograph，AECG)，即长时间连续、动态记录心电图，又称 Holter 心电图。常用于：① 窦房结功能和病态窦房结综合征的诊断；② 各种心律失常的定性诊断和定量分析；③ 监测心肌缺血，诊断心肌梗死；④ 心率变异性分析；⑤ 评定起搏器功能；⑥ 睡眠呼吸暂停综合征监测；⑦ 揭示特殊心电现象等。

36. 动态心电图为何可评估心肌缺血？

连续心电图监测中对心肌缺血的诊断标准，都是在运动负荷试验中建立和验证的。当患有急性心内膜下缺血的患者进行运动负荷试验时，产生 ST 段的电场力将向心脏内层偏移，导致 ST 段下压或产生氧需介导的心肌缺血。当伴有急性透壁性心肌缺血或产生氧供介导的心肌缺血事件时,缺血区的电场力将向心脏外层偏移,引起 ST 段的抬高。

37. 哪些患者术前需要行超声心动图检查?

AHA 建议所有心脏手术的患者术前进行超声心动图检查。非心脏手术患者,若合并心脏瓣膜病、陈旧性心肌梗死等,ECG 显示频发性室性早搏、病理性 Q 波等;活动耐量差(<4MET)行高危手术患者也应进行心脏超声检查。

38. 成人超声心动图中心脏各腔室大小的正常值为多少?

左室舒张直径女性 39~53 mm,男性 42~59 mm;左室收缩直径 21~40 mm;左房直径女性 27~38 mm,男性 30~40 mm;右室直径 27~33 mm;右房直径 29~45 mm,室间隔厚度 6~10 mm。

39. 什么是 EF 值?

射血分数(ejection fraction,EF)是指每搏量占心室舒张末期容积的比例,简称 EF 值,是心脏超声的一个重要数据。计算公式为：EF=(左室舒张末容积-左室收缩末容积)/左室舒张末容积×100%。

40. EF 值有何临床意义?

临床中常说的 EF 值多是指左室射血分数(LVEF),是反映左室的收缩功能的有效指标,正常值≥55%。EF 值越低代表心功能越差,<30% 提示重度异常。但 EF 值的测量受多重因素影响,且不能"唯 EF 值论",对心功能的评估还应结合临床表现及其他检查结果。

41. 影响超声测定 EF 值准确性的因素有哪些?

① 操作者的经验;② 心内膜显示不清时评价准确性下降;③ 存在左室运动不协调时,如传导阻滞、缺血性心肌病、心肌梗死、室壁瘤、起搏器置入后等,尤其是存在矛盾运动时,整合的数据可能不准确;④ 存在某些心脏疾病,如二尖瓣反流、室间隔缺损、房颤时,EF 值不能准确判定心功能,还应结合临床症状和其他检查。

42. 二尖瓣狭窄患者,应注意哪些心脏超声指标?

① 瓣口面积:二尖瓣瓣口面积为 4~6 cm²,轻度狭窄为 1.5~2.5 cm²,中度

狭窄为 $1.1\sim1.5\ cm^2$,重度狭窄$\leqslant1.0\ cm^2$;② 跨瓣压力阶差:严重的瓣膜狭窄平均压力阶差可能会高达 $20\sim30\ mmHg$;③ 房室大小:瓣口狭窄左房排血受阻,左房压力增高,左房随之扩张,而左室慢性容量负荷不足,相对变小;④ 肺动脉压力:随着病情进展可出现肺动脉高压,甚至右心功能不全;⑤ 心房血栓:由于左房增大及血液瘀滞,可引起血栓形成。

43. 心脏超声提示二尖瓣狭窄,围术期应该注意哪些事项?

　　① 预防心动过速:术前适度镇痛镇静药物可缓解患者紧张焦虑情绪;控制心率药物应用至术晨,如洋地黄、β受体阻滞剂、胺碘酮等,尤其是对于房颤伴心室率增快的患者;② 维持左室前负荷:补充失血和避免麻醉过深引起的血管扩张;③ 避免肺血管收缩:二尖瓣狭窄患者肺循环阻力升高,围术期缺氧、不适当地使用氧化亚氮、严重酸中毒、高碳酸血症都会造成肺动脉压进一步升高;④ 临床麻醉管理中有创血流动力学监测有重要价值。

44. 主动脉瓣狭窄患者,应注意哪些心脏超声指标?

　　① 瓣口面积:正常成人主动脉瓣口面积为 $3\sim4\ cm^2$,轻度狭窄$>1.5\ cm^2$,中度狭窄为 $1.0\sim1.5\ cm^2$,重度狭窄$<1.0\ cm^2$。但瓣口面积并与症状严重程度相关性较差;② 跨瓣压差:重度狭窄时当跨瓣压差峰值$\geqslant50\ mmHg$,轻度狭窄$<25\ mmHg$,中度狭窄介于两者之间;③ 左心室肥厚及收缩舒张功能障碍。

45. 心脏超声提示主动脉瓣狭窄,围术期处理要点有哪些?

　　增加左室前负荷、降低心率、维持窦性节律、保证心肌收缩力不变,增加后负荷,维持体循环阻力不变。术前用药应当以小剂量为主,既避免紧张引起的心动过速,又避免过度降低前后负荷。诱导和维持时应备好 α 受体激动剂如去氧肾上腺素,积极纠正血压降低。

46. 慢性二尖瓣关闭不全患者,应注意哪些心脏超声指标?

　　二尖瓣关闭不全患者症状性质与程度主要与左心功能和反流程度有关。① 反流程度:反流量取决于房室间的压差与反流孔的大小,反流分数$\leqslant0.3$ 位轻度,$0.3\sim0.6$ 为中度,>0.6 为重度。② 左心房增大,由于反流左房的压力和容量均增大,其中 75% 会发生房颤。由于左心房压力增高,会造成肺淤血及肺动脉压力增高,甚至右心功能不全。

47. 心脏超声提示二尖瓣关闭不全,围术期处理要点有哪些?

避免心动过速,维持和适当增加前负荷,减少后负荷有利于保证每搏量。寻求良好的右心功能状态,防治肺淤血和肺动脉高压。术前访视时,若患者安静或轻微活动即可出现呼吸困难,表明已经有肺淤血和右心功能不全,对于这样的患者避免术前药过量引起的通气不足和肺动脉压升高。

48. 慢性主动脉瓣关闭不全患者,应注意哪些心脏超声指标?

① 病因:主动脉反流既可由主动脉异常导致,也可由瓣叶异常导致,不同原因超声表现亦不相同;② 反流程度:根据反流束宽度可确定反流程度;③ 左室形态与功能:随着病程进展,左室进行性肥厚与扩张,即使没有临床症状,也有可能发生收缩功能障碍。

49. 心脏超声提示主动脉瓣关闭不全,围术期处理要点有哪些?

主动脉瓣关闭不全患者心功能差异甚大,麻醉处理更要讲究个体化。血流动力学管理的目标为保持轻度的心动过速,心率在 90 次/分以便提高心输出量又不至于引起缺血;减小外周血管阻力,适当增加左室前负荷,维持前向血流;维持正性肌力收缩状态,可应用多巴胺、多巴酚丁胺、异丙肾上腺素等;由于脉压增大,关注平均动脉压和舒张压变化比收缩压更重要。

50. 提示先天性心脏病病情严重的指标有哪些?

动脉血氧饱和度<75%;肺循环血量:体循环血量(Qp∶Qs)>2∶1;左室流出道压力阶差>50 mmHg;右室流出道压力阶差>50 mmHg;肺血管阻力(PVR)>6 wood 单位(1 wood=80 dyn·s/cm^5);血细胞比容 Hct>60%。

51. 肥厚型心肌病的心脏超声有哪些表现?

肥厚型心肌病心脏超声主要表现为不伴心腔扩大的左心室非对称性肥厚,肥厚的主要区域是室间隔前部;左心室收缩功能正常;左心室舒张功能受限;主动脉瓣下动态梗阻。

52. 肥厚型心肌病分为哪几类?

传统上肥厚型心肌病分为三类:非梗阻型,指在静息及激发试验时流出道压力梯度<30 mmHg;梗阻型,指静息时压力梯度≥30 mmHg(血流速>2.7 m/s);

隐匿梗阻型,指静息时压力梯度<30 mmHg,激发试验后压力梯度≥30 mmHg。

53. 心脏超声提示肥厚型心肌病,其可能有哪些风险?

① 动力性左心室流出道梗阻;② 舒张功能障碍;③ 心肌缺血;④ 室上性和室性心律失常。

54. 影响左室流出道梗阻的因素有哪些?

增加左室流出道梗阻的因素:① 心肌收缩力增加,运动、应激、洋地黄类、多巴胺、多巴酚丁胺;② 后负荷减少,Valsalva 动作、突然直立、硝酸甘油、硝普钠;③ 心动过速,异丙肾上腺素。减少左室流出道梗阻的因素:① 平均动脉压增加,下蹲、抬高下肢、高血容量;② 血管阻力增加,去氧肾上腺素;③ 收缩力、心率降低,β受体阻滞剂。

55. 扩张型心肌病的心脏超声有哪些表现?

扩张型心肌病最主要的心脏超声表现为:四个心腔扩大伴左、右心室收缩功能下降。有些患者可见心尖部血栓、二尖瓣及三尖瓣反流。

56. 扩张型心肌病麻醉要点有哪些?

麻醉管理目标包括:维持心肌收缩力,避免使用降低心肌收缩力的药物;维持正常舒张压以确保冠状动脉灌注;维持前负荷,同时防止容量超负荷;避免后负荷增加;避免心律失常;预防血栓栓塞事件。

57. 如何通过心脏超声评估心包积液量?

应用心脏超声可估测心包积液的含量。微量:心包腔无回声区宽约 0.2～0.3 cm,约 30～50 mL。少量:左室后壁心包腔内无回声区 0.5 cm 左右,而右室前壁心包腔内无液性暗区,约 50～200 mL。中量:左室后壁心包腔内 1.0～2.0 cm,右室前壁 0.5～1 cm,约 200～500 mL。大量:左室后壁心包腔内 2.0 cm,右室前壁 1.0 cm,超过 500 mL。

58. 心包积液出现心脏压塞时,超声心动图有何表现?

① 右心房收缩期塌陷,右心房壁塌陷在心动周期里所占时间越长,心脏压塞可能性越大;② 右心室舒张期塌陷,观察的最好切面是胸骨旁长轴或剑突下切面;

③ 心室容量的相反变化,产生这种变化的原因可能是心脏压塞时心包内总容量(心腔加心包积液)固定,吸气时胸腔内负压增加,使右室充盈,而限制了左室充盈;④ 下腔静脉淤血,下腔静脉扩张且呼吸时下腔静脉与右心房接合处内径减少<50%,是反映心脏压塞的敏感(97%)但非特异(40%)指标。

59. 经食道超声心动图有何优势?

与经胸图像相比,经食道超声心动图(transesophageal echocardiography,TEE)的优势在于提高了图像质量,特别是位于后方远场的结构,如肺静脉、左心房、二尖瓣。图像质量的提高是因为探头与目标结构距离缩短、避免了肺和骨组织的干扰、可允许使用高频探头(5 和 7 MHz)。

60. 左心声学造影有何优势?

行心脏超声检查时静脉注入左心声学增强剂(如六氟化硫),能够清晰显示心内膜边界,可帮助超声图像显示困难患者准确显示室壁运动、测量左室容积、左室射血分数,还可清晰显示心腔解剖结构的异常。

61. 心脏超声如何评估左室舒张功能?

临床上,左室舒张功能可以通过经胸或经食管超声心动图进行评估,主要测量舒张期二尖瓣的流速。一般可基于等容舒张时间、舒张早期峰值流速(E 峰)与心房收缩峰值流速(A 峰)的比值及 E 峰减速时间(DT_E)来确定。

62. 左室舒张功能不全有何临床意义?

舒张功能不全是心血管病患者最常见的异常情况。舒张功能不全的患者可能无症状,也可表现为活动后呼吸困难或隐性心衰。直到现在,舒张功能不全对患者围术期的处理及术后结局影响尚不明确。但对于冠状动脉旁路搭桥手术,患者术前舒张功能不全,体外循环辅助时间往往较长,且术后 12 小时内需要正性肌力药也更多,从而显著增加患者围术期死亡率和并发症发生率。

63. 什么是心脏负荷试验?

应用运动或药物(多巴酚丁胺、双嘧达莫等),从而增加患者心率或造成血液再分布,比较心电图、心脏超声、心肌核素显像等检查,评估受试者的冠脉血供、心脏功能等情况。

64. 心脏负荷试验有何临床意义？

心脏负荷试验有助于预测患者是否会出现围术期心脏并发症。由于这些事件的发生率相对较低，因此根据阳性或阴性预测值来评估这些试验的预后判断。能力价值有限，最好使用阳性似然比和阴性似然比。

65. 哪些患者术前可行心脏负荷试验？

AHA/ACC 指南建议对于功能性耐量低（即<4 METs）或不能确定的患者，可考虑进行运动试验或药物心脏负荷试验，以帮助进行治疗决策。测试结果呈高危异常值的患者可以考虑进行冠状动脉造影，甚至血管重建术。

66. 什么是心电图运动试验？

心电图运动试验是通过运动增加心脏负荷，使心肌耗氧增加，观察心电图的改变，间接了解心肌有无缺血的一种方法。

67. 什么患者术前需要应用心电图运动试验进行评估？

该检查可用于基础心电图 ST 段异常和疲劳、呼吸困难或药物治疗后心率不能增快（未超过最大预测值 85%）的患者。

68. 心电图运动试验的临床意义是什么？

心电图运动试验对冠心病心肌缺血有诊断价值，总敏感性 65%，特异性 90%。该检查在左主干或三支病变的冠心病患者最敏感（85%），病变仅限于左回旋支者可能会漏诊。检查结果正常并不能排除冠心病，但提示病情不严重。ST 段压低程度、严重性和形态、检查中开始出现的时间和消退时间均很重要。小运动量即出现心肌缺血，说明围术期心脏并发症和远期心脏事件的危险性明显增加。若运动诱发频发室性早搏，说明严重的冠心病伴左室功能不全。

69. 负荷超声心动图有何临床意义？

负荷超声心动图主要评估静息和负荷条件下（即运动、多巴酚丁胺）的室壁运动异常。静息状态下的异常提示是既往心肌梗死造成的瘢痕组织引起的，而在负荷条件下出现的新的室壁运动异常提示狭窄的冠状动脉病变导致的血流受限。

70. 心肌灌注评估有何临床意义？

　　该实验可评估冠脉血管病变严重程度。若结果正常，则认为患者发生心血管事件风险低，可安排手术。如果应激试验提示心肌缺血，但患者又需行非心脏手术，提示仅需内科治疗即可获得较好转归。同时该实验还可对缺血或瘢痕以及介于两者之间的"冬眠心肌"进行定位和定量评估。

71. 何为冠状动脉 CT 血管造影？

　　冠状动脉 CT 血管造影（coronary computed tomographic angiography，简称冠脉 CTA），是利用外周静脉注入含碘对比剂，在冠脉血管对比剂浓度达到高峰时，利用 CT 扫描技术进行连续容积数据采集，再经二维、三维后处理技术重建冠脉血管的解剖图像。可以评估冠状动脉粥样硬化的病变程度和范围。

72. 哪些患者适合行冠状动脉 CT 血管造影？

　　2021 年美国心血管计算机断层扫描学会（SCCT）发布了冠状动脉 CT 血管造影专家共识指出，有典型或非典型胸痛，或其他有可能代表心绞痛症状（用力时呼吸困难、下腭疼痛）的无已知冠心病患者；已知冠心病且存在心绞痛症状患者可作为一线检查。对特定无症状的高危人群，尤其是有大量非钙化斑块患者可能也是有益的。

73. 术前患者需要进行冠状动脉造影检查吗？

　　术前不建议常规进行此项检查，只有当患者在非心脏手术前能从经皮冠状动脉或冠状动脉旁路移植手术中获益时才进行冠状动脉造影检查。

74. 何为静脉血栓栓塞症？

　　静脉血栓栓塞症（venous thromboembolism，VTE）是指血液在静脉内不正常地凝结，使血管完全或部分阻塞，属静脉回流障碍性疾病，包括深静脉血栓形成（deep venous thrombosis，DVT）和肺栓塞（pulmonary embolism，PE）。

75. VTE 的危险因素有哪些？

　　任何引起静脉损伤、静脉血流停滞及血液高凝状态的原因均是 VTE 的危险因素。危险因素主要分为患者个体相关因素和手术操作因素。患者个体相关因素包括高龄、VTE 病史、恶性肿瘤及恶性肿瘤的治疗史（激素、放化疗）、妊娠或产后、肥胖、脓毒血症、炎性肠病、肾病综合征、遗传性或获得性易栓症、瘫痪、制动、中心静脉置管、促红细胞生成药物、口服避孕药等。手术操作相关因素包括手术时间、手术类型、麻醉方式。

76. 哪些检查可用于 DVT 的诊断？

① 血浆 D-二聚体测定：此检查敏感性较高，但特异性较差。② 下肢静脉超声：敏感性、准确性均较高，是 DVT 诊断的首选方法。③ CT 静脉成像：主要用于下肢主干或下腔静脉血栓的诊断。④ 核磁静脉成像：能准确显示髂、股、腘静脉血栓，但不能很好显示小腿静脉血栓。⑤ 静脉造影：是诊断 DVT 的金标准，可判断有无血栓、血栓部位、范围、形成时间和侧支循环情况。

77. 哪些患者术前需行下肢静脉超声检查？

术前应评估导致血栓形成的各种诱发因素，临床上使用最广泛的是 Wells 评分法。对于有 VTE 风险的患者（Wells 评分≥2 分），术前应行下肢超声检查，明确有无血栓形成。无血栓者可采取基础预防措施，最大限度地降低 VTE 的风险；已有血栓者，则应评估是否需要抗凝溶栓或放置下腔静脉滤器。

78. 患者术前超声检查显示深静脉血栓，能否进行手术？

术前确诊为 DVT（新鲜近段血栓）、深静脉血栓规范化抗凝治疗＜3 个月或血栓纤维化不完全、无再通表现或有血栓远端肢体肿胀者，暂不考虑择期手术。如需急诊或限期手术，建议放置下腔静脉滤器后手术。无抗凝禁忌者给予抗凝治疗。如不需要急诊或限期手术，无抗凝禁忌者给予抗凝治疗 3 个月，血栓稳定（机化）或部分再通时再考虑手术；对于有抗凝禁忌者建议放置下腔静脉滤器，1 周后再评估。

79. 哪些患者术前需要进行肺功能检查？

目前尚未明确规定哪些患者必须接受术前肺功能检查，有下列情况者建议进行：① 有慢性肺疾病的患者；② 有持续咳、喘病史的吸烟患者；③ 胸廓或脊柱畸形的患者；④ 过度肥胖的患者；⑤ 需要单肺通气麻醉或将行肺叶切除术的患者；⑥ 有严重神经肌肉疾病的患者。

80. 围术期进行肺功能检查的目的是什么？

对患者麻醉手术耐受性做出评价，确定患者术后发生肺部并发症的可能性，及择期手术患者是否需要改善肺功能后再行手术。

81. 术前肺功能检查有何指导意义？

肺活量低于预计值的 60%、通气储量百分比＜70%、第一秒用力呼气量（forced expiratory volume in one second，FEV_1）与用力肺活量（forced vital capacity，FVC）的百分比（FEV_1/FVC）＜50% 或 60%，术后有发生呼吸功能不全的风险。当 FVC＜15 mL/kg 时术后肺部并发症的发生率明显增加。最大自助通气量（maximal ventilatory volume，MVV）占预计值＞80% 为正常，一般以 MVV 40L 或 MVV 占预计值的 50%～60% 作为手术安全指标，低于 50% 为需要严格评估，低于 30% 者一般列为手术禁忌。

82. 什么是 FVC？

用力肺活量（FVC）指最大吸气至肺总量（total lung capacity，TLC）位后以最大用力、最快速度呼气，直至残气量（residual volume，RV）位所呼出的气量。可以反映较大气道的呼气期阻力，可用作慢性支气管炎、慢性阻塞性肺疾病（chronic obstructive pulmoriary disease，COPD）、哮喘和肺气肿的辅助诊断手段，也可评价支气管扩张剂的疗效。

83. 什么是 FEV_1？

1 秒用力呼气容积（FEV_1）指完全吸气至肺总量（TLC）位后在 1 秒以内的快速用力呼气量。

84. 什么是 FEV_1/FVC？

1 秒率（FEV_1/FVC）是 FEV_1 与 FVC 的比值，以百分数表示，是判断气流阻塞的主要指标。

85. 什么是 MVV？

最大自主通气量（MVV）是指 1 min 内以尽可能快的速度和尽可能深的幅度重复最大自主呼吸所得到的通气量，即潮气量与呼吸频率的乘积。MVV 的大小与呼吸肌力量、胸廓弹性、肺组织弹性和气道阻力均相关，是一项综合评价肺通气功能储备量的指标。

86. 什么是通气储量百分比？

通气储量百分比可衡量通气储备能力，即 MVV％ ＝［（MVV － MV）/ MVV］×100。正常值为 93％以上，低于 86％提示通气储备不佳，肺部手术需慎重考虑；低于 70％为通气功能严重受损。身体虚弱或患者严重心肺疾病者不宜进行此项检查。

87. 如何应用肺功能检查评估阻塞性通气功能障碍？

阻塞性通气功能障碍原则上以 FEV_1/FVC 下降为标准。若 FEV_1/FVC 低于预计值的 92％，即使 FEV_1 占预计值百分比＞80％亦可判断为性通气功能障碍。最大呼气中期流量（maximum mild-expiratory flow，MMEF）显著下降提示小气道阻塞，比 FEV_1 及 MVV 识别气道阻塞更敏感。

88. 肺功能检查中小气道功能障碍是什么意思？

小气道功能障碍是阻塞性通气功能障碍的一种类型，是气道阻塞的早期表现。小气道数量多，总横面积大，占总气道阻力的 20％以下，早期病变时可无临床症状和体征，通气功能改变也不显著，FVC、FEV_1、FEV_1/FVC 可在正常范围，但 MMEF、FEF50％、FEF75％可显著下降，说明其对通气功能影响主要为呼气中、后期的流量受限。当该 3 项指标中有 2 项低于临界值（LIN），可判断为小气道功能障碍。

89. 怎么评估肺通气功能障碍程度？

不论是阻塞性、限制性或混合性通气功能障碍，均可依照 FEV_1 占预计值的％来判断。轻度≥70％，中度 60％～69％，中重度 50～59％，重度 35％～49％，极重度＜35％。但通气功能障碍程度的判断还应结合其他临床资料。

90. 何为支气管激发试验？

支气管激发试验是通过物理、化学、生物等人工刺激，诱发气道平滑肌收缩，并借助肺功能指标的改变来判断支气管是否缩窄及其缩窄程度的方法，是检测气道高反应性最常用、最准确的临床检查。支气管激发试验阳性是不典型支气管哮喘或咳嗽变异性哮喘的重要诊断条件之一。

91. 支气管激发试验适用于哪些患者？

①临床疑诊为哮喘患者：临床症状不典型但疑诊为哮喘患者，可进行此项检查；一般不用于已明确诊断为哮喘患者，尤其是急性加重期；②慢性咳嗽筛查病因：若激发试验阳性，表明患者存在气道高反应性，是咳嗽变异性哮喘的重要诊断依据；③反复发作性胸闷、呼吸困难：此试验有助于确诊或排除哮喘；④哮喘治疗效果评估；⑤变应性鼻炎等其他需要评价气道反应性疾病患者。

92. 何为支气管舒张试验？

通过给予支气管舒张药物，观察阻塞气道舒缓反应的方法，称为支气管舒张试验，也成支气管扩张试验。

93. 支气管舒张试验有何临床意义？

①慢性阻塞性肺部疾病（COPD）的诊断和严重程度分级：吸入支气管舒张剂后1秒率（FEV_1/FVC）<0.7是诊断慢阻肺持续气流受限的金标准。其严重程度分级也是依据吸入支气管舒张剂后FEV_1占预计值%；②支气管哮喘的诊断：若FEV_1上升≥12%且绝对值增加≥200 mL，或呼气流量峰值（PEF）上升≥20%或绝对值增加≥60 L/min，提示气道阻塞存在可逆性，则支持哮喘的诊断；③指导用药：通过支气管舒张试验，可了解或比较各种支气管舒张剂的治疗效果。

94. COPD气流受限严重程度如何分级？

吸入支气管舒张剂后1秒率（FEV_1/FVC）<0.7是诊断慢阻肺持续气流受限的金标准。其严重程度分级：轻度，FEV_1/预计值≥80%；中度，50%≤FEV_1/预计值<80%；重度，30%≤FEV_1/预计值<50%；极重度，FEV_1/预计值<30%。

95. 什么是D_LCO？

肺一氧化碳弥散量（diffusing capacity of the lungs for carbon monoxide，D_LCO）是指一氧化碳在单位时间（1分钟）及单位压力（1 mmHg）条件下从肺泡转移至肺泡毛细血管内并与血红蛋白结合的量，是反映肺弥散功能的主要指标。

96. 什么是肺的弥散功能？

是指某种肺泡气通过肺泡—毛细血管膜从肺泡向毛细血管扩散到血液，并与红细胞中血红蛋白结合的能力。

97. 如何评估肺弥散功损害严重程度?

肺弥散功能损害严重程度分级：① 正常，$D_L CO$ 占预计值%≥80%；② 轻度障碍，60%≤$D_L CO$ 占预计值%<80%；③ 中度障碍，40%≤$D_L CO$ 占预计值%<60%；④ 重度障碍，$D_L CO$ 占预计值%<40%。

98. 肺弥散功能检查主要用于哪些患者?

① 辅助诊断、定量评价和随访累及肺间质的疾病，如间质性肺疾病、肺水肿等；② 鉴别肺气肿是否合并弥散功能障碍；③ 呼吸困难或活动后气促筛查病因、不明原因低氧血症、怀疑肺损伤的患者，尤其肺总量减少，限制性通气功能障碍者应进一步了解肺弥散功能；④ 评价系统性疾病的肺部受累，如结缔组织病、糖尿病、血液系统疾病等；⑤ 胸部外科手术或呼吸系统相关疾病手术患者术前风险评估；⑥ 评估化疗药物或其他药物对肺的影响。

99. 何为 FeNO?

呼出气一氧化氮(exhaled nitric oxide, eNO)目前被认为是气道 II 型炎症的生物标志物，FeNO 即 $FeNO_{50}$，指口呼出气流速为 50 mL/s 时检测到的 eNO 浓度，主要反应大气道炎症。

100. FeNO 的临床意义是什么?

FeNO 可用于鉴别嗜酸性炎症，预测吸入糖皮质激素(inhaled corticosteroids, ICS)在哮喘治疗中的反应性，也可预测急性加重。FeNO 水平判断标准为：成人<25 ppb，儿童<20 ppb，可初步排除嗜酸粒细胞性炎症；成人≥25 ppb，儿童≥20 ppb，考虑可能为嗜酸粒细胞性炎症。

101. FeNO 在哮喘患者围术期评估中有何价值?

FeNO 可预测急性加重，大部分哮喘患者 FeNO 水平急性发作期>慢性持续期>临床缓解期。12 岁以上患者 FeNO>50 ppb(≤12 岁儿童 FeNO>35 ppb)或 FeNO 较基线升高>40%，提示存在哮喘急性发作风险。

102. 放射性核素定量肺显像有何意义?

$^{99m}T_c$ 肺灌注显像可预测肺切除后的肺功能，即 FEV_1 的术后预计值(predicted postoperative forced expiratory volume in one second, PPO - FEV_1)。

PPO－FEV$_1$＝术前 FEV$_1$×健肺灌注扫描值％。PPO－FEV$_1$ 公式是根据全肺共 19 个肺段，每个肺段相当于全肺的 5.26％，即 PPO－FEV$_1$＝术前 FEV$_1$×[1－(S×5.26)/100]（S＝切除的支气管肺段数）。PPO－FEV$_1$ 小于 1L 提示术后肺并发症发生率明显升高。

103. 颈部血管超声都检查哪些血管？

颈部血管超声一般检测双侧颈总动脉（common carotid artery，CCA）、颈内动脉（internal carotid artery，ICA）、颈外动脉（external carotid artery ，ECA）、椎动脉（vertebral artery，VA）、锁骨下动脉（subclavian artery，SA）及无名动脉（innominate artery，INA）。

104. 何为 IMT？

颈动脉内—中膜厚度（intra-carotid-medial membrane thickness，IMT）是指测量颈总动脉分叉处上下各 1 cm 处、内膜表面至中膜外表面的垂直距离。正常成人 IMT＜1.0 mm；若 IMT1.0～1.2 mm 即判断为颈动脉内膜增厚；而当 IMT 达 1.2～1.4 mm 时便可判断为粥样斑块形成；当 IMT 厚度大于 1.4 mm 时视为颈动脉狭窄。

105. 颈动脉狭窄评估标准？

颈动脉狭窄闭塞性病变程度分为四级：轻度狭窄，狭窄＜50％；中度狭窄，狭窄 50％～69％；重度狭窄，70％～99％；血管闭塞。

106. 颈动脉狭窄患者术中血压维持何种水平？

对颈动脉明显阻塞的患者，应维持较高的颅内灌注压。即使在施行控制性低血压时，也宜将平均动脉压（MAP）维持在至少 50 mmHg 以上。经颅超声图观察到，MAP 保持 60 mmHg 以上时，不论存在单侧颈动脉狭窄与否，通过脑自动调节功能，脑血流速度仍能保持适宜。

107. 什么是锁骨下动脉窃血？

正常椎动脉的血流方向与同侧颈总动脉是一致的。当锁骨下动脉出现严重狭窄或闭塞时，由于虹吸作用，引起患侧椎动脉中血流逆行，进入患侧锁骨下动脉的远心端，导致脑缺血或上肢缺血症状，即锁骨下动脉窃血。临床分为三型：隐匿型窃血（Ⅰ级）、部分型窃血（Ⅱ级）、完全型窃血（Ⅲ级）。

108. CT 及 MRI 在诊断脑梗死时有何区别?

① 时间窗：脑梗死起初 24 小时 CT 可无异常表现,梗死后第 2～3 周可因模糊效应使 CT 平扫无异常发现,此时增强 CT 可明确诊断。而早期脑梗死(<6 小时)MRI 则能显示;② 部位：对脑干、小脑的梗死 MRI 更优于 CT。

109. 什么是腔隙性脑梗死?

腔隙性脑梗死,即脑小动脉闭塞性梗死,是脑穿支小动脉闭塞引起的深部脑组织较小面积的缺血性坏死。主要病因是高血压和脑动脉硬化,好发部位为基底核区和丘脑区,也可发生于脑干、小脑等区域,可多发。梗死部位不同,临床表现各异,总体来说症状轻而且局限,预后也好。

110. 对已有卒中或 TIA 患者术前行哪些特殊检查进行评估?

此类患者术前应行脑 CT、颈动脉超声多普勒,必要时血管造影等检查追究其原因,排除颅内出血或硬膜下血肿。对颈动脉造影证实狭窄超过 70% 者,需施行预防性的颈动脉内膜剥脱术治疗。

111. 急性脑卒中患者何时行择期手术?

卒中后需推迟择期手术时间,急性卒中后手术应推迟 1～3 个月,以等待梗死周边缺血区恢复自动调节功能。在脑自动调节功能缺损期间,脑灌注直接依靠动脉血压,即使轻微的低血压,也会出现导致周边缺血转变为不可逆性损伤的风险。

112. 下腔静脉瘤栓是如何分级的?

梅奥医学中心(Mayo Clinic)5 级分类法：0 型,癌栓局限肾静脉内;Ⅰ型,癌栓侵入下腔静脉,栓顶端距离肾静脉开口处≤2 cm 型;Ⅱ型,癌栓侵入肝静脉水平以下的下腔静脉内,瘤栓顶端距肾静脉开口处>2 cm;Ⅲ型,瘤栓生长接近或达肝静脉水平以上但位于膈肌以下;Ⅳ型,瘤栓侵入膈肌以上下腔静脉内。癌栓的位置和毗邻是手术方案制定的重要依据,也是麻醉方案制定的关键。

113. 如何应用超声评估前置胎盘的风险?

检查患者胎盘位置及厚度、胎盘后低回声带是否消失、膀胱线是否连续、胎盘陷窝性状、胎盘基底部血流信号、宫颈形态是否完整、宫颈是否存在血窦等项目。对于可疑胎盘植入的孕妇，MRI 检查可协助评估植入的深度、宫旁侵犯、与周围器官的关系等情况，有一定的临床指导作用。

114. 如何应用超声检测下腔静脉评估患者容量状态？

下腔静脉是顺应性较好的容量血管。采用低频凸阵探头在剑突下长轴切面下腔静脉距右心房入口 2 cm 处测量下腔静脉直径（IVCD，diameter of the inferior vena cava），然后采用 M 型超声测定呼气末和吸气末下腔静脉直径，计算下腔静脉塌陷指数（IVCCI）。正常容量状态，IVCD 呼气末正常值为 1.5～2.5 cm，IVCCI＜50%。IVCCI 接近 100%，提示下腔静脉完全塌陷，说明容量严重缺失；IVCCI 接近 0%，提示下腔静脉充盈基本不塌陷，说明容量超负荷。

115. 下腔静脉的超声评估有哪些局限性？

呼气末正压通气、严重慢性阻塞性肺疾病、肺动脉高压、右心功能障碍、心脏压塞及三尖瓣反流都可能会影响其对容量评估的准确性。

116. 什么是多导睡眠监测？

多导睡眠监测（Polysomnography，PSG）是在全夜睡眠过程中，连续并同步地描记脑电、呼吸等多项指标，并进行人工分析的检查。它是诊断阻塞性睡眠呼吸暂停低通气综合征（obstructive sleep apnea hypopnea syndrome，OSAHS）的金标准。

117. 对 OSAHS 患者术前应行哪些检查进行评估？

为全面评估病情，OSAHS 患者除了多导睡眠监测、心电图等常规检查外，还需做肺功能测定和动脉血气分析。应重视静息期 $PaCO_2$ 升高患者，因为这往往意味着患者的呼吸功能失代偿，其术后肺部并发症的风险将显著升高。另外，需仔细评估早期肺心病的可能性，其并发症发生率和死亡率将显著升高。

118. 什么是咖啡因—氟烷体外收缩试验？

咖啡因—氟烷骨骼肌收缩试验是恶性高热（malignant hyperthermia，MH）的标准诊断方法。该试验一般在年龄超过 8 岁、体重 2 kg 以上患者中实施。具体操作程序：取患者股四头肌或其他长肌近肌腱部位的肌纤维 2～3 cm，固定于 37℃恒温 Krebs 液内并持续通入含 5% 二氧化碳的氧气；连接张力传感器和电刺激仪，给予一定电刺激,测定不同浓度氟烷和(或)咖啡因作用下肌肉张力的改变。根据欧洲 MH 研究组和北美 MH 研究组不同的试验条件和相应结果做出诊断。

119. 咖啡因—氟烷体外收缩实验的临床意义是什么?

咖啡因—氟烷骨骼肌收缩试验需要新鲜骨骼肌进行测试,当恶性高热发生时立即实施本试验相对困难。因此,该试验多用于易感者的筛查和确诊。对于合并有肌肉病、麻醉后高热等个人及家族史患者应高度重视。

(刘雅　李进)

参考文献

[1] MILLER R. 米勒麻醉学(第 9 版)[M].邓小明,黄宇光,李文志,译.北京:北京大学医学出版社,2021.

[2] 邓小明,姚尚龙,于布为,等. 现代麻醉学(第 5 版)[M].北京:人民卫生出版社,2020.

[3] 葛俊波,徐永健,王辰. 内科学(第 9 版)[M].北京:人民卫生出版社,2018.

[4] 吕聪敏,汤建民.临床实用心电图学[M].北京:科学出版社,2016.

[5] KAPLAN J.卡普兰心脏麻醉学:超声时代[M].李立环,译.北京:人民卫生出版社,2016.

[6] OTTO C.临床超声心动图学(第 4 版)[M].汪芳,郑春华,译.北京:北京大学医学出版社,2012.

[7] 刘进,于布为.麻醉学[M].北京:人民卫生出版社,2014.

[8] BREADY L L, NOORILY S H, DILLMAN D. 麻醉决策(第 4 版)[M].王军,贾东林,译.北京:北京大学医学出版社,2011.

[9] BUTTERWORTH J, MACKEY D, WASNICK J. 摩根临床麻醉学(第 5 版)[M].王天龙,刘进,熊利泽,译.北京:北京大学医学出版社,2015.

[10] 韩萍,于春水. 医学影像诊断学(第 4 版)[M].北京:人民卫生出版社,2017.

[11] NARULA J, CHANDRASHEKHAR Y, AHMADI A, et al. SCCT 2021 Expert Consensus Document on Coronary Computed Tomographic Angiography:A Report of the Society of Cardiovascular Computed Tomography[J]. Journal of Cardiovascular Computed Tomography. 2021, 15(3):192 - 217.

[12] 中华医学会麻醉学分会. 中国麻醉学指南与专家共识(2017 版)[M].北京:人民卫生出版社,2017.

[13] 郭曲练,姚尚龙. 临床麻醉学(第 4 版)[M].北京:人民卫生出版社,2016.

[14] 中华医学会呼吸病学分会肺功能专业组.肺功能检查指南——肺量计检查[J].中华结核和呼吸杂志,2014,37(7):481 - 486.

[15] 中华医学会呼吸病学分会肺功能专业组.肺功能检查指南——组织胺和乙酰甲胆碱支气管激发试验[J].中华结核和呼吸杂志,2014,37(8):566-571.

[16] 中华医学会呼吸病学分会肺功能专业组.肺功能检查指南——支气管舒张试验[J].中华结核和呼吸杂志,2014,37(9):655-658.

[17] 中华医学会呼吸病学分会肺功能专业组.肺功能检查指南——肺弥散功能检查[J].中华结核和呼吸杂志,2014,37(9):655-658.

[18] 中华医学会儿科学分会呼吸学组哮喘协作组.儿童呼出气一氧化氮检测及临床应用专家共识(2021版)[J].中华实用儿科临床杂志,2021,36(6):417-423.

[19] 国家卫生健康委员会脑卒中防治专家委员会血管超声专业委员会,等.头颈部血管超声若干问题的专家共识(颈动脉部分)[J].中国脑血管病杂志,2020,17(6):346-355.

第四章

第五章

检验结果评估

1. 白细胞正常值是多少?

参考值:成人$(4\sim10)\times10^9/L$;新生儿$(15\sim20)\times10^9/L$;6个月~2岁$(11\sim12)\times10^9/L$。

2. 血小板正常值是多少?

参考值:$(100\sim300)\times10^9/L$。

3. 血小板减少对围术期有什么影响?

一般情况下,血小板只要保持在$(30\sim50)\times10^9/L$,即可维持正常的止血功能,但当其低于$30\times10^9/L$,或伴有血小板功能减退时,可出现皮肤和黏膜的出血征象,手术伤口呈广泛渗血和凝血障碍。

4. 如何纠正血小板减少?

① 遗传性血小板减少:输注浓缩血小板;② 获得性血小板减少:根据病因进行术前纠正,如红斑狼疮、特发性血小板减少性紫癜或尿毒症等,可给予泼尼松类激素进行治疗;③ 口服阿司匹林后,血小板功能低下的状态可持续7天左右,因此术前需至少停药7～10天方能纠正。

5. 血小板减少的分类?

按血小板数量可将血小板减少分为轻、中、重三度:血小板计数$(50\sim100)\times10^9/L$时为轻度血小板减少,血小板计数$(20\sim50)\times10^9/L$时为中度血小板减少,血小板计数$(10\sim20)\times10^9/L$时为重度血小板减少,血小板计数低于$(5\sim10)\times10^9/L$时为严重血小板减少。

6. 输注血小板的适应证是什么？

血小板输注的指征应视患者的出血情况、血小板数及出血时间综合判断。

轻度血小板减少不必输注血小板；中度血小板减少者在预计出血量大的手术及严重外伤时可考虑输注血小板；血小板数少于 20×10^9/L 伴严重出血或手术、外伤时可输注血小板。

7. 红细胞和血红蛋白的正常值是多少？

参考值：成年男性——血红蛋白 120～160 g/L、红细胞数 $(4.0～5.5) \times 10^{12}$/L；成年女性——血红蛋白 110～150 g/L、红细胞数 $(3.5～5.0) \times 10^{12}$/L；新生儿血红蛋白 170～200 g/L、红细胞数 $(6.0～7.0) \times 10^{12}$/L。

8. 血红蛋白值如何指导术中输血？

在患者一般情况良好的前提下，血红蛋白＞100 g/L 时不必输血，血红蛋白＜70 g/L 的急性贫血应考虑输注浓缩红细胞，血红蛋白为 70～100 g/L 时，应根据是否存在进行性组织器官缺血、进行性出血、血管内容量不足和氧合不佳等危险因素决定。

9. 贫血患者围术期如何处理？

① 慢性贫血：中度贫血者，术前经补充铁剂、叶酸和维生素 B_{12}，一般纠正尚无困难；必要时术前给予小量多次输新鲜血，纠正较迅速。术前维持足够的血容量，并不增加麻醉危险性；② 巨幼细胞贫血：手术宜推迟，待叶酸和维生素 B_{12} 纠正后手术；③ 镰刀状细胞贫血：易发生栓塞，特别是肺栓塞，尤其在缺氧和酸中毒时，手术和麻醉相当危险，术前应输全血，直至血红蛋白恢复正常后在手术。术中维持足够的氧合、体温、心输出量，防止静脉淤积。术后吸氧 12～24 小时，充分镇痛；④ 严重贫血患者，不论预计出血量多少，应该推迟择期手术。

10. 输注血浆的指征有哪些？

① 大量输血伴出血倾向者；② 肝衰竭伴出血者；③ 双香豆素抗凝剂过量者；④ 凝血因子 Ⅴ 或 Ⅹ 缺乏伴出血者；⑤ 提供其他血浆成分；⑥ 血浆置换；⑦ 在缺乏更好的血液制品时，可用于纠正某一单一凝血因子缺乏；⑧ 在缺乏白蛋白制剂时，可用于扩容或纠正低蛋白血症。

11. 凝血酶原复合物的治疗指征是什么？

① 预防和治疗因凝血因子Ⅱ、Ⅶ、Ⅸ和Ⅹ缺乏导致的出血，如乙型血友病，严重肝病，弥散性血管内凝血及手术等所致的出血；② 用于逆转抗凝剂诱导的出血；③ 对已产生凝血因子Ⅷ抑制性抗体的甲型血友病患者；④ 对继发性维生素 K 缺乏的新生儿、口服广谱抗生素者，仅宜在严重出血或术前准备中使用本药。

12. 血糖的正常值是多少？

参考值：$3.9\sim6.1$ mmol/L。

13. 围术期血糖应控制在多少？

世界卫生组织的手术安全核对清单建议围术期血糖浓度控制在 $6\sim10$ mmol/L（许可范围为 $4\sim12$ mmol/L）。

14. 糖尿病患者术前血糖控制不佳对围术期有什么影响？

① 增加心力衰竭患病风险，收缩和舒张功能不全都可能发生；② 围术期发生肾衰竭及术后感染的风险增加；③ 有发生关节僵直综合征的风险，导致颈椎活动不良，从而影响气道管理；④ 导致感染和不良预后，尤其对于如关节置换术等手术而言；⑤ 术前血糖控制不佳的患者在术中和术后更易发生血糖失控。

15. 手术当天降糖药物治疗的建议是什么？

① 对于所有患者手术当日停用所有短效（如常规胰岛素）胰岛素（除非持续泵入）；② 2 型糖尿病患者在手术当日应停用或最多应用平日一半剂量的长效或复合胰岛素；③ 1 型糖尿病患者在手术当日应使用小剂量（通常为平日早晨剂量的 $1/3$）的长效胰岛素；④ 使用胰岛素泵的患者仅应继续使用其基础注射剂量；⑤ 口服降糖药手术当日应停药。

16. ALT、AST 的正常值是多少？

参考值：ALT $10\sim40$ U/L；AST $10\sim40$ U/L；ALT/AST$\leqslant1$。

17. ALT、AST 升高的原因？

① 急慢性病毒性肝炎；② 酒精性肝病、药物性肝炎、脂肪肝、肝癌等非病毒性肝病；③ 肝硬化；④ 肝内外胆汁淤积；⑤ 急性心肌梗死后；⑥ 其他疾病：骨骼肌疾

病、肺梗死、肾梗死、胰梗死、休克及传染性单核细胞增多症。

18. 肝功能的 CTP 评分及意义？

意义：Child-Turcotte-Pugh(CTP)评分系统常被用于评估伴有肝病患者的手术死亡风险。

表 CTP 评分

指数	1分	2分	3分
肝性脑病	无	1～2 级	3～4 级
腹腔积液	无	轻微	中等
国际标准化比值(INR)	<1.7	1.7～2.3	>2.3
血清白蛋白(g/L)	>35	28～35	<28
总胆红素(mg/dL)	<2	2～3	>3

A 级＝5～6 分，说明肝脏有较强的代偿能力，手术危险性较小，预后较好；
B 级＝7～9 分，提示肝脏有一定的代偿能力，手术危险度中度，预后相对不良；
C 级＝10～15 分，提示患者肝功能处于失代偿状态，手术危险性较大。

19. 内生肌酐清除率的正常值是多少？

参考值：80～120 mL/min。

20. 内生肌酐清除率的意义是什么？

① 判断肾小球滤过功能受损程度：70～51 mL/min 为轻度损害，50～31 mL/min 为中度损伤，低于 30 mL/min 为重度损伤；② 指导治疗：低于 40 mL/min 时，应限制蛋白质摄入；低于 30 mL/min 时，不应使用中效利尿剂；低于 10 mL/min 时，是进行人工肾透析治疗的指征。

21. 急性肾损伤的分级？

1 级：血肌酐增加 1.5～1.9 倍或增加 ≥0.3 mg/dL(26.5μmol/L)，尿量 <0.5 mL/(kg·h)持续 6～12 小时。

2 级：血肌酐增加 2.0～2.9 倍，尿量<0.5 mL/(kg·h)持续超过 12 小时。

3 级：血肌酐增加 3.0 倍或血肌酐≥4 mg/dL(353.6 μmol/L)或开始肾脏替

代治疗或年龄小于 18 岁患者 eGFR 降低 $<$ 35 mL/(min · 1.73m^2)，尿量 $<$ 0.3 mL/(kg · h)持续 24 小时或无尿 12 小时。

22. 术前肾功能不全对预后有什么影响？

　　如患者术前已经存在肾功能不全，42%的患者会发生肾功能进行性恶化。如果需要透析治疗则预后不良。术前血肌酐大于 2 mg/dL 的患者发生急性肾衰竭的可能性更高。

23. 血钾的正常值是多少？

　　参考值：3.5～5.5 mmol/L。

24. 什么是高钾血症？高钾血症的原因有哪些？

　　血钾浓度超过 5.5 mmol/L，即为高钾血症。

　　原因：① 进入体内(或血液内)的钾量太多，如口服或静脉输入氯化钾、使用含钾药物、以及大量输入保存期较久的库血等；② 肾排钾功能减退，如急性肾衰竭、使用保钾利尿剂、盐皮质激素不足等；③ 细胞内钾移出，如溶血、组织损伤、酸中毒等。

25. 什么是低钾血症？低钾血症的原因有哪些？

　　血钾浓度低于 3.5 mmol/L，即为低钾血症。

　　原因：① 摄入不足，如神经性厌食症、酗酒、营养不良；② 胃肠道丢失，如呕吐、腹泻、瘘管；③ 肾丢失过多，如盐皮质激素分泌过多、糖皮质激素分泌过多、利尿、渗透性物质的使用、低镁血症、肾小管酸中毒等；④ 细胞内钾转移，如 β_2 受体激动剂、胰岛素治疗、急性碱中毒、低钾周期性偏瘫、维生素 B$_{12}$ 治疗等。

26. 什么是低钠血症？低钠血症的分类？

　　血钠浓度低于 135 mmol/L，即为低钠血症。

　　分类：轻度低钠血症 Na$^+$ 为 130～135 mmol/L；中度低钠血症 Na$^+$ 为 120～130 mmol/L；重度低钠血症 Na$^+$ $<$120 mmol/L。

27. 什么是高钙血症？高钙血症的原因有哪些？

　　血钙浓度超过 2.58 mmol/L，即为高钙血症。

原因：① PTH 增加：甲状旁腺功能亢进；② 恶性肿瘤：溶骨性转移，PTH 相关肽分泌；③ 维生素 D 过多；④ 肾排泄减少：噻嗪类利尿剂；⑤ 钙摄入增加；⑥ 骨转化增加。

28. 什么是低钙血症？低钙血症的原因有哪些？

血钙浓度低于 2.25 mmol/L，即为低钙血症。

原因：① 调节的激素减少：甲状旁腺功能低下，维生素 D 活动减少；② Ca^{2+} 螯合作用：大量输血，胰腺炎；③ 骨沉淀增加：前列腺，乳腺癌；④ 游离部分减少：碱中毒；⑤ 结合钙减少：低白蛋白血症。

29. 酸碱失衡的诊断标准是什么？

① 酸血症 pH<7.35，碱血症 pH>7.45；② 代谢性酸中毒 BE<−3 mmol/L，或 RA>15 mmol/L；③ 代谢性碱中毒 BE>3 mmol/L；④ 呼吸性酸中毒 $PaCO_2$>45 mmHg；⑤ 呼吸性碱中毒 $PaCO_2$<35 mmHg。

30. 血凝监测指标的意义？

活化部分凝血活酶时间(APTT)：评价的是血浆介导的止血过程的内源性和共同途径的完整性。

凝血酶原时间(PT)：评价的是血浆介导的止血过程的外源性和共同途径的完整性。

31. 术前如何对出血性疾病进行评估？

术前常规凝血功能检查对出血性疾病缺少预测价值，获益—成本率不足。回顾出血病史是预测围术期出血最有效的方法，包括患者既往的出血情况，患者是否存在与创伤或者既往手术相关的大量失血的病史。

32. 血浆脑钠肽(brain natriuretic peptide,BNP)在围术期有什么意义？

在接受非心脏手术的患者中，术前 BNP 水平可以预测心脏并发症和死亡的风险。BNP 的一个特殊用处是对无法估计运动耐量的进行筛查。低 BNP 水平意味着围术期心脏事件的低风险。在接受心血管手术的患者中，BNP<30 pg/mL 对预测围术期心肌梗死或死亡的阴性似然比是 0.11；BNP<116 pg/mL 的阴性似然比是 0.41。

33. 肌酸激酶同工酶(CK‐MB)的正常值及意义？

参考值：CK‐MB：<25 U/L，CK‐MB：<5％。

意义：CK‐MB 对 AMI 早期诊断的灵敏度阳性检出率达 100％，且具有高度的特异性。CK‐MB 一般在发病后 3～8 小时增高，9～30 小时达高峰，48～72 小时恢复正常水平。对诊断发病较长时间的 AMI 有困难，但对心肌再梗死的诊断有重要价值。

34. 心肌肌钙蛋白 I(cTnI)的正常值及意义？

参考值：① <0.2 μg/L。② >1.5 μg//L 为临界值。

意义：cTnI 具有较低的初始灵敏度和较高的特异性。AMI 发病后 3～6 小时即升高，14～20 小时达到高峰，5～7 日恢复正常。

35. 肌红蛋白(MB)的正常值及意义？

参考值：① 定性：阴性。② 定量：ELISA 法 50～85 μg/L，RIA 法 6～85 μg/L，>75 μg/L 为临界值。

意义：① 诊断 AMI：MB 在 AMI 发病后 30 分钟至 2 小时即可升高，5～12 小时达到高峰，18～30 小时恢复正常，可作为早期诊断 AMI 的指标，明显优于 CK‐MB；② 判断 AMI 病情：AMI 患者血清中增高的 Mb 很快从肾脏排出，如果发病后 18～30 小时后仍持续增高或反复波动，提示心肌梗死持续存在，或再次发生梗死以及梗死范围扩展。

（胡杰　朱淑衡　郑燕国　吴斌）

参考文献

［1］　邓小明，姚尚龙，于不为，等. 现代麻醉学［M］. 北京：人民卫生出版社，2020.
［2］　万学红，卢雪峰. 诊断学［M］. 北京：人民卫生出版社，2018.
［3］　MILLER R D. 米勒麻醉学［M］（第 9 版）. 邓小明，黄宇光，李文志，译. 北京：北京大学医学出版社，2021.

第六章

麻醉操作技术

第一节　全身麻醉

1. 什么是气道管理？

呼吸系统由呼吸道(也称气道)和肺两部分组成。呼吸道又可分为上呼吸道和下呼吸道,两者以声门为界。口、鼻、咽、喉为上呼吸道;气管、支气管及肺内分支细支气管为下呼吸道。气道管理就是指麻醉科医生采用各种工具和方法维持气道通畅,保证患者充分的通气和氧合,减轻麻醉导致的呼吸系统不良反应。这是患者生命安全的前提条件,也是麻醉的基石。

2. 鼻腔的解剖特点与置入经鼻气道工具时应注意什么？

鼻腔是人体呼吸通道,下鼻甲和鼻腔底部之间的下鼻道是气道工具置入的首选通道,正确方法为气管导管或鼻咽通气管与面部呈 90°垂直方向插入,即可沿下鼻道插入鼻咽腔。鼻中隔偏屈在成年人中约占 75%,在置入气道工具前一定要确定哪个鼻腔更容易通过。置入位置不正确可造成鼻甲损伤出血。鼻腔黏膜含有丰富的毛细血管,建议置入气道工具前使用血管收缩剂以避免发生鼻出血。正在进行抗凝治疗的患者因极易引起鼻出血,禁忌经鼻插入任何导管。一旦发生大量鼻出血,需要紧急填塞止血。

3. 口腔的解剖特点及其与人工气道管理的关系？

置入气道工具时需要一定的张口度,张口时颞下颌关节旋转,下颌骨髁状突在关节内滑动,如手法不当易造成颞下颌关节脱臼。舌由很多肌肉支配,与麻醉医师最为相关的是颏舌肌,托下颌的方法是利用移动双侧颞下颌关节达到下颌和舌体前移,从而缓解因舌根后坠导致的气道梗阻。舌体过大或突出可妨碍气管插管操作,婴儿舌体相对肥大,麻醉时更易阻塞咽部。舌下间隙和颏下间隙感染可形成蜂窝织炎导致肿胀,引起舌体向后上方移位,导致相关的气道梗阻。

4. 气道管理过程中如何保护患者牙齿?

首先在麻醉前仔细检查患者牙齿,并将所有异常详细记录在麻醉前访视单上。签署麻醉知情同意书时要告知患者有可能引起的损伤并征得患者同意。麻醉诱导前应将活动义齿摘下,但如果摘除后影响面罩通气气密性,可暂时保留,同时应警惕义齿移位或脱落的可能性。对于无牙婴幼儿或全口义齿摘除的患者应先置入口咽通气道再行面罩加压通气。对于牙齿松动患者,操作前应用丝线捆绑并固定于面部,这样即使义齿脱落也不会掉入气道,插管时动作要轻柔,注意保护。

5. 咽部的解剖特点及其与人工气道管理的关系?

咽部是从颅底延伸到环状软骨水平的肌性管腔,与喉和食管一起连接鼻腔和口腔,可分为口咽、鼻咽、喉咽。胃管与气管导管置入不当可导致咽后壁黏膜损伤、出血或血肿。口咽部引起气道梗阻的主要原因是颏舌肌肉松弛引起的舌后坠,鼻咽部引起气道梗阻的主要原因是扁桃体肿大,喉咽部的梨状隐窝是异物较易滞留和盲探气管插管操作最易损伤的部位。喉上神经内支也在梨状隐窝黏膜下经过,在此处进行表面麻醉可产生声带上的喉表面麻醉,以施行喉镜和气管镜检查。

6. 喉的解剖特点及其与人工气道管理的关系?

喉部是由软骨、肌肉、韧带组成的结构,是气管的入口且有许多功能,包括发声和气道保护。甲状软骨是其中最大的一块喉软骨,支撑着喉部大部分软组织,体表定位明显,是经皮穿刺气道技术和喉部神经阻滞的重要标志。环状软骨在甲状软骨下方,是气管中唯一完整的软骨环,对支撑气管上口的张开有重要作用。快速序贯诱导时,采用 Sellick 手法压迫环装软骨是常用的预防反流误吸的方法。此外,喉镜下会厌软骨暴露情况是麻醉科医师判断气管插管困难程度的重要标志之一。声门是成人喉腔最狭窄的部位。

7. 麻醉过程中遇喉痉挛如何处理?

喉痉挛是气道梗阻的常见原因,浅麻醉插管或喉部刺激可诱发。喉痉挛的处理强调预防为主,首先避免在低氧或二氧化碳蓄积及麻醉深度较浅时刺激喉黏膜。轻度喉痉挛一般在刺激解除后可缓解;中度喉痉挛需麻醉面罩加压给氧及加深麻醉(首选丙泊酚),辅助通气;重度喉痉挛必须迅速地加深麻醉,必要时用肌肉松弛剂解除痉挛,并气管插管解除梗阻;如情况危急时,可用粗针头紧急行环甲膜穿刺,然后再行气管插管术或气管切开术。胸部适当胸外按压将气流冲出声门也是近期发现很好的一种处理方法。

8. 新生儿喉部解剖特点与成人有何不同?

新生儿喉头位置高,环状软骨下缘平齐颈 4 椎体,13 岁时达到成人颈 6 椎体水平。会厌较宽,僵硬,呈 U 型,舌体较大,会厌与喉之间呈 45°,弯喉镜片不易挑起会厌暴露声门,采用直喉镜片更易暴露。环状软骨水平是新生儿气道中最狭窄的部位。声门区黏膜下血管淋巴丰富,组织呈疏松连接,比成人更易发生声门及声门下水肿。

9. 气管与支气管的解剖特点与人工气道管理的关系?

气管起自环状软骨,延伸到第五胸椎水平分为左右支气管。成人气管长度 10~15 cm,由 16~20 个 C 型软骨环组成。气管隆嵴位于胸骨角水平或第 2 肋骨平面,隆突的黏膜下有丰富的迷走神经末梢支配,极为敏感,因吸痰或支气管导管刺激易导致剧烈咳嗽、血压下降、心动过缓等。成人的右主支气管与气管的夹角比左侧夹角小,因此异物和气管导管更容易滑向右主支气管。

10. 上呼吸道三轴线之间的关系是怎样的?

自口腔或鼻腔至气管之间存在三条解剖轴线,彼此相交成角。口轴线(OA),自口腔或鼻腔至咽后壁的连线;咽轴线(PA),从咽后壁至喉的连线;喉轴线(LA),从喉至气管上段的连线。仰卧位时,OA 与 LA 互成直角,PA 与 LA 呈锐角。气管内插管操作为达到显露声门的目的,常通过各种辅助动作使这三条轴线尽量重叠成一条线,但理想的"三轴一线"较难实现,而可视喉镜在三线成角的情况下,仍能在显示器上得到清晰的声门视野,并明显降低显露喉部所需的上提力。

11. 维持上呼吸道通畅的基本方法是什么?

头后仰、抬颏和托下颌技术是维持上呼吸道通畅的基本方法。其中托下颌的技术尤为重要,对于无面罩通气困难的患者,单手扣面罩,一侧拇指和食指扣在面罩上呈C型,余下3个手指向面罩方向用力抬起下颌构成一个E型,同时另一只手挤压气囊获得良好通气。对于肥胖患者,可双手C-E法托起下颌或V-E手法,即拇指与鱼际肌肉覆于面罩边缘,余下四指上抬下颌角。据文献报道,诱导后无自主呼吸的肥胖患者采用V-E手法比C-E手法面罩通气更有效。

12. 鼻导管吸氧的常用氧流量设置?

鼻导管是最常用的低流量供氧装置,是以鼻咽腔作为储氧腔(相当于鼻咽部解剖无效腔约50 mL),其两个尖端分别插入患者鼻孔供氧,患者耐受性良好。气体流量设定可以从$0.25 \sim 6$ L/min,吸氧浓度为$(21 + 4 \times 氧流量/L)\%$。当氧流量为1 L/min时,吸入氧浓度可达0.25;2 L/min时,吸入氧浓度可达0.29左右;6 L/min时,吸入氧浓度可达0.45左右,此后再难增加,并可给患者带来不适。

13. 简易吸氧面罩的常用氧流量设置?

简易吸氧面罩是一种低流量供氧装置,相比鼻导管以鼻咽腔作为储氧腔,简易面罩内增加了$100 \sim 200$ mL储氧空间,提高了供氧效率。两个侧孔可使新鲜空气进入和呼出气体排出。当氧流量为$5 \sim 8$ L/min时,吸入氧浓度可达$0.4 \sim 0.6$。若氧流量低于5 L/min,可能出现重复吸入和二氧化碳蓄积。氧流量大于8 L/min,由于储氧空间饱和,再增加氧流量也不会增加吸入氧浓度。

14. 部分重复吸入吸氧面罩的常用氧流量如何设置?

部分重复吸入吸氧面罩带有一个容量为$800 \sim 1\,000$ mL的储氧袋,但缺乏通气单向活瓣。在低流量供氧系统下,使用此类面罩氧流量设置高于6 L/min,FiO_2约可以达到0.6;氧流量达7 L/min,FiO_2约可以达到0.7;氧流量达8 L/min,FiO_2约可以达到0.8。

15. 置入口咽通气道的操作方法是什么?

口咽通气道长度参考从门齿至下颌角的距离,宽度应能接触$2 \sim 3$颗牙齿为佳。口咽通气道插入方法:可用压舌板压迫舌体后,在通气道外口指向足的方向下置入口咽部。也可以不用压舌板下置入,先将通气道外口指向头部方向即弯面向上,插入口腔,然后一边旋转通气管180度,一边推进通气道直至咽腔,此时,舌背恰好躺卧于通气道的弯度之中。

16. 置入口咽通气道操作应注意哪些问题？

　　置入口咽通气道时，该操作容易引起清醒或浅麻醉患者恶心、呕吐、呛咳甚至喉痉挛，因此只适用于非清醒或麻醉深度恰当的患者或昏迷患者。不恰当的安置通气道，反而会将舌根推入咽腔加重阻塞，或引起喉痉挛和牙齿、舌体、咽喉等损伤，因此对于长期放置口咽通气道的患者应定期检查位置是否正确。如果患者不能开口又不适于置入鼻咽通气道时，可用压舌板或开口器置于两侧臼齿作为杠杆打开口腔置入口咽通气道。

17. 几种常见口咽通气道的区别有哪些？

　　Berman 口咽通气道由一个中脊连接的两个水平板构成，是扁平的，与 Guedel 通气管相比，牙齿接触面积相对较大。它可将舌根抬起，侧面通道可放入吸痰管或支气管软镜，不阻塞气道同时可增加气流。但因其置入咽喉较深，可能触及会厌引起喉痉挛。Ovassapian 口咽通气道有一个大的向前的凸缘可以推开舌体，在门齿水平有一较大开口，便于进行支气管可视软镜操作。

18. 置入鼻咽通气道的操作方法是什么？

　　使用鼻咽通气道之前应充分润滑，通气道表面可涂适量利多卡因凝胶，并检查患者双侧鼻孔的大小、通畅性、是否有赘生物等。从较通畅的一侧鼻孔进入，通气管必须沿下鼻道腔插入，即方向必须与颜面垂直，严禁指向鼻顶部方向。动作应轻巧、柔和、缓慢，遇到阻力不应强行插入，可以稍稍旋转导管至无阻力再继续推进。

19. 什么是困难面罩通气（difficult mask ventilation，DMV）？

　　困难面罩通气是指有经验的麻醉科医生在无他人帮助的情况下，经过 6 次以上或超过 1 分钟的努力，仍不能获得有效的面罩通气。

20. 困难面罩通气（difficult mask ventilation，DMV）相关危险因素有哪些？

　　男性、体质指数较高、打鼾或呼吸睡眠暂停史、蓄络腮胡、无牙、年龄大于 55 岁、Mallampati 分级Ⅲ或Ⅳ级、下颌前伸受限或气道肿块肿瘤等，均为 DMV 的危险因素。这些预测的独立危险因素应该在术前评估中仔细记录在案，以使准备更加充分，有利于制定更好的方案。

21. 围术期 DMV 的常见原因有哪些？

　　DMV 的原因大致可分为操作原因和气道相关原因。操作原因有操作者缺乏经验，患者因蓄络腮胡、颌面解剖异常等造成面罩大小与患者脸型不匹配，头颈部没有处于最佳位置，按压环状软骨等。气道方面，可引起上呼吸道和下呼吸道梗阻的因素均有可能引起 DMV。如舌或会厌病变，病态肥胖，睡眠呼吸暂停综合征患者咽部脂肪过多，扁桃体肿大，气道肿物，气道水肿，喉痉挛，颈部巨大肿块压迫，急性支气管痉挛，气管或支气管异物，前纵隔肿瘤，急性呼吸窘迫综合征，支气管胸膜瘘等。

22. 围术期遇 DMV 如何处理？

　　如果术前评估患者存在多种风险因素，最安全的方式是清醒状态下，充分表面麻醉后置入喉罩或气管插管。如果术前评估患者存在的风险因素不是很严重，可保留自主呼吸的前提下适度镇静催眠，如使用右美托咪定、七氟醚、少量咪达唑仑、芬太尼等，同时要备好各种应急方案，既提高患者舒适度又能最大程度降低困难气道所致的并发症风险。

23. 气道评估内容有哪些？

　　目前虽没有单一的检查可以百分之百地准确判断困难气道，但是进行气道的全面评估与熟悉困难气道的预测因素，能使麻醉科医师警惕困难气道存在的潜在可能，并做好相应计划。尽可能从相关病史开始，最能预见困难插管的因素之一是困难插管病史。气道评估应尽量在术前完成，并评估是否有任何与困难气道相关的体征，具体内容如下面部与颈部视诊，张口度评估，口咽解剖情况与齿列评估，颈部活动度评估（患者摆嗅花位的完成情况），下颌下间隙的评估，患者颞下颌关节向前活动的情况（做下颌前伸运动测试）。

24. 面部与颈部直视评估需要注意哪些问题？

　　应着重看是否有体征提示可能存在潜在的困难气道，包括明显的面部畸形、面部或颈部肿瘤、面部烧伤、甲状腺肿大、粗短颈或下颌退缩。络腮胡、颈托、颈牵引均可能妨碍面罩通气与直接喉镜置入。颈围大于 43 cm 与困难插管有相关性。

25. 如何做 Mallampati 分级评估？

　　1983 年，Mallampati 等提出了一个以舌体大小为基本临床体征来预测困难气管插管分级的方法,后经 Samsoon 和 Young 提出了改良 Mallampati 分级,成为现在麻醉最常用的气道评估方法。让患者直立坐位,头保持中立,张口,舌尽量外伸且不发声的情况下观察悬雍垂、腭弓及软腭的暴露情况,分为 Ⅰ～Ⅳ 级。Ⅰ 级可见腭弓、悬雍垂和软腭;Ⅱ 级可见部分悬雍垂和软腭;Ⅲ 级可见软腭;Ⅳ 级仅可见硬腭。分级越高,提示患者舌体相对口腔越大,因而口咽暴露不好,插管难度加大。

26. 可用于气道评估的新模式有哪些?

由于传统指标对气道评估的特异性和灵敏性较差,因此出现了很多用于气道评估的新模式。如床旁超声检查来预测喉镜暴露困难和插管困难程度;头颈部计算机断层扫描可用于创建三位虚拟内镜图像,尤其适用于气道解剖复杂的患者;可综合分析各困难因素进行综合预测评估的计算机辅助模型也更好地提高了预测困难插管的准确性。

27. 单腔气管导管应如何选择?

对气管导管的口径和长度,应根据患者的年龄、插管途径、性别和身材等因素选择,一般成人导管长度以稍长于唇至环状软骨水平或稍下处(气管中段)的长度为佳。气管导管内径(ID)成年男子可较同年龄女子大 0.5～1 mm,发声低沉者可较发声尖细者大 0.5 mm,经鼻导管口径需比经口小 0.5～1 mm,成人一般用 6.5～7.5 mm。

28. 气管导管前段设置套囊的目的是什么?

设置充气套囊的目的主要是:为实施控制呼吸或辅助控制呼吸提供气道不漏气条件;防止呕吐物沿气管导管和气管壁之间的缝隙流入下呼吸道(误吸);防止吸入麻醉气体从麻醉通气系统外逸,维持麻醉平稳。

29. 预充氧的生理意义是什么?

麻醉诱导时,患者处于仰卧位,呼吸肌麻痹和麻醉药物直接作用下,通气不足和呼吸暂停并功能残气量减少,可迅速发展为低氧血症。预充氧是一个给氧去氮的过程,它能延长从呼吸暂停到发生低氧血症的时间,为麻醉医生建立气道和恢复有效通气提供充裕的时间。由于气道管理可能会发生不可预见的困难,所以建议全身麻醉诱导前常规预充氧。

30. 完成有效预充氧的方法主要有哪些？

第一种方法是潮气量通气法，通过面罩通气 3 分钟保证肺内气体交换达 95%以上。第二种方法是肺活量呼吸来达到快速充分预充氧，连续做 8 次超过 60 秒的深呼吸。第三，经鼻加湿高氧流量氧合技术，即以 60 L/min 的速度持续 3 分钟，已被证明和通过面罩进行的潮气量预充氧一样有效。头高位进行通气对于肥胖和非肥胖患者都可以提高预充氧质量。预充氧时使用无创正压通气也可以延长呼吸窒息时间。

31. 什么是窒息氧合？临床上如何提高窒息氧合时间？

窒息氧合是一种生理现象，呼吸暂停时由于肺泡吸收氧气和排除二氧化碳比例不同造成肺泡内负压，使口咽或鼻咽中的氧气扩散到肺泡中。如果气道通畅，氧气经鼻或口腔进入，进而氧合，使呼吸暂停时间延长到标准面罩预充氧水平之上。临床可以通过鼻导管，或通过鼻腔或口腔将导管插入咽腔内以最高 15 L/min 的速度输送氧气。或经鼻加湿高氧流量通气氧合技术，氧气流速最高可达 70 L/min，可进一步延长呼吸暂停时间，并加速二氧化碳的清除避免可能出现的严重的呼吸性酸中毒。这些技术在病态肥胖患者气道管理、紧急气管插管和困难气道患者中有很重要的作用。

32. 支气管痉挛常见处理方法有哪些？

未处理的支气管痉挛会因急剧的气道内压力升高而导致无法通气。处理方法包括使用丙泊酚或吸入麻醉药加深麻醉，使用 β_2 受体激动剂或抗胆碱能药对症处理。

33. 什么是快速序贯诱导与气管插管？

在文献中经常简称快速序贯诱导（rapid sequence induction，RSI）。是一种常用于有胃液反流及胃内容物误吸高风险患者的常规静脉诱导方法。在充分预给氧后，给予环状软骨按压，注入诱导剂量的静脉麻醉药（患者意识消失）后迅速给予 1~1.5 mg/kg 琥珀胆碱，在不使用正压通气的情况下进行气管插管，目的是快速达到插管条件，以减少意识消失到气管插管到位的时间。除琥珀胆碱之外，非去极化肌肉松弛药罗库溴铵（0.9 mg/kg）或米库氯铵（0.1 mg/kg）可在 90 秒内提供足够的插管条件。

34. 如何进行 Sellick 环状软骨按压?

按压环状软骨从而使食管上段闭合,防止胃内容物反流至咽部。当患者清醒时环状软骨按压压力建议 10 牛顿,当意识消失后,逐渐增加至 30 牛顿。这些数值是以对麻醉患者食管测压和尸体研究中得到的压力安全数值为参考。

35. 如何看待 Sellick 环状软骨按压这一操作手法?

目前主要有正反两方面观点。反对观点认为环状软骨按压增加了下段食管括约肌的张力,增加了反流的潜在风险,同时按压可能导致喉镜视野变差,变相延长插管时间增加肺内反流误吸风险,也可能导致会厌下气道闭合,增加面罩通气困难。支持者认为,上述风险是由不正确的按压手法造成的,有效的环状软骨按压与食管位置不相干而是闭塞下咽部。总的来说,环状软骨按压风险较低,鼓励用于快速诱导与气管插管。

36. 什么是改良的快速序贯诱导与气管插管?

通常指面罩通气配合环状软骨按压的操作方法。适应证主要包括紧急情况下有快速发展为低氧血症风险的患者如肥胖、妊娠、儿童或危重病患者。在此期间常因病情紧急不能完成有效预充氧或已给予标准剂量的非去极化肌肉松弛药需要更长时间才能完成插管。虽然就胃胀气而言,正压通气下配合环状软骨按压的效果尚未明确,但轻柔的正压通气(压力<20 cmH$_2$O)配合环状软骨按压可适用于上述情况。

37. 清醒气道管理的主要优势有哪些?

清醒状态能保留咽部肌张力和上呼吸道顺畅,保留自主呼吸,能快速进行神经系统功能检查,气道保护性反射存在,避免发生误吸。当以预见面罩通气困难或气管插管困难时,患者清醒保留自主呼吸是气道管理最安全的方法。清醒气道管理的其他适应证包括胃内容物误吸风险增高的患者,面部或气道损伤的患者,血流动力学剧烈波动患者,颈椎病理性不稳定患者。这些适应证也决定了气道管理最佳方式是清醒气管内插管。

38. 如何准备气道表面麻醉?

在大多数情况下,气道表面麻醉是清醒气道管理的主要麻醉方法。要求主要麻醉舌根、口咽部、下咽部以及整个喉部,而不需要麻醉口腔部。如果准备经鼻气管插管,还应进行鼻腔麻醉。在气道表面麻醉之前,应配合使用抗胆碱药抑制腺体分泌,这可提供更好的喉镜暴露视野,建议首选格隆溴铵。

39. 常用于清醒气道管理的麻醉药物和使用方法有哪些?

利多卡因起效快,治疗指数高,应用范围广,是清醒气道管理最常用的局部麻醉药。丁卡因具有较强的局部麻醉作用和很强的黏膜穿透力,常用于鼻腔黏膜表面麻醉。口咽部可通过直接使用局部麻醉药或雾化器/喷雾器实现。喉部可采用雾化吸入局部麻醉药和"边进边喷"的方法,通过插管软镜、导管口,或光探条等工作通道逐渐进入气管而给予局部麻醉药。使用一种或联合以上几种麻醉方法即可达到良好的气道表面麻醉效果,若仍需补充,可结合神经阻滞方法,最常用的是舌咽神经阻滞,喉上神经阻滞,经喉神经阻滞。

40. 在清醒气道管理过程中使用静脉镇静药有哪些注意事项?

根据临床情况,采用静脉镇静有利于清醒患者的气道管理,并产生抗焦虑、遗忘和镇痛作用。但应采用滴定法谨慎使用镇静药物,若镇静过度患者不能配合,会使插管更难完成。应始终保留患者自主呼吸,尤其对于严重气道阻塞患者更应谨慎对待。对于胃内容物高度反流误吸风险患者,避免过度镇静。

41. 面罩通气的关键因素是什么?

面罩通气有两个关键因素,一是维持面罩与患者面部的密闭性,二是保持气道通畅。通常为单手左手"C－E"法操作,右手进行人工通气。确保小指、无名指、中指用力于下颌骨而非软组织是关键,因为用力于下颌软组织空间可能造成气道梗阻和面罩通气困难。

42. 面罩通气时单手不能达到满意通气效果时该怎么做?

某些情况特别是肥胖或无牙患者,单手可能无法达到满意通气效果,则可采用双手托面罩技术,需要一个助手或应用麻醉机压力控制通气提供正压通气。同时一种更有效的提高上呼吸道通畅度的双手拖面罩方法是示指和中指上提下颌,拇指把持面罩("V－E"法)。另外,在困难情况下提高面罩气密性的方法还可戴上义齿或用胶布包裹面部胡须。

43. 声门上气道工具指什么？它们的应用优势有哪些？

声门上气道设备或声门外气道设备指通过盲插至咽部，从而提供通气、给氧及输送麻醉气体途径而不需要气管内插管的气道工具的总称。其优点是放置简单快速，不需要肌肉松弛药，血流动力学更稳定，减少了麻醉药的使用量，可避免部分气管插管风险，可以在自主通气和正压通气中使用。在外科小手术或诊断性手术中可作为首选气道工具。

44. 置入喉罩过程要注意哪些问题？

首先是麻醉深度问题，可使用丙泊酚或七氟醚达到喉罩插入的所需麻醉深度，同时辅助芬太尼、瑞芬太尼、阿芬太尼等帮助减少喉罩放置过程中恶心、呕吐、咳嗽等反应。其次是放置前应抽空套囊气体，水性润滑剂润滑喉罩背面。最后，放置到位后用最低有效气体量给套囊充气，套囊目标压力达到 $40\sim60\ cmH_2O$。

45. 如何判断喉罩放置到位？

为了使喉罩准确放置，在套囊充气之前不应将喉罩固定或与呼吸回路连接。通过适当的正压通气，监测二氧化碳波形、听诊，并将气体压力限定在 $18\sim20\ cmH_2O$ 时是否听到漏气来确定喉罩位置，最确切的定位方法是使用纤支镜检查。

46. 放置喉罩后若通气困难该如何处理？

可尝试以下方法："上—下法"，即在不抽掉套囊内气体的情况下退出 $2\sim4\ cm$ 后再重新插入；头部后仰和喉罩重新放置也可改善通气。如果以上措施都不能改善，则需更换不同型号的喉罩，喉罩选择过小被证实与喉罩放置失败有相关性。麻醉深度不足引起喉痉挛、支气管痉挛几乎不可能使用喉罩通气，可使用局部麻醉药、吸入或静脉麻醉药解决。另外，直接喉镜虽不是必需的，但它可以帮助将喉罩置入正确位置。

47. 除常规气管内导管外，目前还有哪些特殊设计的气管导管可供特殊临床情境使用？

预成型导管如经口或经鼻 Ring-Adair-Elwyn(RAE)导管，其特有的塑形有利于导管贴近颜面部不会对手术造成干扰。显微喉导管其内径较小，长度较长，适用于喉部手术或特殊应用，如经传统喉罩气管内插管。VivaSight 导管的尖端安装有摄像头,可用于插管过程中及手术过程中确认(监测)导管位置。其他专用导管包括防激光导管和可行单侧肺通气的单腔或双腔导管。

48. 直接喉镜下气管插管的最佳头部体位是什么?

已有文献证据支持"嗅花位"是直接喉镜检查的最佳体位。合适的嗅花位需在头下垫方枕,使头抬高 7~9 cm,颈椎近乎 35°屈曲,肥胖患者往往需抬高肩部和上背部以获得满意曲度。充分的颈椎前曲有利于寰枕关节最大限度的伸展,这样可以提供满意的口轴线和咽轴线的重合(喉部视野的决定因素)以及增加张口度。

49. Macintosh 和 Miller 喉镜片如何选择?

Macintosh 弯喉镜片和 Miller 直喉镜片是最常用的两种镜片。如何选择是由多因素决定的,个人喜好和使用经验是第一要考虑的因素。一般来说,前者常用于成人,后者常用于小儿。弯镜片由于有较大的凸缘,提供了较充裕的空间,方便导管通过口咽部;直镜片更适用于甲颏距离短或切牙突出或者会厌长而塌陷的患者。当一种镜片不能获得满意的视野时,另一种可能会更有效。

50. 直接喉镜暴露困难常用评级都有哪些?

直接喉镜插管困难主要是声门暴露不良。Cormak-Lehane 将声门暴露情况分为 4 级,Ⅰ级为能够完全暴露会厌和声门,Ⅱ级为只能看到声门口的后壁,Ⅲ级仅能看到会厌,Ⅳ级看不到会厌或喉部。Yentis 根据这一评分方法进行了改良,提出将Ⅱ级分为ⅡA(可见部分声门)和ⅡB(可见勺状软骨和声门后部),ⅡB 和Ⅲ级插管失败率明显增高。还有一种方法为声门开放百分比量表(percentage of glottis opening,POGO),是由喉镜检查时前联合至勺状软骨切迹能看到的声带百分比决定的。研究表明,这个量表比 Cormak-Lehane 评分系统更可靠。

51. 喉镜暴露不充分时有哪些应对策略?

首先应确定患者是否处于最佳位置;给予患者最佳喉外按压,即喉镜操作者指导助手向后、向上、向右压迫甲状软骨以获得追加喉镜暴露视野;喉镜是否插入太深;是否应更换喉镜片型号。当气管导管不能直视下送入气管时,可以有如下选择:尝试盲探送入(有喉损伤、出血、气道梗阻的风险),使用气管导管导引器,根据困难气道处理流程选用其他插管方法。

52. 经鼻气管插管术的操作要点有哪些?

经鼻气管插管前要选择呼吸更为通畅的鼻孔,鼻腔给予鼻黏膜血管收缩剂(如可卡因、去氧肾上腺素、羟甲唑啉等),润滑导管表面,插入导管时斜口背对鼻中隔,以减少对鼻甲的损伤。与面部垂直向下插入,当气管导管通过鼻道时应向头端牵引,以确保气管导管经下鼻道下方出鼻后孔。一旦导管进入口咽部(通常 14～16 cm),即用直接喉镜暴露声门,同时使用插管钳引导导管进入声门,注意应夹持套囊近端以免损伤套囊。

53. 确认气管导管位置有哪些方法?

可通过视诊双侧胸廓起伏,见气管导管壁内有白雾样变化,听诊两侧胸壁呼吸音对称,上腹部未闻及呼吸音,呼出潮气量够大及人工通气时呼吸囊顺应性好来进行确认。气管插管最重要的客观指标是连续出现至少 3 次二氧化碳波形。有时虽然位置正确,但严重支气管痉挛、设备故障、血流动力学紊乱等会导致无二氧化碳波形出现,若仍怀疑,可用纤维支气管镜检查。非对称性胸扩张和左侧呼吸音消失一般都表明是进入了右侧主支气管。

54. 纤维支气管镜(软镜)检查的适应证有哪些?

对于清醒合作、有自主呼吸的患者,软镜插管被认为是管理困难气道的金标准。软镜插管适应证基本包含任何情况,在以下临床情况中更可能选择软镜插管:已知或已经预测到的困难气道(如不能插管或不能通气),希望保持颈部不动时(如颈椎不稳定骨折、严重的颈椎病活动受限、严重的颈部狭窄、椎动脉供血不足、小脑扁桃体下疝畸形),口腔颌面外伤或张口受限等。

55. 与直接喉镜相比,软镜的优点有哪些?

软镜可提供更全面的气道检查;证实气管导管的位置,避免食管或支气管内插管;不需要三轴一线体位;清醒患者耐受良好;对气道和牙齿损伤较小;各种体位均可操作。

56. 软镜插管操作前需做哪些准备工作?

软镜插管可在清醒或全身麻醉下完成,但全身麻醉后主要缺点是咽部肌肉松弛,从而导致上呼吸道塌陷和纤维/视频支气管镜在喉部通过困难。操作前,麻醉医师和助手必须确认软镜、光源和显示器工作状态正常;所有配件完全备好;调好镜头焦距,如需视频则应确认好方位;润滑镜体远端 1/3,镜头末端涂抹防雾剂;连接吸引管或氧气到吸引口。使用气管导管前可将其放入温水中适当软化,更易进入气道和使气道损伤最小化。

57. 软镜插管时对患者体位有什么要求?

软镜插管通常在仰卧位和坐位(沙滩椅位)完成。仰卧位时,麻醉医生站在患者头端,此时软镜的喉部视野与直接喉镜视野方向一致,且患者和医师均已处于最佳位置,可根据需要完成面罩通气或其他气道操作。患者坐位时,操作者应站在患者的一侧面对患者,坐位可使气道解剖更加清楚,也防止肥胖患者、阻塞性呼吸睡眠暂停综合征患者或颈前外侧气道压迫患者造成气道塌陷。

58. 软镜插管的两个基本步骤是什么?

① 经口或经鼻适当表面麻醉后插入软镜,看到声门,使软镜经过声带进入气管;② 使气管导管沿软镜进入气管内合适位置,然后退出软镜。

59. 经口进行软镜插管时,如何帮助操作者在舌根周围找到满意的视野?

经口软镜气管插管时,软镜易于偏离中线,且舌和上颚之间很少或没有空间让软镜通过。可采用一些工具或技术来解决这个问题。如采用特制的插管型经口通气道,既可避免咬坏软镜,又可防止舌后坠阻塞咽腔,还可引导软镜中立位进入喉部。喉罩和经口插管型喉罩也可用于引导经口腔的软镜插管。

60. 视频喉镜在现代麻醉学中的应用价值?

视频喉镜彻底变革了气道管理,不仅在困难气道管理中甚至在普通气道管理中都成了标配工具。ASA 困难气道处理流程里将视频喉镜列为插管备选用具。与直接喉镜相比,能更好地暴露声门,在可预见的困难气道中有更高的插管成功率。

61. 光导管芯在气道管理中有哪些应用?

光导管芯是利用透光技术"盲"探插管,尤其是在可预见的困难气道中,可以代替或辅助直接喉镜完成插管技术。尤其是当有血液或大量分泌物影响窥视气道时,光导管芯可能会非常有助于气管插管。由于是"盲探"技术,因此禁用于有气道赘生物或者气道外伤患者。此外,因增厚的软组织会使透光性变差,在肥胖患者中使用受限。

62. 什么是逆行插管术?

逆行插管术(retrograde incubation),是一种成熟的经口或经鼻插管术,即由细小、有弹性的导丝引导导管插入气管内。导丝预先经皮穿过环甲膜进入气管内,然后逆行经咽喉部在口或鼻部游出。虽然可以成功地使用在清醒、镇静、意识模糊或窒息的可预见性或非预见性困难气道患者,但目前因可视化气管插管工具更新应用更为普及,此种有创性插管操作很少作为常规使用,对于不能插管、不能通气的紧急情况以及颈部解剖异常、凝血障碍、局部感染患者禁用。

63. 如何实现单肺通气?

双腔气管导管(DLT)和支气管封堵器是允许进行单侧肺通气的 2 种气道工具。DLT 有气管腔和支气管腔,根据支气管腔偏向可分为左侧或右侧 DLT。DLT的插管方法与单腔气管插管类似,置入气管后可用插管软镜定位,直视下给支气管蓝色套囊充气,进一步确定位置,注意套囊不可骑跨在气管隆嵴上。支气管封堵器实际上是空心、尖端带有球囊的套管,将该导管插入支气管内来隔离和萎陷同侧肺。在某些临床情况下如患者困难气道、气道狭小或术后需要机械支持通气,需要肺隔离但不能放 DLT 时,可选用内置支气管封堵器的改良型单腔管或标准气管导管联合支气管封堵器。

64. 插管型喉罩的使用方法?

1997 年,Archie Brain 博士首次描述了插管型喉罩(ILMA)。其置入方法与经典喉罩置入有明显区别。主要分两步:① 矢状面水平旋转 ILMA,直至球囊通气的阻力降到最小;② 当气管导管刚好通过前端开口前,轻提 ILMA 离开咽部后壁,确定气管插管后,移除 ILMA。尽管经 ILMA 盲探插管技术成功率已经很高,但是辅助使用插管软镜直视下插管可获得更高的首次插管成功率。

65. 其他气道工具联合直接喉镜技术有哪些?

直接喉镜通过推开咽组织扩大口腔的可用空间,并可提起会厌更容易操纵软镜使其通过会厌下方指向声门口。这对肥胖患者及气道有分泌物或血液污染的患者尤为适用。在使用直接喉镜期间,遇到声门暴露分级Ⅲ级的患者,可将气管内导管导引器的尖端插入会厌下方,并通过探条通过气管环时的咔嗒声确认气管位置。

或使用可视光芯,用同样操作方法通过监视器或屏幕看到声门口。

66. 紧急颈前通道指什么?

紧急颈前通道是指在无法插管、无法氧合的情况下,尝试建立无创性气道失败后的急救技术。在一些困难气道的案例如喉肿瘤并发严重气道梗阻患者,尝试建立无创气道不可能时,这些技术也可作为首选建立气道方法。主要途径包括经气管喷射通气、环甲膜穿刺置管术或切开术、气管切开术。

67. 经气管喷射通气技术的工作原理是什么?

经气管喷射通气时,吸气相是压力驱动氧气通过刺入环甲膜导管来实施,呼气相是肺和胸廓弹性回缩的被动过程。预留充足的被动呼气时间及通畅的气体逸出通道是避免气体蓄积造成气压伤不可或缺的条件。气体逸出声门口可以产生气泡,这有助于放置气管内导管。

68. 经气管喷射通气技术的气压要求是什么?

喷射通气最小压力要求 15 psi。手术室大部分情况下,直接连接供氧管道就能获得喷射通气所需的压力。

69. 实施环甲膜切开术的常用方法有什么?

实施环甲膜切开术最常使用的两项技术是经皮扩张环甲膜切开术和外科性环甲膜切开术。对于麻醉科医师来说,更适合经皮扩张环甲膜切开术,因其较外科操作方法简单,且使用了 Seldinger 技术。但外科环甲膜切开术因具有更快的速度和更高的可靠性而被作为首选。

70. 环甲膜切开术常见并发症有哪些?

主要包括出血、气管后壁或食管损伤、声带损伤、甲状腺撕裂、套管置入假道。将气管导管置入皮下组织可导致皮下或纵隔气肿。晚期并发症包括吞咽功能障碍、感染、声音改变和气管狭窄。其中气管狭窄的发生率在成人可达 $2\% \sim 8\%$,如果之前存在气管损伤或合并感染则发生率更高。

71. 气管拔管相关并发症有哪些?

拔管过程是气道管理的重要环节,虽然诱导及插管期间所引起的问题已经得到很大的重视,但气管拔管时发生并发症的风险可能更高。相关并发症主要有喉痉挛和支气管痉挛、上呼吸道梗阻、通气不足、血流动力学改变、咳嗽和肌肉牵拉导致手术伤口裂开、喉水肿或呼吸道水肿、负压性肺水肿、声带反常运动、勺状软骨脱位、误吸等。

72. 如何对气管拔管风险进行分级?

从以下三方面考虑气管拔管的风险:① 诱导时气道是否正常和容易开放。② 气道管理是否因手术变化、外伤或非手术因素变得更困难。③ 患者是否存在拔管失败的危险因素。造成拔管失败的主要原因有氧合问题、通气问题、肺内分泌物残留或呼吸道不通畅。如果呼吸道不能快速重建,将导致严重并发症甚至死亡。

73. 气管拔管的常规准备有哪些?

拔管的常规准备有:确保神经肌肉阻滞完全被逆转或恢复,血流动力学稳定,体温正常,充分的镇痛。患者应进行预充氧,吸入氧浓度为100%,合适情况下可考虑肺泡手复张手法。患者处于深麻醉时,应吸引咽部分泌物(必要时气管内),移除咽部填塞物或放置牙垫,以防止患者清醒时咬管。咬管会导致气道阻塞和负压性肺水肿发生。拔管后胃胀气会增加误吸的风险,并可阻碍肺通气,使用面罩高压通气患者,拔管前应从口下胃管抽吸。

74. 气管拔管操作注意事项有哪些?

首先,不论是清醒拔管还是深麻醉下拔管,不论是常规拔管还是困难拔管,都应预先制定好拔管计划,包括拔管后不能维持呼吸道通畅时实施重新插管的计划。拔管的标准体位是嗅花位,对于病态肥胖患者、有肺通气不足或呼吸道梗阻风险的患者头高位更为有益,对于有高误吸风险的患者,优先采用侧卧位。拔管前必须检查套囊是否放气完全,带有充气套囊的拔管会造成声带损伤和杓状软骨脱位。

75. 气管拔管高风险相关因素有哪些?

主要包括气道相关风险因素:已知的困难气道、呼吸道情况恶化(出血、水肿和创伤)、气道通路受限、肥胖或阻塞性呼吸睡眠暂停、误吸风险。全身风险因素有心血管疾病、呼吸系统疾病、神经系统疾病、代谢紊乱、特殊手术要求。

76. 困难气道拔管如何进行?

尽管有多种技术可用来处理困难气道的拔管,但最常用的是气管交换管,这也是 ASA 专家推荐的困难气道处理管理工具。拔管前将空心引导管通过气管内导管插入并保留在原位,直到排除了重新插管的可能。同时,气管交换管还可维持氧合和连接二氧化碳监测仪监测呼吸的功能。清醒患者完全可耐受小号交换管。置入交换管期间可呼吸、咳嗽、谈话。使用时应注意做好标记并固定好。如有必要重新插管,可用喉镜轻柔牵拉舌头和口咽部软组织,有助于重新插管。

77. 实施吸入全身麻醉前的准备工作有哪些?

与其他全身麻醉相同,除了患者身体与心理的准备、必要的麻醉前评估,还需要对吸入麻醉的药物和相应设备进行检查。包括:① 药物,准备好七氟烷、异氟烷、地氟烷等及相应挥发罐;② 二氧化碳吸收管内的碱石灰或钙石灰有效;③ 麻醉机经自检工作正常;④ 麻醉机和手术室的废气排放功能正常。

78. 吸入麻醉诱导浓度递增慢诱导法如何进行?

操作方法为:麻醉机为手动模式,减压阀为开放状态,氧流量设置 6～8 L/min,面罩置于患者口鼻,平静呼吸。打开挥发器,起始刻度为 0.5%,让患者深呼吸,每 3～4 次深呼吸增加 0.5% 麻醉药浓度,直至达到需要的镇静或麻醉深度。此方法诱导平稳但时间较长,在麻醉深度不足时刺激患者会导致呛咳、挣扎及喉痉挛、气道梗阻等不良反应。

79. 吸入麻醉诱导潮气量法如何进行?

指患者先用面罩吸纯氧 4～6 L/min 给氧去氮 3 分钟,然后吸入高浓度麻醉药如 8% 七氟烷,既可让患者平静呼吸也可深呼吸,待意识消失后改为辅助呼吸。当达到足够麻醉深度时,可调节吸入浓度,避免药物过高导致循环抑制。在诱导前进行呼吸回路预充会提高效率,该方法诱导速度快,平稳,较少引起呛咳、屏气和喉痉挛等不良反应。

80. 吸入麻醉诱导高浓度快速诱导法如何进行?

即肺活量法。通常适用于 6 岁以上能合作的患者,预先做呼吸回路填充,氧流量大于每分钟 6 L,使回路气体达到设定的吸入麻醉药浓度。患者呼出肺内残余气后做一次肺活量吸入高浓度药物如8％七氟醚,然后屏气,患者在20～40秒内丧失意识,然后降低药物浓度辅助呼吸。该方法诱导速度最快也很平稳,但需要患者配合,不适合效能较强的吸入麻醉药如氟烷。

第二节　椎管内麻醉

81. 椎管内麻醉的定义？椎管内麻醉的种类？

椎管内麻醉是将局部麻醉药物注入椎管内的不同间隙,可逆性地阻断或减弱相应脊神经传导功能的一种方法。椎管内麻醉包括蛛网膜下隙阻滞和硬膜外阻滞。

82. 什么叫作硬膜外阻滞？

局部麻醉药注入硬膜外间隙作用于部分节段脊神经根,使相应节段的感觉神经和交感神经完全被阻滞,运动神经被部分或完全阻滞,称为硬膜外阻滞。硬膜外阻滞范围呈节段性,起效时间长,肌肉松弛作用弱于蛛网膜下隙阻滞,但是硬膜外阻滞可以连续给药,根据手术需要追加药物延长麻醉时间。

83. 什么叫作骶管阻滞？

骶管阻滞是硬膜外阻滞的一种,是将局部麻醉药物注入骶管硬膜外间隙产生的。主要用于肛门、会阴部手术、宫颈癌放疗定位、宫颈锥切、膀胱镜检查、疼痛治疗等。

84. 蛛网膜下隙阻滞的定义？如何区分脊髓麻醉和蛛网膜下隙麻醉？

蛛网膜下隙阻滞是通过穿刺,把局部麻醉药注入蛛网膜下隙的脑脊液中,主要作用于脊神经根而产生神经阻滞的一种麻醉方法,也称为脊髓麻醉,简称脊麻。局部麻醉药物注入蛛网膜下隙,作用于腰部及其以下部位的蛛网膜下隙麻醉,又称为腰麻。

85. 脊椎是如何组成的？成人脊椎的生理弯曲有几个,分别是什么？

脊椎是由 7 节颈椎、12 节胸椎、5 节腰椎、融合在一起的 5 节骶椎以及 3～4 节尾椎组成。成人脊椎的生理弯曲有 4 个，分别是颈曲、胸曲、腰曲、骶曲。

86. 椎骨是由什么组成的？椎体的功能是什么？

典型的椎骨是由椎体和椎弓两部分组成的。椎体的功能是承重，两侧的椎弓（椎弓根及椎板）从外侧向后围成椎孔，起到保护脊髓的作用。

87. 做椎管内麻醉时，什么时候垂直进针，什么时候倾斜进针？

从颈椎到第四胸椎棘突与椎体的横截面呈水平位、腰椎的棘突与椎体平行，穿刺时可垂直进针；从第 4 胸椎到第 12 胸椎，棘突呈叠瓦状排列，穿刺方向要向头侧倾斜 45°～60°，方可进入。

88. 骶管裂孔特点？

骶管裂孔是骶管下后面的斜形三角形裂隙，是硬膜外间隙的终点。骶管内有丰富的静脉丛，易发生局部麻醉药中毒反应。

89. 相邻两节椎骨的椎弓及其棘突由什么相连，由内向外依次是什么？

相邻两节椎骨的椎弓及其棘突由三条韧带相互连接，从椎管内向外依次是：黄韧带、棘间韧带及棘上韧带。

90. 新生儿及成人的脊髓分别终止于哪个节段？

新生儿的脊髓终止于第 3 或第 4 腰椎；成人的脊髓终止于第 1、2 腰椎之间（腰 1 椎体下缘水平），平均长度为 42～45 cm。

91. 在骨性脊柱内由内到外包绕脊髓的三层膜分别是什么？

由内到外包绕脊髓的三层膜分别是：软脊膜、蛛网膜和硬脊膜。

92. 供应脊髓的血管主要来源于哪些动脉？

脊髓的动脉来源主要由发自椎动脉的脊髓前动脉、脊髓后动脉以及来自节段动脉的椎间动脉脊膜支组成。

93. 脊神经由哪些神经组成？

脊神经是由脊髓发出的成对神经，共有 31 对，包括 8 对颈神经、12 对胸神经、5

对腰神经、5 对骶神经和 1 对马尾神经。

94. 神经纤维分为几种？需要的局部麻醉药浓度是否相同？

神经纤维分为无髓鞘和有髓鞘两种，前者包括自主神经纤维和多数感觉神经纤维，后者包括运动神经纤维。无髓鞘纤维接触较低浓度的局部麻醉药即被阻滞，而有髓鞘神经纤维往往需要高浓度的局部麻醉药才被阻滞。

95. 脑脊液的定义及性质？

脑脊液是充满于脑室系统、脊髓中央管和蛛网膜下隙的一种无色透明的液体。脑脊液内含有无机离子、葡萄糖和少量蛋白，少量单核细胞和淋巴细胞。比重为 1.005，总量为 130～150 mL。

96. 不同年龄下，脑脊液的压力各是多少？

侧卧位成人为 80～200 mmH$_2$O（0.78～1.96 kPa），儿童为 40～100 mmH$_2$O（0.39～0.98 kPa），新生儿为 10～14 mmH$_2$O（0.08～0.14 kPa）。

97. 根据 ASRA 接受血栓预防治疗患者椎管内麻醉的循证指南，使用抗血小板药物的患者进行穿刺前各种药物的停药时间分别为多少？

进行椎管内麻醉穿刺前阿司匹林无需停药，氯吡格雷需停药 5～7 天，替格瑞洛停药 5～7 天，双嘧达莫停药 24 小时，阿昔单抗在血小板功能未恢复至正常之前应避免穿刺。

98. 局部麻醉药的阻滞顺序依次为？

局部麻醉药阻滞顺序依次为交感神经→冷觉→温觉→温度识别觉→钝痛感觉→锐痛感觉→触觉消失→运动麻痹→压力感觉消失→本体感觉和肌肉、肌腱、关节感觉。

99. 硬膜外阻滞的作用机制？

局部麻醉药注入硬膜外间隙后，沿硬膜外间隙进行上下扩散，部分经过毛细血管进入静脉；一些药物渗入椎间孔，产生椎旁麻醉，并沿神经束膜及软膜下分布，阻滞脊神经根及周围神经；有些药物也可以通过蛛网膜下隙，阻滞脊神经根；尚有一

第六章

些药物直接透过硬膜及蛛网膜，进入脑脊液中。

100.　单次脊髓麻醉或硬膜外阻滞最常应用于什么手术？

最常应用于下腹部、骨盆内器官（如前列腺）、会阴部和下肢的手术及剖宫产术。

101.　常见手术操作所需的皮肤节段阻滞水平？

上腹部手术：T_4；剖宫产：T_6；经尿道前列腺切除术：T_{10}；髋关节手术：T_{10}；足和膝关节手术：L_2。

102.　改良 Bromage 评分的作用及评分规则？

Bromage 评分最常用于脊髓麻醉中运动阻滞的测定。0 分：无运动阻滞；1 分：不能抬腿，膝部和足部能动；2 分：不能抬腿和屈膝，足部能动；3 分：完全的肢体运动阻滞。

103.　椎管内麻醉对循环系统的影响？

椎管内麻醉对心血管系统的影响与交感神经被阻滞的平面和范围有关，总的表现为心率减慢和血压降低（血管扩张引起）。

104.　椎管内麻醉对呼吸系统的影响？

椎管内麻醉对呼吸系统的影响，取决于麻醉平面的高度，尤以运动神经阻滞范围更为重要。高平面蛛网膜下隙麻醉或上胸段硬膜外阻滞时，运动神经阻滞导致肋间肌麻痹，影响呼吸及收缩，可使呼吸受到不同程度的抑制，表现为胸式呼吸的减弱或消失，但只要膈神经未被麻痹，就仍能保持基本的肺通气量。如膈肌也被麻痹，则深呼吸受到影响，呼吸储备能力明显减弱，临床多表现不能大声讲话，甚至可能出现鼻翼扇动及发绀。

105.　椎管内麻醉对胃肠道的影响？

椎管内麻醉时，由于交感神经被阻滞，迷走神经兴奋性增强，胃肠蠕动亢进，容易产生恶心呕吐。

106. 椎管内麻醉对肾脏的影响？

肾功能有较好的生理储备,椎管内麻醉时虽使肾血流减少,但一般没有临床意义。椎管内麻醉使膀胱内括约肌收缩及膀胱逼尿肌松弛,使膀胱排尿功能受抑制导致尿潴留,患者常常需要使用导尿管。

107. 蛛网膜下隙麻醉的适应证？

① 下腹部手术：剖宫产手术、阑尾切除术、疝修补术；② 肛门及会阴部手术：痔切除术、肛瘘切除术、直肠息肉摘除术、前庭大腺囊肿摘除术、阴茎及睾丸切除术等；③ 盆腔手术：包括一些妇产科及泌尿外科手术,如子宫附件切除术、膀胱手术、下尿道手术及开放性前列腺切除术等；④ 下肢手术：包括下肢部、血管、截肢及皮肤移植术,止痛效果比硬膜外阻滞更完全,且可避免止血带不适；⑤ 下腹部、盆腔、会阴部、下肢的疼痛治疗。

108. 蛛网膜下隙麻醉的绝对禁忌证？

① 精神病、严重神经症以及小儿等不能合作的患者,或不同意该操作的患者；② 穿刺部位有感染或炎症者,脊髓麻醉有可能将致病菌带入蛛网膜下隙引起急性脑脊髓膜炎的危险；③ 中枢神经系统疾病,特别是脊髓及脊神经根病变者,麻醉后有可能后遗长期麻痹。

109. 蛛网膜下隙麻醉的相对禁忌证？

① 严重低血容量的患者：此类患者在脊髓麻醉发生作用之后,可能发生血压骤降甚至心搏骤停,故术前访视患者时,应切实重视失血、脱水及营养不良等有关情况,特别应衡量血容量状态,并仔细检查,以防意外；② 止血功能异常的患者：止血功能异常者包括血小板数量及质量异常以及凝血功能异常者等,穿刺部位易出血,可导致血肿形成及蛛网膜下隙出血,重者可导致截瘫；③ 全身感染的患者慎用脊髓麻醉；④ 脊髓外伤或有严重腰背痛病史以及不明原因脊神经压迫症状者,慎用脊髓麻醉。脊椎畸形者,解剖结构异常,也应慎用脊髓麻醉。

110. 蛛网膜下隙麻醉穿刺点的定位？蛛网膜下隙麻醉的消毒范围？

取两侧髂嵴的最高点作连线,与脊柱相交处,即为第 4 腰椎棘突或 $L_3 \sim L_4$ 棘突间隙。如果该间隙较窄,可上移或下移一个间隙做穿刺点。消毒范围上至肩胛下角,下至尾椎,两侧至腋后线。

111. 局部麻醉药根据作用持续时间分为哪几类?

临床上常根据局部麻醉药作用的持续时间分为 3 类:短效局部麻醉药:普鲁卡因、氯普鲁卡因和阿替卡因;中效局部麻醉药:利多卡因、丙胺卡因和甲哌卡因;长效局部麻醉药:丁卡因、丁哌卡因、左丁哌卡因和罗哌卡因。

112. 蛛网膜下隙麻醉常用的局部麻醉药?

蛛网膜下隙麻醉常用的局部麻醉药有普鲁卡因、丁卡因、丁哌卡因和罗哌卡因。

113. 蛛网膜下隙麻醉药的常用剂量是多少?

成人普鲁卡因常用剂量为 $100\sim150$ mg,布比卡因常用剂量为 $8\sim12$ mg,最多不超过 15 mg,丁卡因常用剂量为 $10\sim15$ mg,罗哌卡因常用剂量为 $5\sim15$ mg。

114. 丁哌卡因的不良反应?

布比卡因的不良反应包括心血管系统、中枢神经系统的毒性反应以及大剂量使用时潜在的运动阻滞作用。

115. 局部麻醉中加入血管收缩药的作用是什么?

血管收缩药可减少局部麻醉药血管吸收,使更多的局部麻醉药物浸润至神经中,从而使麻醉时间延长。

116. 麻醉平面的定义?

麻醉平面是指皮肤感觉消失的界限。麻醉平面调节是指椎内管麻醉时将麻醉药物作用范围限制在手术所需的范围内,避免麻醉平面过高或不足。

117. 影响麻醉平面的因素?

① 患者情况:年龄、身高、体重、性别、腹内压、脊柱的解剖结构、体位;② 穿刺技术:穿刺点、针头方向、斜面方向、注射速度、抽液加药注射;③ 脑脊液因素:脑脊液组成、循环、容量、压力、密度;④ 局部麻醉药因素:局部麻醉药比重、体积、浓度、注入量以及辅助用的血管收缩药。

118. 蛛网膜下隙麻醉后,发生恶心呕吐的诱因?

① 血压骤降,脑供血骤减,兴奋呕吐中枢;② 迷走神经功能亢进,胃肠蠕动增加;③ 手术牵引内脏。

119. 蛛网膜下隙麻醉后,发生恶心呕吐应采取的措施?

一旦出现恶心呕吐,应检查是否有麻醉平面过高及血压下降,并采取相应措施;或暂停手术以减少迷走刺激;或施行内脏局部麻醉,一般多能收到良好效果。若仍不能制止呕吐,可考虑使用异丙嗪或氟哌利多等药物镇吐。

120. 连续蛛网膜下隙麻醉的定义?

连续蛛网膜下隙麻醉技术是通过放置蛛网膜下隙的导管向其间断注射小剂量局部麻醉药或镇痛药产生和维持脊髓麻醉的方法。常用于晚期癌痛治疗。

121. 硬膜外阻滞的绝对禁忌证?

① 精神病、严重神经症以及小儿等不能合作的患者,或不同意该操作的患者。② 穿刺部位有感染或炎症者,有可能将致病菌带入硬膜外间隙感染或脓肿形成的危险;③ 中枢神经系统疾病,特别是近期卒中、脊髓或脊神经根病变者,麻醉后有可能后遗长期麻痹;④ 止血功能异常的患者:包括血小板数量及质量异常以及凝血功能异常者等,穿刺部位易出血,可导致椎管内血肿形成,重者可导致截瘫。

122. 硬膜外阻滞的相对禁忌证?

① 严重低血容量的患者:此类患者硬膜外阻滞可能发生顽固性低血压,故术前访视患者时,应充分了解失血、脱水等有关情况,术中加强监测以防意外;② 全身感染者慎用;③ 脊椎外伤或有严重腰背痛病史以及不明原因脊神经压迫症状者,慎用。

123. 局部麻醉药中加入肾上腺素的浓度?

肾上腺素的浓度,应以达到局部轻度血管收缩而无明显全身反应为原则。一般浓度为 1∶200 000～1∶400 000,如 20 mL 药液中可加 0.1% 肾上腺素 0.1 mL (即终浓度 5 μg/mL),高血压患者应酌减。

第六章

124. 决定硬膜外阻滞范围及强度的主要因素?

决定硬膜外阻滞范围的主要因素是药物的容量,而决定麻醉强度及作用持续时间的主要因素则是药物的浓度。

125. 影响硬膜外阻滞平面的因素?

药物容量和注射速度、导管的位置和方向、患者的情况。

126. 硬膜外阻滞添加可乐定的优点和缺点?

硬膜外用药中添加可乐定对感觉阻滞时间的延长比运动阻滞明显。机制可能是其介导钾通道开放随后继发细胞膜的超极化,而非 α_2 激动剂本身的作用。添加可乐定后,硬膜外局部麻醉药和阿片类药物的需要量均减少。可乐定的其他优点是减少免疫应激反应和细胞因子反应。硬膜外给予可乐定也可出现各种不良反应,包括低血压、心动过缓、口干和镇静。在胸段硬膜外给予可乐定时,其对心血管的影响最明显。

127. 老年患者硬膜外阻滞局部麻醉药用量减少的可能原因?

通过椎间孔渗漏的局部麻醉药减少,硬膜外腔的顺应性降低导致扩散范围扩大,或老年人的神经敏感性增强。

128. 脊髓—硬膜外联合麻醉的优势?

与硬膜外阻滞相比,脊髓—硬膜外联合麻醉起效更快,有助于手术更早进行。硬膜外导管还可以提供有效的术后镇痛,并在脊髓麻醉作用消退时延长麻醉时间。因此,脊髓—硬膜外联合麻醉在许多临床情况下显得很灵活。另一个重要的优势是可以在椎管内使用小剂量麻醉药,必要时可以通过硬膜外导管扩大阻滞范围。无论是通过硬膜外导管单纯用局部麻醉药还是单纯生理盐水,都可以压迫硬脊膜囊,从而使阻滞平面增宽。

129. 椎管内麻醉的并发症?

① 神经系统:截瘫;马尾神经综合征;硬膜外血肿;神经损伤;蛛网膜炎;硬膜穿破后疼痛;短暂神经症;② 心血管系统:低血压;心动过缓;心脏骤停;③ 呼吸系统抑制;④ 感染;⑤ 背痛;⑥ 恶心呕吐;⑦ 尿潴留;⑧ 皮肤瘙痒;⑨ 寒战;⑩ 用药方式错误;⑪ 硬膜外阻滞特有误入血管、硬膜下隙注射;⑫ 脊髓—硬膜外联合麻醉

特有针的摩擦导致的金属毒性的风险尚未得到证实。

130. 各种因素与硬膜穿破后头痛的关系？

增加硬膜穿破后头痛发生率的因素：年龄：年轻者发生率更高；性别：女性多于男性；针的直径：粗针发生率高于细针；针的斜面：穿刺针斜面与脊髓长轴平行发生率低；妊娠：妊娠时发生率更高；穿刺次数：穿刺次数增加时发生率越高。不增加硬膜穿破后头痛发生率的因素：连续脊髓麻醉导管的置入和使用；下床活动的时间。

131. 硬膜穿破后头痛发生的可能原因及头痛特点？

硬膜穿破后头痛发生的原因可能为：第一种解释是通过硬膜丢失脑脊液后导致大脑失去支撑和下垂，造成颅内疼痛敏感组织牵拉。第二种解释是脑脊液的丢失会引起颅内血管代偿性扩张（引起疼痛），以抵消颅内压力的降低。硬膜穿破后头痛的特点是额部和枕部疼痛，直立或坐位时疼痛加剧，平卧位时减轻。

132. 硬膜外阻滞特有的并发症及其应对措施？

① 误入血管：可因局部麻醉药注入硬膜外静脉而引起全身毒性反应。产科患者由于硬膜外血管扩张和容易穿破，发生率最高。应对措施：患者采用侧卧位而非坐位；在置入硬膜外导管前先经穿刺针注入液体；使用单孔硬膜外导管而非多孔导管；使用聚氨酯钢丝导管而非聚酰胺导管；置入硬膜外腔导管的长度小于 6 cm；② 硬膜下隙注射：若在用药后 15～30 分钟阻滞平面比预期高（与全脊麻不同），则应考虑药物注入了硬膜下隙，与感觉阻滞的范围相比，运动阻滞较轻，交感阻滞明显。主要是给予对症治疗。

133. 硬膜穿破后头痛的治疗方法？

硬膜穿破后头痛的保守治疗包括卧位休息，输液治疗，给予咖啡因和口服镇痛药。舒马曲坦也有一定作用，但其有不良作用。硬膜外血补丁是硬膜穿破后头痛的有效治疗方法。推荐在原硬膜穿破的椎间隙或在其朝尾侧更低的椎间隙水平穿刺注射血补丁 20 mL，若使用血补丁后无效或症状不完全缓解，可以在初次使用后的 24～48 小时再次使用血补丁治疗。

134. 骶管穿刺点的定位方法?

骶管裂孔和骶角是骶管穿刺点的重要解剖标志。先摸清尾骨尖,沿中线向头端方向摸至约 4 cm 处(成人),可触及一个有弹性的凹陷,即为骶管裂孔,在孔的两旁,可触及蚕豆大的骨质隆起为骶角。两骶角连线的中点,即为穿刺点。

135. 骶管麻醉的适应证?

骶管麻醉在小儿麻醉中常用,其在成人中的适应证基本上与腰段硬膜外阻滞相同,尤其适用于需要骶区扩散(如会阴、肛门和直肠手术)的麻醉,特别是腰椎手术妨碍腰段麻醉时,但骶管麻醉在慢性疼痛和癌性疼痛治疗中更常用。

136. 行骶管麻醉时,发生全脊髓麻醉的原因?

髂后上棘连线在第二骶椎平面,是硬脊膜囊的终止部位,骶管穿刺针如果越过此连线,即有误入蛛网膜下隙而发生全脊髓麻醉的危险。

137. 行骶管麻醉时,容易引起毒性反应的原因?

骶管有丰富的静脉丛,除容易穿刺损伤出血外,对局部麻醉药的吸收也快,故较易引起轻重不等的毒性反应。

第三节　局部麻醉、神经阻滞麻醉

138. 什么是局部麻醉?

局部麻醉(local anesthesia)是指局部麻醉药应用于身体局部,暂时阻断某些周围神经的冲动传导,使这些神经所支配的区域产生麻醉作用。

139. 局部麻醉的范畴?

常见的局部麻醉包括表面麻醉、局部浸润麻醉、区域阻滞、神经传导阻滞四类。后者又可分为神经干阻滞和椎管内麻醉。静脉局部麻醉是局部麻醉的另一种形式。

140. 目前常用的表面麻醉药有哪些？

目前应用于表面麻醉的局部麻醉药分 2 类：羟基化合物和胺类。羟基化合物主要为是芳香族和酯类环族醇，为苯甲醇、苯酚、间苯二酚和薄荷醇等，制成洗剂、含漱液、乳剂、软膏和铵剂，与其他药物配伍用于皮肤病、口腔、肛管等治疗。胺类又分为酯类和酰胺类。酯类中有可卡因、盐酸己卡因、苯佐卡因、对氨基苯甲酸酯和高水溶性的丁卡因。酰胺类包括地布卡因和利多卡因。

141. 局部麻醉药效能差异的因素？

局部麻醉药的电荷、疏水性（影响局部麻醉药分子在生物膜上的弥散与穿透）和血管扩张药或血管收缩能力（影响局部麻醉药从注射部位摄取至中心血液循环的初始速度）。

142. 不同局部麻醉药的作用持续时间？

普鲁卡因和氯普鲁卡因均为短效局部麻醉药。利多卡因、甲哌卡因和丙胺卡因则是中效局部麻醉药，而丁卡因、丁哌卡因、罗哌卡因和依替卡因则是长效局部麻醉药。

143. 气管插管刺激哪个部位最易发生咳嗽反射？

声壁上方的后部黏膜、喉后方黏膜、会厌下方的黏膜最易引起咳嗽反射。

144. 胃镜检查刺激哪个部位最易发生呕吐反射？

软腭、腭扁桃体、舌后部最易引起呕吐反射。

145. 外周神经阻滞定位神经结构的技术有哪些？

异感技术、外周神经刺激和超声引导。

146. 表面麻醉的常用药物是什么？

利多卡因、地步卡因、丁卡因、苯佐卡因，这些制剂应用于黏膜或破损皮肤时，可产生有效且相对短的麻醉作用。

147. 实施局部浸润麻醉的操作要点？

取 24～25 G 皮内注射针，针头斜面紧贴皮肤，进入皮内以后推注局部麻醉药液,形成白色的橘皮样皮丘,然后用 22G 长 10 cm 的穿刺针经皮丘刺入皮下,分层注药,若需浸润远方组织,穿刺针应由上次已浸润过的部位刺入,以减少穿刺疼痛。注射局部麻醉药液时应加压,使其在组织内形成张力性浸润,与神经末梢广泛接触,以增强麻醉效果。

148. 局部浸润麻醉操作时的注意事项?

① 注入局部麻醉药要深入至下层组织,逐层浸润,膜面、肌膜下和骨膜等处神经末梢分布最多,且常有粗大神经通过,局部麻醉药液量应加大,必要时可提高浓度;② 穿刺针进针应缓慢,改变穿刺针方向时,应先退针至皮下,避免针干弯曲或折断;③ 每次注药前应抽吸,以防局部麻醉药液注入血管内。局部麻醉药液注毕后应等待 4~5 分钟,使局部麻醉药作用完善,不应随即切开组织致使药液外溢而影响效果;④ 每次注药量不要超过极量,以防局部麻醉药毒性反应;⑤ 感染及癌肿部位不宜用局部浸润麻醉。

149. 什么是静脉局部麻醉? 其作用机制是什么?

肢体近端上止血带,由远端静脉注入局部麻醉药以阻滞止血带以下部位肢体的麻醉方法称为静脉局部麻醉,又称 Bier 麻醉。作用机制:肢体的周围神经均有伴行血管提供营养。若以一定容量局部麻醉药充盈于神经伴行静脉血管,局部麻醉药可透过血管而扩散至伴行神经发挥作用。在肢体近端缚止血带以阻断静脉回流,通过远端建立的静脉通道注入一定容量局部麻醉药以充盈肢体静脉系统即可发挥作用。局部麻醉药主要作用于周围小神经及神经末梢。而对神经干作用小。

150. 静脉局部麻醉的适应证?

适用于能安全放置止血带的肢体远端短小手术,因止血带限制,手术时间一般在 1~2 小时内为宜,如神经探查、清创及异物清除等。如果合并有严重的肢体缺血性血管疾患不宜选用此法。下肢主要用于足及小腿手术,采用小腿止血带,应放置于腓骨颈以下,避免压迫腓浅神经。

151. 静脉局部麻醉的主要并发症及操作要点?

静脉局部麻醉的主要并发症是放松止血带后或漏气导致大量局部麻醉药进入全身循环所产生的毒性反应,其他罕见的并发症包括静脉炎(氯普鲁卡因)、筋膜室综合征和肢体本体感觉缺失等。所以应注意:① 在操作前仔细检查止血带及充气装置,并校准压力;② 充气时压力至少超过该侧收缩压 100 mmHg 以上,并严密监测压力计;③ 注药后 20 分钟内不应该放松止血带,放止血带时最好采取间歇放气法,并观察患者神志状态。

152. 局部麻醉有哪些并发症?

局部阻滞应用日益广泛,具有一定的潜在风险。不同技术、不同操作部位麻醉并发症有所不同。主要包括以下几种:① 局部麻醉药中毒;② 神经损伤;③ 感染;④ 血肿。

153. 局部麻醉药中毒的常见原因有哪些?

① 麻醉用量超过限量;② 局部麻醉药误入血管;③ 注药部位局部麻醉药吸收入血管过快;④ 个体差异导致对局部麻醉药耐受力下降。高碳酸血症、低氧血症和酸中毒可加重全身毒性反应。

154. 局部麻醉药中毒有什么临床表现?

① 中枢神经系统毒性:患者最初表现为头晕、耳鸣、目眩、口舌麻木,进一步发展为肌肉抽搐、意识消失、惊厥和深度昏迷。② 心血管系统毒性:临床上常表现为心肌收缩力下降、难治性心律失常和周围血管张力下降,最终导致循环衰竭。

155. 局部麻醉药中毒的处理原则是什么?

① 立即停止给药;② 面罩给氧,保持呼吸道通畅,必要时行气管插管和机械通气;③ 使用咪达唑仑、硫喷妥钠或丙泊酚给予抗惊厥处理;④ 给予输液和血管活性药物,维持血流动力学稳定;⑤ 采用电复律、胺碘酮或 20% 脂肪乳剂治疗室性心律失常;⑥ 大剂量肾上腺素可提高心肺复苏的成功率。

156. 完成超声引导区域阻滞需要的重要技术之一是探头的使用,标准操作流程是什么?

① 滑动:沿着已知神经走行滑动探头,短轴图像有助于识别神经。② 倾斜:外周神经的回声亮度随着倾斜角度而变化,最佳角度对观察神经非常重要。③ 压迫:压迫法常用来确认静脉。为了改善成像质量,压迫法不仅使接触更好,且使组织结构更靠近探头。软组织容易受压,因此对组织深度的估测会有变化。④ 摇动:当操作空间受限时,摇动常可改善穿刺针和解剖结构的可见性。⑤ 旋转:旋

转探头可以得到真正的短轴图像而不是倾斜或长轴图像。

157. 不同种类的神经纤维对局部麻醉药的敏感性的顺序？

小的有髓神经纤维（Aγ 运动神经纤维和 Aδ 感觉神经纤维）最先被阻滞，其次是粗大的有髓神经纤维（Aα 和 Aβ），最后为小的无髓 C 类纤维。无髓 C 类纤维中神经冲动传导速度最慢（传导速度 $0.5\sim0.8$ m/s）的纤维对局部麻醉药的抵抗性最强。

158. 什么是周围神经阻滞麻醉？

周围神经阻滞麻醉是指将局部麻醉药注射至神经干（丛）周围，暂时阻滞神经的传导功能，从而使该神经支配区产生麻醉作用的方法。周围神经阻滞麻醉技术可以单独使用，也可以与其他麻醉方式联合使用来提供镇痛。

159. 周围神经阻滞麻醉的适应证和禁忌证有哪些？

周围神经阻滞麻醉的适应证主要取决于手术部位和范围、手术时间以及患者的镇痛需求等。周围神经阻滞麻醉的绝对禁忌证为患者拒绝，相对禁忌证包括操作部位感染、肿瘤、严重畸形、患者局部麻醉药过敏等。凝血功能异常或者使用抗凝药的患者，可根据其他麻醉技术相关风险，操作部位出血风险等级，患者潜在获益等因素综合考虑。

160. 颈神经丛的解剖基础？

颈神经丛由 $C_1\sim C_4$ 脊神经前支构成，分布于颈部肌肉和膈肌，以及头、颈、胸部皮肤。颈丛深支多数支配颈部肌肉，浅支在胸锁乳突肌后缘中点处形成放射状分布，向前为颈横神经，向后上为耳大神经，向后为枕小神经，向下为锁骨上神经，分布于同侧颌下、锁骨、颈部及枕部区域的皮肤。

161. 颈神经丛神经阻滞的适应证和禁忌证是什么？

颈神经丛神经阻滞适用于颈部手术，如甲状腺和甲状旁腺手术，颈动脉内膜剥脱术等。由于颈深丛阻滞会阻滞膈神经，应禁用双侧颈深丛阻滞。

162. 颈神经丛神经阻滞的并发症是什么？

① 药液误入硬膜外间隙或蛛网膜下隙；② 局部麻醉药毒性反应；③ 膈神经麻

痹;④ 喉返神经麻痹;⑤ 霍纳综合征(Horner syndrome);⑥ 邻近血管损伤引起出血、血肿。

163. 霍纳综合征的表现?

患侧眼裂变小、瞳孔缩小、眼结膜充血、鼻塞、面微红、无汗。

164. 非超声引导颈神经丛神经阻滞中颈浅丛阻滞如何定位操作?

定位:患者去枕平卧,头偏向对侧,扪及 C_6 横突前结节(又称 Chassaignc 结节,为颈椎横突中最突出者),由此处至乳突尖做连线,在此连线上乳突尾侧约 1.5 cm 处为 C_2 横突,C_2 横突向尾侧约 3 cm 处为 C_4 横突,于 C_4 横突水平标记,或采取颈外静脉与胸锁乳突肌后缘交点处。

操作:常规消毒、铺巾,操作者戴无菌手套,由标记点垂直刺入皮肤,缓慢进针遇到一刺破纸张样落空感表示穿刺针已穿透颈阔肌,将局部麻醉药注射至颈阔肌深面。

165. 非超声引导颈神经丛神经阻滞中颈深丛阻滞如何定位操作?

定位:患者去枕平卧,头偏向对侧,扪及 C_6 横突前结节(又称 Chassaignc 结节,为颈椎横突中最突出者),由此处至乳突尖做连线,在此连线上乳突尾侧约 1.5 cm 处为 C_2 横突,C_2 横突向尾侧约 1.5 cm 和 3 cm 处分别为 C_3 横突和为 C_4 横突。

操作:常规消毒,戴无菌手套。于 C_2、C_3 和 C_4 横突处垂直皮肤进针,在针尖触及横突时回抽无血无脑脊液可注入局部麻醉药,每节段注入 $3\sim5mL$。对于颈中部手术可只阻滞 C_3 和 C_4 横突。此外,也可以知定位 C_4 横突,注入局部麻醉药 $10\sim15mL$。由于颈深丛阻滞会引起膈肌麻痹,应禁用双侧颈深丛阻滞。

166. 超声引导下行颈神经通路阻滞的相关注意事项有哪些?

颈神经通路指颈深丛神经穿出椎前筋膜后在胸锁乳突肌深层逐渐分支并向颈浅丛移行的区域,颈神经通路阻滞也称为颈中间丛阻滞。由于定位的是封套筋膜与椎前筋膜这双层筋膜间的狭长潜在腔隙,故只能在引导下才能准确完成。进针时不宜过深,目标注药点以双侧筋膜间的胸锁乳突肌外侧缘深面为佳。进针太靠内侧或注药压力过大,药液易向颈动脉鞘扩散,阻滞迷走神经或喉返神经;进针过深,穿透椎前筋膜即为颈深丛,注药后会出现膈神经阻滞。

167. 臂丛神经阻滞的解剖基础是什么?

臂丛神经通常由 $C_5 \sim C_8$ 和 T_1 脊神经前支构成,有时也会接受来自 C_4 和 T_2 的纤维。构成臂丛的脊神经前支出椎间孔后在锁骨上方前斜角肌和中斜角肌之间构成 3 个干(通常 C_5 和 C_6 构成上干,C_7 构成中干,C_8 和 T_1 构成下干),在第一肋外缘每个神经干分成前后两股,并在锁骨中段后方进入腋窝,上干和中干的前股合成外侧束,下干前股成为内侧束,三个干的后股合成后束。

168. 臂丛神经阻滞的适应证和禁忌证有哪些?

臂丛神经阻滞常用于肩部及上肢手术,上肢骨折或关节脱位的闭合整复。禁忌证包括患者拒绝、穿刺部位感染、严重凝血功能障碍等,应禁用双侧肌间沟阻滞以避免双侧膈肌麻痹,存在血气胸等情况时应慎用肌间沟阻滞。

169. 常用的臂丛神经阻滞的方法有哪些?

常用的臂丛神经阻滞方法有肌间沟阻滞、锁骨上阻滞、锁骨下阻滞、腋路阻滞和喙突下阻滞。

170. 臂丛神经阻滞的常见并发症有哪些?

① 气胸;② 出血及血肿;③ 局部麻醉药毒性反应;④ 膈神经麻痹;⑤ 声嘶;⑥ 高位硬膜外麻醉或全脊麻;⑦ 霍纳综合征。

171. 臂丛神经阻滞肌间沟入路的体位和定位如何进行?

患者去枕平卧,头略偏向对侧,上肢贴于体侧,显露患者颈部。于环状软骨(C_6)水平找到胸锁乳突肌后缘,由此向外可触及前斜角肌和中斜角肌,两者之间的凹陷为肌间沟。

172. 臂丛神经阻滞肌间沟入路的操作要点有哪些?

常规消毒皮肤,操作者戴无菌手套,右手持穿刺针于标记点垂直刺入皮肤,略指向对侧足跟方向,直到引出异感。如无异感则以穿刺针为轴扇形寻找异感。也可以以针尖触及 C_6 横突作为成功标志。穿刺成功后回抽,无血无脑脊液后注入局部麻醉药液,成人一般用量为 25 mL。

173. 臂丛神经阻滞肌间沟入路的并发症及其防治方法？

局部麻醉药液进入蛛网膜下隙可引起全脊麻，进入椎间孔或硬膜外间隙可引起高位硬膜外阻滞，穿刺针损伤椎动脉可能引起血肿或严重毒性反应，局部麻醉药液扩散可引起膈神经阻滞、星状神经节阻滞及喉返神经麻痹。因此操作过程中应严格进行回抽试验，密切观察患者反应。

174. 腋路臂丛神经阻滞的优缺点是什么？

优点在于操作位置较为表浅，便于定位及压迫止血；对呼吸功能无影响；无引起高位硬膜外及全脊麻的风险。缺点包括需要患者肩关节外展，对上臂阻滞效果不佳等。了解以下情况有利于更好地实施腋路阻滞：① 此处神经血管束常有分隔，采用多点注药法有利于缩短起效时间；② 通常在此水平，肌皮神经已离开神经血管束而穿入喙肱肌；③ 腋动脉为最重要的解剖标志，而在少数情况下腋动脉数量和位置也可能存在变异；④ 肋间臂神经走形于腋筋膜浅层，常与臂丛神经产生交通。

175. 臂丛神经阻滞腋路的体位和定位？

患者仰卧位，头偏向对侧，患者肩关节外展 90°，屈肘 90°。于腋窝顶部扪及腋动脉搏动最强点。

176. 臂丛神经阻滞腋路的操作要点？

常规消毒皮肤，操作者戴无菌手套，持穿刺针于腋动脉上方向腋窝方向刺入，有时在刺穿鞘膜时有落空感，放开穿刺针见针尖可随动脉搏动而摆动，表明针尖已进入神经血管鞘，回抽无血后注入 30～40 mL 局部麻醉药。对于较瘦患者注药后可见局部呈梭形隆起。采用多点注药法可分别在腋动脉上方和下方进针，并且向腋动脉后方和近端注药，操作中应反复进行回抽试验。腋路阻滞时不必强求神经异感，但如穿刺中和注药时出现异感，宜调整针尖位置以减少神经损伤。

177. 臂丛神经阻滞腋路的并发症及其防治？

腋路阻滞时局部麻醉药用量较大，误入血管或吸收过快可导致局部麻醉药毒性反应，因此在操作时需要严格进行回抽试验，回抽和注药时确保牢固固定针尖。一旦出现局部麻醉药毒性反应，应立即停止操作并给予相应处理。

178. 臂丛神经阻滞锁骨上入路的体位和定位？

患者平卧位，肩部垫一薄枕，头偏向对侧，患侧上肢贴于体侧，锁骨中点上方 1～1.5 cm 处为进针点。

179. 臂丛神经阻滞锁骨上入路的操作要点？

常规消毒皮肤，使用 22G 穿刺针经穿刺点刺入皮肤，针尖向尾侧、向后略向内推进，进针 1～2 cm 可引出异感，若触及第一肋而无异感，可沿第一肋向前向后寻找直到触及目标神经，若寻找过程中触及锁骨下动脉，可将穿刺针退出后略向后外侧调整寻找神经。定位到目标神经后固定针头，回抽无血无气体，注入局部麻醉药 20～30 mL。

180. 超声引导下臂丛神经阻滞锁骨上入路操作相关注意事项？

① 锁骨上臂丛神经与胸膜距离在 1～2 cm 以内，为避免发生气胸，建议采用平面内技术；② 锁骨上区域常见肩胛上动脉和颈横动脉，建议使用彩色多普勒以鉴别低回声的血管和神经结构，避免发生血管注药。

181. 臂丛神经阻滞锁骨上入路的并发症？

锁骨上入路常见并发症包括局部血肿、气胸、膈神经麻痹、喉返神经麻痹、霍纳综合征、神经损伤等。

182. 臂丛神经阻滞锁骨下入路的体位和定位？

体位同肌间沟阻滞，在锁骨下缘中点下方 2 cm 处做一标记。肩关节外展后将 C_6 横突与腋动脉搏动点做一连线有助于定位臂丛神经走行方向。

183. 臂丛神经阻滞锁骨下入路的操作要点？

常规消毒皮肤，使用 22G 穿刺针从上述标记点穿刺，进针方向朝外侧，引出异感后注入 20～30 mL 局部麻醉药。

184. 臂丛神经阻滞锁骨下入路的并发症？

刺破血管可导致出血、血肿，局部麻醉药误入血管导致毒性反应，穿刺针过于向内可导致气胸。

185. 臂丛神经阻滞各种入路应该如何选择？

几种臂丛神经阻滞径路的阻滞范围因其解剖部位不同而异，此外神经来源、构成、走行、支配区的变异，局部麻醉药扩散情况和起效时间等因素，对最终阻滞效果也会产生影响。除了根据手术部位神经支配选择合适的阻滞技术外，还应设计合理的麻醉方案，对于神经阻滞不能满足所有手术需求（镇痛、术区制动、消除止血带痛等）的情况，应联合应用其他麻醉方式。

186. 尺神经阻滞中相关解剖基础？

尺神经发自臂丛神经内侧束（$C_8 \sim T_1$），从腋动脉内侧分出，与尺侧上副动脉伴行，沿肱三头肌浅层走行，然后穿行于肱骨内上髁与尺骨鹰嘴之间的尺神经沟，在尺侧腕屈肌两头之间进入前臂，在前臂远端 2/3 与尺动脉并行，下行至腕部，位于尺侧腕屈肌与指深屈肌之间，在尺动脉内侧进入手掌。通常情况下，尺神经在腋窝和上臂无分支，在肘部发出分支支配肘关节，尺侧腕屈肌和指深屈肌内侧部分，在前臂中部发出掌皮支，近腕部发出手背支，在手部分成深、浅终支。

187. 肘部尺神经阻滞如何定位及其操作要点？

定位：屈肘 90°，在尺神经沟内可扪及尺神经，按压尺神经多有异感。在此沟内尺神经位置较为牢固，在此处操作易出现神经穿刺和/或压力性神经损伤，可选择在其近端操作。

操作：在尺神经沟近端 $1 \sim 2$ cm 处做一皮丘，以 23G 穿刺针刺入皮肤，针与皮肤呈 45°向近端推进，呈扇形注入 $5 \sim 10$ mL 局部麻醉药。注意此处应避免引出异感，以减少神经损伤风险。

188. 腕部尺神经阻滞如何定位及其操作要点？

定位：从尺骨茎突水平划一直线，相当于第二腕横纹，此线与尺侧腕屈肌肌腱外缘交点处为穿刺点。患者掌心向上握拳屈腕时该肌较明显。

操作：在上述穿刺点做一皮丘，以 23G 穿刺针垂直刺入，遇异感后注入局部麻醉药 $3 \sim 5$ mL。若无异感，可在该肌腱内侧缘进针，或向该肌腱深面注入局部麻醉药，注意不要注入该肌内。

189. 正中神经阻滞中相关解剖基础？

正中神经主要来自 $C_5 \sim T_1$ 脊神经前支，在胸小肌外缘处由外根（发自外侧束）

和内根(发自内侧束)合成,通常在肱动脉外侧与之伴行下降,到上臂远端转至动脉内侧到达肘窝,穿过旋前圆肌进入前臂,沿指浅屈肌和指深屈肌之间下降,近腕部浅出后在指浅屈肌腱和桡侧屈腕肌腱之间下降,掌长肌腱深面向外侧走形,经屈肌支持带深面到达手掌。

190. 肘部正中神经阻滞如何定位及其操作要点?

定位:上肢位于中立位掌心向上,在肱骨髁间线(连接肱骨内上髁和外上髁)水平肱二头肌腱内侧可扪及肱动脉,正中神经位于肱动脉内侧。

操作:用 22G 穿刺针从上述部位进针,引出异感后注入 3~5 mL 局部麻醉药。如无异感,也可在肱动脉内侧做扇形注射。

191. 腕部正中神经阻滞如何定位及其操作要点?

定位:在腕横纹近端 2~3 cm 处桡侧屈腕肌和掌长肌腱之间为穿刺点。握拳屈腕时肌腱更为清楚。

操作:于上述穿刺点垂直皮肤穿刺,有落空感时表示针尖穿过屈肌支持带,注入 3~5 mL 局部麻醉药。将针头退至皮下,在屈肌支持带浅层注入 1~2 mL 局部麻醉药以阻滞掌皮支。需要注意的是,正中神经在腕管内易受卡压,因此此部位不宜寻找异感,对于合并腕管综合征的患者慎用此入路。

192. 桡神经阻滞中相关解剖基础是什么?

桡神经发自臂丛神经后束(C_5~T_1),从背阔肌和大圆肌腱前方经过,然后与肱深动脉伴行并向后穿过三边孔(由大圆肌、肱三头肌长头和肱骨围成),于桡神经沟处绕过肱骨后方,于三角肌止点外下方绕行肱骨外侧缘,穿行肱肌与肱桡肌近端之间,在肱骨外上髁前方分成深支(骨间后神经)和浅支。其深支(骨间后神经)从桡骨外侧穿旋后肌到达前臂背面,在深浅屈肌之间降至腕部。

193. 肘部桡神经阻滞如何定位及其操作要点?

定位:肱骨内、外上髁做一连线,该横线上肱二头肌腱外侧处即为穿刺点。

操作:用 23G 穿刺针由上述穿刺点垂直进针,引出异感后注入 3~5 mL 局部麻醉药。需要时可做扇形穿刺找异感。

194. 腕部桡神经阻滞的操作要点？

腕部桡神经（浅支）已分为多个终支，可在桡骨茎突前端做皮下浸润，并向掌侧和背侧分别注药，在腕部形成半环形浸润。

195. 肌皮神经阻滞中相关解剖基础是什么？

肌皮神经发自臂丛神经外侧束（$C_5 \sim C_7$），经过喙肱肌后走形于肱二头肌和肱肌之间，在肘窝处位于肱二头肌腱外侧，名为前臂外侧皮神经，分成前后终支，分布于前臂桡侧缘前后面。通常肌皮神经发出肌支支配上臂屈肌，发出关节支支配肘关节。肌皮神经经常发生变异，它可能在喙肱肌后方走形或穿行喙肱肌与肱二头肌之间，可能与肱动脉或正中神经并行而不穿行喙肱肌，可能代替桡神经到达拇指背面或支配手背。有时肌皮神经与正中神经间存在交通支。

196. 肘部肌皮神经阻滞的操作要点？

在肱骨髁间线近端 1 cm 水平肱二头肌腱外缘进针，用 3～5 mL 局部麻醉药在皮下做扇形浸润。

197. 指神经阻滞中相关解剖基础及其操作要点？

解剖：手指由来自臂丛神经的终末支支配，临床上可采用指神经阻滞提供手指手术的镇痛。通常情况下手指掌侧由指掌侧固有神经的背侧支支配，而近端部分由指背神经支配。

操作：用 25G 穿刺针在手指根部指骨旁由背侧向掌侧刺入，靠近指骨处回抽无血后注入少量局部麻醉药，然后边退针边注药直至皮下，然后在手指另一侧重复上述操作。

198. 什么是肋间神经的解剖？

肋间神经是 $T_1 \sim T_{11}$ 的神经。严格意义上讲，T_{12} 是肋下神经，它可与髂腹下神经和髂腹股沟神经相通，来自 T_1 的纤维可汇入臂丛神经，T_2 和 T_3 的一些神经，纤维组成了肋间神经，已支配上臂内侧皮肤。每根肋间神经均有四个分支，灰色的交通支可向前通向交感神经节，后皮支支配胸椎旁的皮肤和肌肉。在肋骨的后角内侧，肋间神经位于胸膜与肋间筋膜内侧，在肋骨的后角，神经位于肋沟内。

199. 腰丛神经包括什么？

腰丛包括 $L_1 \sim L_4$ 脊神经前支及 T_{12} 前支的一部分。包括：髂腹下神经（$T_{12} \sim L_1$）、髂腹股沟神经（L_1）、生殖股神经（$L_1 \sim L_2$）、闭孔神经（$L_2 \sim L_4$）、副闭孔神经、股外侧皮神经（$L_2 \sim L_3$）、股神经（$L_2 \sim L_4$）。

200. 闭孔神经的前支和后支支配什么？

闭孔神经前支支配耻骨肌、长收肌、股薄肌、短收肌及膝关节内侧；后支支配闭孔外肌、大收肌及短收肌。

201. 股神经的分支及其支配的肌肉是什么？

股神经分为前后 2 股。前股分为皮支和缝匠肌支，支配耻骨肌、缝匠肌及大腿前面的皮肤。后股分为运动肌支和感觉（隐神经），肌支支配股四头肌、股内侧肌、股中间肌、股外侧肌。隐神经位于大隐静脉内侧，支配小腿内侧及踝关节内侧。股神经位于股动脉外侧，走行于髂肌和腰肌之间的肌沟中。

202. 骶丛神经包括什么？

骶丛包括：$L_4 \sim L_5$ 的前支和 $S_1 \sim S_3$ 脊神经，沿骨盆后部走出，并由梨状肌的最低点坐骨大切迹穿出。支配下背部、骨盆部、会阴部、股后部、大腿后部及整个足部运动和感觉。

203. 什么是收肌管阻滞的解剖？

收肌管位于股骨中 1/3 段前内侧，管状间隙。断面呈三角形，内含有股动静脉、隐神经、股内侧皮神经。上口与股三角相通，下口为收肌腱裂孔，通腘窝三角。

204. 什么是收肌管阻滞的适应证？

膝关节手术后的术后镇痛；与坐骨神经复合应用于内踝部的足踝手术。

205. 收肌管阻滞的超声图像如何获取？

患者取平卧位，将高频探头置于股骨内侧、髂前上棘和髌骨上缘连线中，远端扫描，确定收肌管入口和出口。外侧为股内侧肌，浅层为缝匠肌，深层为长收肌或者大收肌，在缝匠肌深方，长收肌和股内侧肌之间可见股动静脉以及隐神经。

206. 胫神经的支配部位?

胫神经支配小腿后侧、背外侧和足底皮肤感觉,参与小腿和足底诸肌活动。

207. 腓总神经的支配部位?

腓总神经支配小腿前部、外前侧及足背皮肤和第 1、2 趾相对缘的皮肤感觉。

208. 腹横肌平面阻滞的解剖和具体麻醉药注射的部位?

支配前腹壁的神经来源于 $T_6 \sim L_1$ 神经根,下腹壁主要受四个外周神经支配: 肋下神经、髂腹股沟神经、髂腹下神经和生殖股神经。药物须注射在腹横肌和腹内斜肌的筋膜之间。

209. 腹横肌平面阻滞(TAP)适应证?

适应证:阑尾、疝气、胆囊手术需行单侧 TAP 阻滞,腹正中切口肠道手术、前列腺手术、子宫手术需行双侧 TAP 阻滞。

210. 骶旁坐骨神经阻滞的解剖?

骶丛起源于 L_4、L_5 和 $S_1 \sim S_3$ 的脊神经前根,由坐骨大孔出盆腔,进入臀部,在梨状肌深面走行。

211. 骶旁坐骨神经阻滞的适应证?

小腿和足踝部手术麻醉与镇痛;与腰丛神经阻滞安全可以完成下肢的麻醉手术与镇痛。

212. 骶旁坐骨神经阻滞的超生图像的获取?

患者取侧卧位或俯卧位。将低频探头斜巷向放置于髂后上棘和股骨粗隆连线处内侧 1/3 处,可见高回声的髂骨皮质,向尾侧滑动探头,看到连续骨皮质消失即坐骨大孔,在坐骨大孔内穿出走行于臀大肌和梨状肌深方的高回声蜂窝状结构即为坐骨神经。

213. 超声成像的基本原理?

超声是超出人耳听阈范围的高频声波,具有方向性和及声波的其他一切特性,在物体表面可能会发生散射、折射、绕射,穿过物体时,会发生吸收和衰减,探头的压电晶体在电能作用下发生超声波,超声波碰到物后发生折射,由探头接受回来的超声波转换为电压信号,人体的不同组织具有特定的声学特性。

214. 胸膜出现的"彗星尾征"与什么因素有关?

胸膜出现的"彗星尾征"与肺部含水量有关,少量的肺水聚集性具有强反射性。

215. 在超声下,不同的组织具有怎样的回声?

以正常肝脾信号作为参照,高于正常肝脾信号成为高回声(钙化、针尖),强回声(骨骼、结实),极强回声(肺和胃肠道),低于肝脾信号的称为低回声(肌肉),无回声(积液、麻醉药)。

216. 探头的分类及选择?

探头分为线阵探头、凸阵探头、扇形探头。线阵探头的超声影像为方形,凸阵探头和扇形探头的超声影像为扇形。低频超声探头适用于显现大而深的影像,例如环绕腋动脉段的臂丛神经或临近臀肌的坐骨神经;高频声波具有最佳的分辨力,但穿透力不强。

217. 腰神经丛阻滞的适应证?

单独应用时适用于大腿前方手术和膝部手术的麻醉或镇痛治疗。与坐骨神经阻滞,几乎应用于整个下肢的麻醉。

218. 腰神经丛阻滞图像的结构?

患者取侧卧位,将超声放置于 L_4 水平,依次可以看见 L_4 横突、椎体;肌肉结构:腰大肌、腰方肌、竖脊肌。

219. 股神经的解剖?

股神经起源于 $L_2 \sim L_4$ 脊神经前支,于腹股沟部位走行于股动脉外侧,浅筋膜和髂肌之间。

220. 股神经超声图像的获取? 麻醉用量?

股神经超声:位于股动脉的外侧髂筋膜和髂腰肌之间。对于成人而言,超声引导下常给予 $0.3\% \sim 0.5\%$ 罗哌卡因 $15 \sim 30$ mL。

221. 膀胱闭孔侧切可以联合什么神经阻滞?

闭孔神经阻滞,减少因电刺激引起的大腿内收肌群收缩,从而避免膀胱穿孔。

222. 闭孔神经的解剖?

闭孔神经起源于 $L_2 \sim L_4$ 脊神经前支,穿过闭孔分为前后两支,分别走行于长收肌和短收肌,短收肌和大收肌的间隙内。

223. 闭孔神经阻滞超声图像的获取?

患者平卧位,髋外展外旋,近端阻滞可见耻骨支,耻骨肌,短收肌、闭孔外肌。在耻骨肌和闭孔外肌之间可见蜂窝状回声的闭孔神经总干。

224. 股外侧皮神经阻滞的超声图像获取?

高频探头置于腹股沟韧带下方,可见缝匠肌和阔筋膜张肌。在缝匠肌外侧缘和阔筋膜张肌内侧缘间、阔筋膜和髂筋膜间的脂肪垫内,可见一支或几支低回声神经结构,即股外侧皮神经。

225. 胸椎旁阻滞的解剖?

胸段椎旁间隙阻滞为肋骨头和肋骨颈之间的间隙,后壁为肋横突韧带,前外侧壁为胸膜和胸内筋膜,内侧壁为椎体和椎间孔和椎旁间隙。椎旁间隙走行了肋间神经、脊神经、肋间动静脉和交通支及交感链。

226. 胸椎旁阻滞超声图像的获取?

患者取侧卧位或俯卧位,将探头放置于手术区域的肋间隙,平行肋骨位置,可见肋横突韧带,胸膜、椎体围成的三角间隙为胸椎旁间隙。

227. 腹横肌平面阻滞的超声图像的获取?

患者取仰卧位,探头横向置于肋缘和髂肌的腋前线的位置,可见腹外斜肌、腹内斜肌和腹横肌。以及腹横肌深方高回声的腹膜。推荐平面内进针,将局部麻醉药注射于腹内斜肌和腹横肌之间的筋膜间隙内。

228. 腹直肌鞘阻滞的解剖以及适应证?

腹直肌鞘的解剖:位于腹外斜肌、腹内斜肌、腹横肌的筋膜分为两层包饶腹直肌,形成前后鞘。弓状线以下水平。腹直肌仅有前鞘,没有后鞘,第 9～11 肋间神经走行于腹直肌和腹直肌后鞘之间,穿出腹直肌至皮下。适应证:脐疝等腹中手术。

229. 竖脊肌阻滞的解剖?

胸神经的背支穿过竖脊肌、菱形肌和斜方肌至皮下。

230. 竖脊肌阻滞的适应证?

适用于上腹部、胸部、背部的手术和麻醉镇痛。

231. 竖脊肌阻滞的超声图像的获取?

患者侧卧位或者俯卧位,将高频探头放置于相应胸椎棘突旁的位置。可见骨性结构:胸椎棘突、横突;肌肉结构:竖脊肌、菱形肌、斜方肌等。推荐平面内进针,将局部麻醉药注射在竖脊肌深层。

232. 腰方肌阻滞的解剖?

$T_{12}～L_1$ 脊神经的前支髂腹下,髂腹股沟神经走行于腰大肌和腰方肌之间。

233. 腰方肌阻滞的超声图像?

患者侧卧位,将低频探头放置于腋后线,髂嵴上方。可见骨性结构:L4 横突、椎体;肌肉结构:腰大肌、腰方肌、竖脊肌以及腹壁三层肌肉(腹外斜肌,腹内斜肌、腹横肌)。推荐平面内进针。将局部麻醉药注射于腰方肌外侧与腹壁三层肌肉交界处(QLB1);腰方肌背侧(QLB2);腰方肌腹侧即腰大肌和腰方肌之间的筋膜间隙内(QLB3)。

(张林忠　李晓稀　刘伟华　解康杰　张润泽)

参考文献

[1]　(美)杜恩(Peter, F. D.)主编.于永浩,余剑波,张素品,等译.麻省总院临床麻醉手册(第7版)[M].天津:天津科技翻译出版公司,2009.

［2］ (美)米勒(Miller，R. D)主编.邓小明,曾因明,黄宇光,等译.米勒麻醉学(第7版)［M］.北京：北京大学医学出版社,2011.

［3］ 熊利泽,邓小明.中国麻醉学指南与专家共识(2017版)［M］.北京：人民卫生出版社,2017.

［4］ 王爱忠,范坤,赵达强.超声引导下的神经阻滞技术［M］.上海：上海交通大学出版社,2019.

［5］ Admir Hadzic主编,李泉主译,外周神经阻滞与超声介入解剖［M］(第2版).北京：北京大学医学出版社,2016.

［6］ 邓小明,姚尚龙,于布为,等主编.现代麻醉学(第5版)［M］.北京：人民卫生出版社,2021.

［7］ 王天龙,刘进,熊利泽,主译.摩根临床麻醉学(第6版)［M］.北京：北京大学医学出版社,2020.

［8］ 郭曲练,姚尚龙主编.临床麻醉学(第4版)［M］.北京：人民卫生出版社,2016.

第七章

麻醉监测技术

第一节　心血管监测

1. 血压是如何形成的?

血压是心脏射血和外周阻力的相互作用。在心室收缩期内,由于外周血管阻力的存在,只有约 1/3 的血液流至外周,其余 2/3 被贮存在大动脉内,对大动脉形成侧压力,从而形成较高的动脉血压。由于大动脉管壁具有弹性,心室收缩做功提供的能量,除推动血液流动和升高血压外,还有一部分转化为弹性势能贮存在大动脉管壁中。心室舒张时,被扩张的大动脉管壁发生弹性回缩,将贮存的弹性势能释放出来,转换为动能,推动血液继续流向外周。

2. Riva-Rocci 法如何测量血压?

意大利医生 Scipione Riva-Rocci 在前人血压测量研究基础上改制的血压计,由袖带、压力表和充气球三部分构成。测量血压时,将血压袖带平铺缠绕在手臂上部,用手捏压充气橡胶气球,用手触摸感受桡动脉搏动,同时观察压力表的数值,随着充气增加,桡动脉搏动逐渐减弱,以桡动脉搏动消失时的压力值作为动脉收缩压。由于是 Riva-Rocci 首先描述,便将此法称为 Riva-Rocci 法。

3. Riva-Rocci 法改良回流技术(Return to Flow Technique)如何测量血压?

使用 Riva-Rocci 法测量血压时,当桡动脉搏动逐渐减弱至消失时继续充气适量,然后开始逐渐使袖带放气,当消失的桡动脉搏动重新出现时,压力表上出现的数值便记作动脉收缩压。重新出现的动脉搏动还可通过同侧的指脉氧饱和度仪或动脉置管后压力波形获得。此外,此法不可测量舒张压。

4. Korotkoff 音是什么?

1905 年,俄国学者 Korotkoff 发现,测量血压时随着袖带的充气和放气,从袖带下的听诊器中可听到血流冲击血管后发出的冲击音。为纪念他,该冲击音就被命为 Korotkoff 音。Korotkoff 音分 5 期,袖带放气时,第一次出现的声音,为 1 期音;压力继续下降,声音转为柔和,为 2 期音;继续下降,变为与 1 期相似的加强音,为 3 期音;下降至声音突然减弱而低沉时,为 4 期音;当压力下降至声音消失,为 5 期音。

5. Korotkoff 法如何测量血压?

为了同时测量动脉收缩压和舒张压,Korotkoff 发明了一种基于 Korotkoff 音的听音法,此法包含血压测量计、袖带和听诊器 3 个部件。1 期音中第 1 次 Korotkoff 音对应的压力值认为是收缩压,4 期音或 5 期音对应的压力值认为是舒张压。

6. Korotkoff 法有哪些不足?

Korotkoff 法测血压高度依赖血流冲击血管产生 Korotkoff 音。一些原因,如心源性休克、高剂量缩血管药物输注等,会减少外周动脉的血流,使 Korotkoff 音减弱或消失,从而低估血压;相反,袖带下组织的顺应性低,如遇到寒战患者,则需更大袖带压去阻断血流产生 Korotkoff 音,从而造成假性高血压;严重动脉钙化的患者,即使袖带充气到最大压力,袖带末端仍可以感知动脉搏动,无法准确测量血压。

7. 如何准确通过 Korotkoff 法准确测量血压?

首先,选择一个合适的充气袖带,袖带气囊的长度为臂围的 80%,宽度为臂围的 40%。一般讲大尺寸的袖带工作性能优于小尺寸的;其次,袖带气囊残余气体完全排出后,应将气囊紧贴于动脉正上方;袖带放气速度不可过快,应缓慢而均匀,以便产生清晰可辨的 Korotkoff 音。

8. 自动间断装置测量血压的原理是什么?

多数 NIBP 自动测量基于示波法,气囊放气到一定程度,血流可通过血管,产生振荡波,振荡波通过气囊传到压力传感器被感知。气囊不断放气,振荡波愈来愈大。一定程度放气后,由于袖带和上臂接触越松,因此压力传感器感知的压力及波动愈来愈小。示波振幅最大时刻压力接近直接动脉压,定为平均动脉压(MAP),从 MAP 向前寻觅峰值的 45%(25%～50%)的波动点,为收缩压,向后寻觅峰值75%的波动点,对应的压力为舒张压。

9. 围术期无创血压监测袖带放左侧还是右侧上臂?

通常右上臂比左侧血压高 5～10 mmHg,首次测量推荐同时测量双侧上臂血压,以数值较高侧手臂测量的血压值为准。实际工作中,考虑到患者建立外周静脉通路、手术操作、乳癌术后、动静脉瘘等情况,应尽量避开上述侧肢体。鉴于通常NIBP 采用示波法,血压可靠程度为平均动脉压＞收缩压＞舒张压。因此,血压数值准确解读的意义更大。

10. 无创血压监测的并发症有哪些?

测量部位疼痛,受压部位瘀点瘀斑,肢体水肿,静脉淤血及血栓性静脉炎,外周神经病变,筋膜室综合征。

11. 直接动脉血压的测量原理是什么?

大致上分为数据采集、波形拟合及数据分析整合输出三部分。以飞利浦有创监测模块为例,置入的动脉导管、导管内的冲洗液体和动脉内的血液形成一个液压系统,模块的传感器实时感知血管内的压力变化,模块每秒采集 125 个信号点,然后抛弃异常信号(滤波),拟合出一条平滑的模拟曲线,通过计算一段时间内的动脉拟合波形下面的面积平均值,即为 MAP,拟合波形的波峰和波谷值分别为收缩压和舒张压。

12. 经皮动脉穿刺置管的适应证是什么?

① 需连续、实时监测动脉血压;② 涉及药物性或机械性心血管操作;③ 需要多次重复动脉采样的;④ 不能使用无创间接血压监测;⑤ 需要通过动脉穿刺置管获取更多相关血流动力学参数;⑥ 需要监测 PPV 或 SVV 来进行容量预测及管理。

13. 经皮动脉穿刺置管血压监测的并发症是什么?

① 肢体远端缺血、假性动脉瘤、动静脉瘘;② 穿刺部位出血、血肿;③ 动脉栓

塞;④ 局部感染、脓毒症;⑤ 外周神经病变;⑥ 数据的错误解读;⑦ 测压装置的错误使用。

14. 可用作动脉穿刺置管的部位有哪些?

① 桡动脉,最常用;② 尺动脉,安全性类似桡动脉,在同侧桡动脉穿刺失败后同样可行;③ 肱动脉,尽管没有侧支循环,但大量循证数据证实,肱动脉穿刺置管安全可行,无明显远期并发症,需血栓切除等严重并发症发生率罕见;④ 足背动脉、胫后动脉及颞浅动脉多用于小儿;⑤ 腋动脉,适应于长期监测有创动脉压力的情况;⑥ 股动脉,安全性类似于上述部位。

15. 如何合理选择动脉穿刺用导管?

首先,导管的直径大小用 G 来表示,G 是 gauge 的缩写,G 越大,直径越小。长度用英寸表示,1 英寸=25.4 mm。常用的动脉穿刺用导管有 18~24G(包括普通长度及长度加长版),实际使用应根据具体穿刺动脉的部位深浅及动脉实际直径大小选择合适的导管。简单来讲,成人肱动脉及股动脉置管,应选择 20G 加长版,桡动脉选择 20G 普通长度版,足背动脉选 22G 普通版,儿童选择 22~24G 普通版,婴幼儿、新生儿选择 24G 普通版。

16. 桡动脉穿刺置管的优缺点是什么?

优点:桡动脉位置浅表;桡动脉和尺动脉之间有良好侧支循环;创伤小、痛苦少、易于压迫和止血,血管并发症少;不影响抗凝或溶栓药物连续使用;术后可拔除下地活动;过度肥胖股动脉穿刺困难不易止血者;有下肢深静脉血栓或有肺栓塞病史者。缺点:长期置管影响手部活动。

17. 肱动脉穿刺置管的优缺点是什么?

优点:动脉管径大,容易穿刺;肱动脉直径大,导管远端缺血风险一定程度上不大。缺点:肱动脉局部无侧支循环,肱动脉远端缺血风险一定程度上增加;肱动脉置管接近肘关节,限制关节活动;患者舒适度差;多次穿刺容易形成局部血肿。

18. 股动脉穿刺置管的优缺点是什么?

优点:动脉管径大,容易穿刺;股动脉远端肢体缺血风险小;股动脉压力波形更接近主动脉及根部的压力波形。

缺点：动脉置管常需要更长的导管联合导丝穿刺引导；由于接近腹股沟区，导管相关感染风险增加；盆腹腔内出血、血肿风险增加。

19. 足背动脉穿刺置管的优缺点是什么？

优点：位置表浅，容易触摸；局部组织紧密，巨大血肿风险小；不限制上肢活动。

缺点：穿刺疼痛感更明显；动脉细弱，置管难度增加；血栓风险增加；长期置管影响下床活动。

20. 有创血压测量装置的组成有哪些部分？

动脉导管、测压延长管、传感器、开关阀、冲洗装置、放大器及记录仪。

21. 理想的有创血压测量装置特点是什么？

① 较高的固有频率；② 衰减系数合适，最佳的衰减系数通常为 0.6～0.7，此时波形精确地重复出现，超射最小；③ 共振超射较小；④ 良好频率反应性，能对变化超过 100 Hz 速率的变化压力做出相应的反应；⑤ 持续的冲洗装置，持续冲洗装置有助于避免衰减，或避免远端栓塞等并发症；⑥ 校零准确、容易。

22. 有创血压测量装置的传感器放置位置是哪里？

一般讲，传感器应放置在平心脏（主动脉根部）水平。平卧位在腋中线第 4 肋间，但特殊体位要特殊放置。如坐位，要保证最容易缺血部位（大脑的灌注），则需将传感器放置在最高位置（常齐中耳水平），但要注意此时的零点是平大脑，而不是平主动脉根部。需注意此时的零点高于主动脉根部，此时主动脉根部血压是高于测量血压值的。

23. 如何校零有创血压？

监测开始前，将传感器位置处三通（注意不是其他位置三通，因为校零的是传感器，而非三通）开放并暴露于周围大气压中，此时监护仪上会出现一条平直的直线，触摸或选择监护仪上的"校零/Zeroing"，开始校零，成功完成后屏幕上会出现"校零完成"或"0/0 mmHg"。此时便确立了一个传感器—大气压参考压力值（注意此时传感器的实际感知压力不一定为 0/0 mmHg），校零以后的血管内压力均以此参考值为参考，若测量值为 150/80 mmHg，则表示血管内压力以此时的传感器—大气压作为参照值为 150/80 mmHg。

24. 体位改变时,是否需要,改变传感器位置?

血压校零后,便需要将校零后的血压"零"参考点置于患者合适的位置。体位改变时,若心脏/主动脉根部与"零"参考点的相对位置未发生变化,则无需改变传感器位置,如平卧为改为俯卧位。若体位变化改变了心脏/主动脉根部与"零"参考点的相对位置,则需重新放置传感器到合适的位置。但需注意特殊体位下基于最易缺血器官灌注保证下的传感器位置放置。

25. 体位改变时,是否需要重新校零有创血压?

首先必须明确,校零(Zeroing)与零参考点放置(Leveling)是 2 个完全不同的操作和意义的步骤,不可混为一谈。如前所述,零点的获取是通过传感器三通处的液体—空气交界处压力与周围大气压开放所得。体位改变时,周围大气压并未发生明显改变,即传感器三通处的液体—空气交界处压力与周围大气压的相对关系未变,因此不需要重新校零。

26. 有创血压测量装置的冲洗液要求?

① 可持续冲洗,通常使用加压装置;② 能有效防止液—压系统血栓形成,通常需加入肝素,稀释浓度为 1~2 IU/mL。但需注意肝素大量入血有引发肝素诱导血小板减少症的发生,在高风险血小板减少患者情况,可不加肝素抗凝;③ 系统密闭,能够防止和排除气泡。

27. 正常有创动脉血压波形有哪几部分?

动脉波形通常有前向波和反射波组成。前向波由主动脉根部近心端产生,迅速向外周动脉传播。反射波是前向波向外周传播遇到阻碍产生的逆向传播的波。实际显示屏上的动脉波形由这 2 部分波融合而成。具体讲由波谷、上升支、升支肩部、波峰、下降前支、反射点、重搏波、下降后支组成。

28. 常见的异常动脉血压波形有哪些?

上升支代表快速射血期,上升支平坦常见于容量不足、心肌收缩乏力或主动脉瓣狭窄;上升支过于陡峭常见于动脉硬化、弹性下降、使用缩血管药物或交感兴奋。

下降支包含减慢射血期和心室舒张期,下降前支过于陡峭,常见于容量不足、动脉硬化和主动脉瓣关闭不全；下降后支过于陡峭常见于容量不足或外周阻力下降。

29. 如何通过动脉导管准确获取血气分析的血样？

有创血压监测系统因有冲洗液和传导延长管的存在，若通过三通抽取血样进行临床检验，则需考虑抽血部位到导管前端这段距离的稀释血（血样前抽取血量）。针对不同的检验指标，血样前抽取血量的多少影响不同，对于 PO_2 和 SaO_2，抽取 2 倍血样前血量即可保证没有统计学差异；如要保证 pH、HCO_3^-、PCO_2 没有统计学差异，则需抽取 3.6 倍血样前血量；对于电解质分析，即使抽取 5 倍血样前血量，也无法保证统计学差异消失。但对于具有临床意义的差异精确度，抽取 2 倍血样前血量即可。

30. 唯捷流（Vigileo）是什么？

Vigileo 全称为 Flotrac-Vigileo 监测系统，由 Flotrac 传感器和 Vigileo 监测仪两部分组成。该监测方法通过 Flotrac 传感器采集患者外周动脉压力波形，结合患者年龄、性别、身高、体重、体表面积所得到的 SV 进行运算分析，从而得到心输出量/心排指数（CO/CI）、每搏量/每搏指数（SV/SVI）、外周血管阻力/外周血管阻力指数（SVR/SVRI）、每搏量变异度（SVV）等血流动力学指标。

31. 唯捷流（Vigileo）监测的原理是什么？

APCO 监测原理是以 CO＝PR×SV 公式为基础。PR 为 Flotrac 传感器经患者外周动脉采集的脉率，σ_{AP} 代表动脉压力标准差，是评估脉搏压的指标，χ 是通过对动脉波形分析得出的函数，与患者的年龄、性别、体表面积及血管顺应性等相关，是评估患者个体不同情况下血管张力的指标，σ_{AP} 与每搏输出量成正比，与主动脉顺应性成反比。因此，APCO 监测技术是通过血流动力学模型，将血流与动脉压力联系起来。通过 Flotrac 公式，即 APCO＝PR×（σ_{AP}×χ）计算瞬时的 CO。监测过程中，SV 值每 20 秒自动更新一次，因此 Flotrac 监测所得的数值具有动态和及时特点。

32. Vigileo 的局限性是什么？

首先，Flotrac/Vigileo 在监测数据上不能提供右房压、肺动脉压和 PCWP 等参数，评价右心功能有限制性；其次，SVV 监测只可应用于控制性机械通气的患者，且 SVV 只能反映患者在一定范围内的血容量变化;再者,Flotrac/Vigileo 不适合监测严重心律失常患者和使用主动脉球囊反搏的患者。此外,目前还没有儿科患者应用 Flotrac/Vigileo 的报告。

33. 每搏变异度是什么?

每搏变异度即 SVV,是应用 Flotrac/Vigileo 系统监测循环相关指标中的一项重要指标。SVV 通过$(SV_{max} - SV_{min})/SV_{mean}$计算得到,在反映患者前负荷状态的同时,还可及时、准确地反映液体治疗反应。SVV 是以心肺交互作用为基本原理,融合了循环系统状态和呼吸运动对血流动力学的影响,因此,对患者血容量状态的评价具有全面、准确等特点。

34. 每搏变异度的使用条件是什么?

① 机械通气患者;② 潮气量为 8 mL/kg;③ 无明显心律失常。

35. 每搏变异度预测容量反应性原理是什么?

左心室每搏量(SV)在机械通气中呈现周期性变化,在吸气末达到最大值,在呼气末达到最小值。机械通气引起的左室 SV 变化幅度大,提示左右室处于心功能曲线的上升支,反之提示至少一个心室处于心功能曲线的平台期,液体反应性差。研究分析报告指出,以 SVV>13% 为阈值,预测液体反应性的灵敏度和特异度均最高。

36. 脉压差变异度是什么?

脉压差变异度即 pulse pressure variation(PPV),1999 年被 Frédéric Michard 首次描述并研究发现,在机械通气患者中 PPV 与左室每搏量有良好相关性。PPV 与 SVV 相似,同样是基于心肺相互作用,利用机械通气条件下,呼吸周期中胸腔内压力变化引起的每搏量的变化。

37. 脉压差变异度的使用条件是什么?

① 机械通气患者;② 潮气量为 8 mL/kg;③ 无明显心律失常。

38. 脉压差变异度如何预测容量反应性?

PPV 是基于心肺相互作用,反映心脏动态前负荷储备的指标。在机械通气条件下,吸气相时胸膜腔内压增高导致体循环静脉回流减少,肺间质毛细血管受压,使右心室前负荷降低后负荷升高,右心室每搏量降低,进入左心的血量减少,导致左心室前负荷降低,每搏量下降,体循环动脉压降低。呼气相与之相反。在一个呼吸周期连续监测血压中的最大脉压值与最小脉压值的差值除以这两个值的平均值为 PPV,其数值不应超过 13%~17%,更大的变异性代表着患者前负荷储备较低,对容量有较大的反应性。

39. 收缩压变异度监测的临床意义?

在临床工作中,患者发生潜在的血容量不足或慢性失血的情况较常见。收缩压变异度(SPV)是一种简单、敏感、准确的血容量监测指标。低血容量会引起 SPV 大幅增加,可以判定患者前负荷储备状况。SPV 与左心室舒张末期容积有很好的相关性,用于评估左心室前负荷和心功能状态,判断术中血容量变化,指导容量复苏治疗。

40. 中心静脉穿刺置管的适应证?

① 需监测中心静脉压;② 肺动脉置管和压力监测;③ 经皮静脉内心脏起搏;④ 临时性血液透析;⑤ 药物输注,如化疗药物、高浓度血管活性药物、长时间抗生素治疗、外周静脉刺激性药物等;⑥ 大手术或创伤时,需要大量快速液体输注;⑦ 抽吸空气栓子;⑧ 外周静脉建立困难或不足;⑨ 需要多次重复血样采集等其他适应证。

41. 中心静脉穿刺置管的禁忌证?

无绝对禁忌证,相对禁忌证为穿刺部位感染、创伤或静脉血栓形成;有严重出凝血功能障碍时,慎用锁骨下静脉部位穿刺,最好在其纠正后再行穿刺。

42. 中心静脉导管的穿刺置入部位如何选择?

穿刺置入部位选择需综合考虑置管适应证、病情、医师操作技术经验等情况。颈内静脉常是首选部位,其解剖位置固定、变异少、易辨识、离上腔静脉近且直、成功率较高,但不适合头颈部手术、颈部活动受限患者。锁骨下静脉适合急性容量复苏和长期经静脉治疗或透析患者,但易发生气胸或血胸。颈外静脉可作为替代穿刺部位,但操作难度大,易导致静脉损伤。股静脉多用于颈内和锁骨下静脉无法穿刺时选择,但血栓和感染风险较大。

43. 定位中心静脉导管尖端位置的意义？

　　中心静脉导管尖端位置是影响导管使用时间和有无并发症的最主要的独立因素。临床实际中，导管尖端位置可因呼吸、心跳、颈部伸屈、体位改变等因素而平均移位 2～3 cm（甚至 3～10 cm），最终不在上腔静脉者 4.5％，不在最佳位置发生率10％～40％，容易伤及腔静脉。同时，位置过浅或过深会造成 CVP 测量不准、导管脱出、血栓形成、进入心房引起心律失常、损伤心肌或瓣膜等并发症。

44. 中心静脉导管的导管尖端位置不同有何临床意义？

　　若把中心静脉导管尖端位置从远端至近端依次分为 5 区，Ⅰ区为头臂静脉，Ⅱ区为上腔静脉上 1/3，Ⅲ区为上腔静脉中间 1/3 处，Ⅳ区为上腔静脉下 1/3 处，Ⅴ区为右心房或下腔静脉处。导管尖端位置从Ⅰ区到Ⅳ区，血栓发生和导管功能障碍发生风险依次降低，在上腔静脉与右心房交界处无论血栓发生还是导管功能障碍发生率均最低（1.5％ vs 0.00％），到Ⅳ区时，血栓发生和导管功能障碍发生率均再次升高（5.6％ vs 5.6％），风险介于Ⅱ区和Ⅲ区。

45. 如何定位中心静脉导管尖端位置？

　　总的来讲，定位方法应遵循个体化原则，需要充分利用超声或影像学方法。① 通过体表解剖位置定位导管长度，位置不达标比例为 50％左右；② X 线胸片是最易获得的方法，可作为首选方法；③ 带腔内定位电极的导管，通过典型的 P 波变化来获得最佳位置；④ TEE，可清楚显示上腔静脉和右心房交界区结构，但是无法显示上腔静脉上端，且容易受空气影响，TEE 置入食管，会使清醒患者产生不适；⑤ DSA，只可在设备齐全的放射单元中进行，且不适合碘剂过敏和妊娠者；⑥ 普通超声，无法显示完整头臂静脉、上腔静脉等结构。

46. 正常的中心静脉压力波形是什么？

　　正常的 CVP 压力波形主要由特征性的 a 波、c 波、v 波 3 个正波以及 x 降支和 y 降支两个副波构成。a 波代表左心房收缩，c 波源于二尖瓣关闭和左心室等容收缩，v 波是左心房充盈和左心室收缩使二尖瓣向心房膨出产生。v 波常高于 a 波。因左心房和心室的收缩间期较短，a、c 波常融合成 a－c 复合波。x 降支出现在收缩中期，此时心房舒张，y 降支出现于舒张早期，此时为心室充盈早期。

47. 常见的异常中心静脉压力波形有哪些?

① 房颤:a 波消失、c 波明显;② 房室分离:大炮 a 波;③ 三尖瓣反流:收缩期 c-v 波宽大、x 降支消失;④ 三尖瓣狭窄:a 波高大、y 降支平坦;⑤ 右心室缺血:a-v 波高大、x 降支和 y 降支陡峭、M 或 W 样改变;⑥ 心包缩窄:a-v 波高大、x 降支和 y 降支陡峭、M 或 W 样改变;⑦ 心包填塞:x 降支明显、y 降支降低;⑧ 呼吸影响:需在呼气末测量。

48. Swan-Ganz 漂浮导管是什么?

是进行肺动脉压(PAP)和肺毛细血管契压(PCWP)测量的工具。全长 110 cm,每 10 cm 有一刻度,气囊距导管顶端约 1 mm,可用 0.8~1 mL 的空气或二氧化碳气充胀,充胀后的气囊直径约 13 mm,导管尾部经一开关连接注射器,用以充胀或放瘪气囊。导管顶端有一腔开口,可做 PAP 监测,此为双腔心导管。三腔管是在距导管顶部约 30 cm 处,有另一腔开口,可做右心房压力监测。如在距顶部 4 cm 处加一热敏电阻探头,就可做心输出量的测定,此为完整的四腔气囊漂浮导管。此导管由 Jeremy Swan 和 William Ganz 等设计并引入临床应用,所以称之为 Swan-Ganz 导管。

49. 肺动脉导管放置的适应证?

外科手术患者是否具有放置肺动脉导管(PAC)的适应证,应从以下方面考虑:① 患者健康状态:ASA IV 或 V 级、存在器官功能障碍或死亡高风险的高危患者;② 特定外科手术给患者带来的风险:外科治疗方案可能导致血流动力学紊乱,增加心、肺、脑血管及肝肾损害的风险,术中放置 PAC 可能使患者受益;③ PAC 放置的条件和人员特征(医生是否受训、技术支持等)。综合考虑上述情况,评估 PAC 放置风险/获益比,以期降低病残率和死亡率,改善患者转归。

50. 肺动脉导管放置的禁忌证有哪些?

绝对禁忌证:持续室性心动过速或室颤高危患者、右心系统占位或血栓形成、三尖瓣重度狭窄、三尖瓣机械瓣置换术后、右室流出道或肺动脉瓣重度狭窄。相对禁忌证:严重心律失常、凝血功能障碍、严重感染、近期放置起搏导管者、急性肺栓塞等。

51. 肺动脉导管可监测哪些参数？

肺动脉导管所测到的参数主要有三部分：血管内压力、心排出量和混合静脉血氧饱和度。根据所测参数，又可计算出衍生血流动力学参数。具体讲，可监测中心静脉压（CVP）、肺动脉压（PAP，包括肺动脉收缩压、舒张压和平均压）、肺动脉楔压、心排血量和心脏指数（CO/CI）、每搏量/每搏指数（SV/SI）、体循环阻力（SVR）、肺循环阻力（PVR）、SvO$_2$。从PAC得到的参数不应孤立地进行解释，应结合相关参数和临床状态进行分析，以增加评估的准确性。

52. 正常的肺动脉压力波形是什么？

整体讲，肺动脉压力波形与外周动脉压力波形相似，具有上升支、波峰及下降支。但有几点区别。正常情况下，PAP上升支稍早于桡动脉压力上升支，反映了左室较长时间的等容收缩及血流从主动脉流向桡动脉的传导时间。当心脏传导异常时，PAP与体循环动脉血压之间的时间关系发生改变。左束支传导阻滞延缓左心室收缩，因而桡动脉压力更加延迟。右束支传导阻滞则具有相反的效应。

53. 正常的肺动脉楔压波形是什么？

记录到的肺动脉楔压（PAWP）波形与CVP波形相似，表现为典型的a（a-c）波和v波。当a波和v波波幅较小时，PAWP显示一个平均压力值。当波幅较大时，a波峰压反映舒张期末的心房收缩压，为预测左心室功能失调患者LVEDP最准确的指标；二尖瓣关闭产生c波，左心房充盈和左心室收缩使二尖瓣向心房膨出时产生v波，v波的幅度常用于评估二尖瓣反流的严重程度。

54. 肺动脉楔压是什么？

肺动脉楔压（PAWP）通常是应用Swan-Ganz气囊漂浮导管经血流漂浮并楔嵌到肺小动脉部位，阻断该处的前向血流，当肺小动脉被楔嵌堵塞后，堵塞的肺小动脉段及与其相对应的肺小静脉段内血液即停滞，成为静态血流柱，其内压力相等。此时导管头端所测得的压力即是PAWP。静态血流柱的远端即是引流肺静脉的结合点。持续静态的血流柱将嵌顿的导管顶端与邻近LA的肺静脉结合点连接起来，由于大的肺静脉血流阻力可以忽略不计，故PAWP等于肺静脉压即左房压。

55. 正常的左房压力波形是什么？

正常左房压力（LAP）波形由a-c复合波和v波组成。a-c复合波由左房收缩引起,出现在心电图 P 波之后。c 波难以识别的主要原因：① 左房的 c 波不如右房明显；② 心房收缩开始时,心室收缩的间期在心脏左侧较右侧短,导致左房的 a 波与 c 波趋向重叠形成 a-c 复合波。a 波后的降支称为 x 波,是左心房舒张所致。v 波是左房充盈时血流冲击关闭的二尖瓣所致,其出现在心电图 T 波之后,正常情况下较 a 波小。v 波后的降支称为 y 波幅度,由二尖瓣开放血液流入左室所致。

56. 常见的异常左房压力波形有哪些？

房颤患者由于有效的左房收缩消失,而致 a 波消失。任何引起舒张末 LAP 增加的心功能异常均可增加 v 波幅度,如二尖瓣关闭不全致二尖瓣反流可增加 v 波幅度。v 波幅度的突然增大可提示瓣膜功能的急性缺失,多见于心脏术后急性心肌梗死致二尖瓣乳头肌断裂。

57. 肺动脉压监测特异性伪差有哪些？

PAP 有 2 个独特的压力监测伪差。① 当导管撞击心脏壁或肺动脉壁时,移动的导管内会有液体加速并产生伪差压力波形,表现为锐利的钉样形状,常见于三尖瓣关闭后右心室开始收缩时的 PAP 曲线或 PAWP 曲线上。通过前送或回撤 Swan-Ganz 导管,重新定位,以期消除伪差；②"过度楔嵌",见于导管向远端移位,气囊偏心性充盈导致头端紧贴肺动脉壁而闭塞,此时导管记录到逐渐升高的非搏动性压力。回撤导管即可解决该问题。

58. 利用中心静脉压评估前负荷优缺点及注意事项？

优点：测压通路建立方便,并发症少,同时中心静脉导管可较长时间留置,监测方便。缺点：CVP 由心功能和回流功能相互作用决定,CVP 预测及评估前负荷是基于一定的前提条件—静态 CVP 与液体反应性,动态 CVP 与液体反应性均不总是可靠,有时候甚至是错误的。CVP≠前负荷,CVP 对容量的评估需结合其他血流动力学参数、床旁超声、腹内压监测及临床表现等结合,以动态、辨证、个体化的眼光来综合解读 CVP 其变化。

59. 围术期监测心输出量的意义是什么？

一些重症患者,虽然动脉血压尚在正常范围,但此时的心输出量已经明显低于正常,全身器官处于低灌注状态。而心输出量是一个由前负荷、心脏功能及后负荷共同作用的结果,心输出量的动态监测联合其他参数可以提供整个循环因素近乎全面的监测,不仅可以发现影响收缩功能的因素,还有助于及早发现影响器官灌注的其他因素,从而进行早期干预,改善预后。

60. 心输出量的监测方法有哪些?

① 指示剂稀释法:Fick 法、染料稀释法、热稀释法、锂稀释法;② 阻抗法:根据胸腔电阻抗的动态改变来测定;③ 成像法:超声、磁共振;④ 新型法:部分二氧化碳重吸入法、脉搏轮廓分析法等。

61. 混合静脉血是指哪里的血?

混合静脉血是指从全身各部分组织回流并经过均匀混合后的静脉血,即上腔静脉和下腔静脉血混合后的血样,一般常指肺动脉的血样。

62. 混合静脉血的取样部位是哪里?

从肺动脉内取得的血是最为理想的混合静脉血标本。Swan-Ganz 导管的另一项作用是可从肺动脉中获得混合静脉血标本。静脉血的氧含量根据血液流经部位的不同而有区别,经过肾脏回到下腔静脉的血流量较大,这部分血液直接参与氧代谢的比例较小,汇入下腔静脉后使下腔静脉的回心血液氧含量较高。心肌组织的氧摄取率较高,氧消耗也较大,故由冠状静脉窦进入右房的血液氧含量较低。来自上腔静脉、下腔静脉和冠状静脉窦的血液经过右室才被较好的混合。所以,肺动脉内的血液才是最为理想的混合静脉血。

63. 混合静脉血氧监测的意义?

由于混合静脉血氧饱和度来自全身灌注血管床的静脉血氧饱和度的平均值,其数值不反映某一器官的灌注,而是反映全身的氧供和氧耗平衡状态,可用于判断组织的氧合状态。此外还可用于判断、评估血容量、心排量,指导液体治疗和判断预后。

64. 右心功能监测的意义?

① 随着右心、右心疾病及右心功能在疾病发展和预后中的重要作用被相继认识后,右心功能的评估已经成为临床不可回避的问题;② 从发病率和死亡率来看,右心功能不全在重症中的比例并不低,如肺心病、严重感染致右心功能不全,急性右心肌梗死等;③ 左心和右心相互影响,右心功能不全会直接导致左心前负荷的不足,引起循环障碍;④ 右心功能的监测对容量反映和前负荷也意义重大。

65. 体循环血管阻力如何监测？

体循环阻力是指体循环过程中的血流阻力，它来源于血液流动时和血管壁之间的摩擦阻力和血液内部的摩擦阻力。与血黏度、血管长度、弹性及血管半径等有关。根据平均动脉压（MAP）、右心房压（RAP）、心输出量（CO）等监测参数，可快速求出体循环阻力（SVR）值。正常人的取值范围为：$800\sim1\ 200\ \text{dyn}\cdot\text{s}/\text{cm}^5$。

66. 肺循环血管阻力如何监测？

肺循环血管阻力的监测主要依靠肺动脉导管。导管通过右心置入肺动脉，可监测肺动脉压（PAP）、肺动脉楔压（PAWP）、平均肺动脉压（mPAP）。肺血管阻力（PVR）＝（mPAP－PAWP）/CO×80，CO 为心输出量，PVR 正常值小于 $250\ \text{dyn}$ 簸 s/cm^5。

67. Allen 试验是什么？

Allen 试验最初由 Allen 医生描述用于诊断 3 名血栓闭塞性脉管炎患者的尺骨循环闭塞性疾病。若怀疑尺动脉阻塞，检查者将一个拇指轻轻放在桡骨上，其余四个手指放在患者手腕后面轻轻地握住手腕。患者双手尽可能握紧拳头一分钟，挤压手上的血液；然后保持对桡动脉的压迫时，患者松开拳头，注意手和手指的颜色恢复。在动脉树完整的个体中，手掌应迅速恢复红润。＜6 秒正常，7～15 秒为可疑，＞15 秒未变红润说明尺动脉血供有障碍。

68. Allen 试验的临床意义？

尽管目前很多麻醉科医生在桡动脉穿刺置管前会做 Allen 试验或改良 Allen 试验来预测桡动脉置管后远端缺血的风险，但是 Allen 试验本身对缺血的预测价值尚不确定。大量临床研究发现，在出现远端缺血的患者中，部分 Allen 试验是正常的；相反，在 Allen 试验异常的患者中，部分桡动脉置管并未出现远端缺血并发症。提示 Allen 试验与远端血流几乎不具有相关性，因此，试图通过 Allen 试验来避免桡动脉置管后的远端缺血风险是不可行的。

第二节　超声监测

69. 超声成像的基本原理？

现代超声诊断仪均应用回声原理，由仪器的探头向人体发射一束超声进入人体,并进行线形、扇形或其他形状的扫描。当声束遇到不同声阻抗的两种组织交界面,一部分能量会穿透界面继续向前传播,这一透射声波在到达下一界面会再次发生透射和反射。剩下的能量将反射回来,由探头接收后,经过信号放大和信息处理,显示于屏幕上,形成一副人体的断层图像,称为声像图或超声图,供临床诊断用。

70. 超声模式的类型有哪些?

常用的超声有 A 型、M 型、B 型和 D 型。A 是 amplitude 的首字母,称为振幅调制型,是以波形来显示组织特征的方法,主要用于测量器官的径线,以判定其大小。B 是 brightness 的首字母,因为被观察结构的回声或亮度取决于反射信号的强度,它用平面图形的形式来显示被探查组织的具体情况。M 是 motion 的首字母,常被用来分析结构的运动。D 是 Doppler 的首字母,专门用来检测血液流动和器官活动,又称为多普勒超声。

71. 超声监测中的重要参数

频率:表示质点在单位时间内完成的全振动的次数。分辨率:指辨别 2 种组织的能力,为显示器上刚好能区开的两点靶间距的实际距离;距离越小,分辨率越强。衰减:超声波在介质内的传播过程中,随着传播距离的增大,声波的能量逐渐减少,这一现象称为声波衰减。增益:增益是指信号的放大倍数,即输出信号的强度与输入信号强度的比值。

72. 多普勒成像的原理是什么?

当波源与接收器做相对运动时,接收器接收的频率与波源发出的波的频率不再一致,当两者距离随时间而变近时,接收器收到的频率升高,反之降低,其频率的改变与相对运动的速度有关,这一现象成为多普勒效应。超声多普勒法成像就是应用超声波的多普勒效应,从体外得到人体运动脏器的信息,进行处理和显示。

73. 人体组织的回声特点?

人体组织分为 3 类:气体和含气的肺脏、液体和软组织、骨骼和矿物化的组织。其中皮肤:中高回声;筋膜:薄的高回声,分界清晰;骨骼:骨皮质光带,后有声影。脂肪组织:单纯的脂肪组织皮下、体内呈低回声,混杂时为强回声。肌肉组织:有高回声界面分割的低回声影像表现,高回声的筋膜组织包绕肌腹,分割成不同的肌单元。血管：呈无回声管道，动脉壁回声强，静脉相反。

74. 超声探头的基本原理？

超声探头是超声设备上配备的声能—电能转换器，核心是压电晶体或复合压电材料，基于压电效应原理，既能将电信号变换为超声信号，又能将超声信号变换为电信号，即具有超声发射和接受双重功能。

75. 超声探头的种类有哪些？

超声探头按照不同的分类方法有不同的种类，但基本的工作原理是一致的。根据围术期的监测部位可分为腹部探头、心脏探头、食管超声探头、血管探头；根据形状可分为线形（矩形）探头、凸形探头和圆形探头；以上称呼均为临床称呼，准确的称呼应该根据探头标注的赫兹数区分，而不是说腹部探头只能用于腹部检查，心脏探头只能检查心脏。

76. 超声探头的选择原则？

探头设计成不同的样式和形状，主要是为了便于不同部位和检查目的，比如心脏探头小巧，便于从肋间扫查心脏。总的原则是根据临床需要、患者检查部位、自身条件和使用经验灵活选择，而非固定不变。一般对于表浅组织（<4 cm），选 7～14 MHz 探头，对于>6 cm，选 2～5 MHz 探头，对于 4～6 cm 组织，选 5～7 MHz 探头。表浅组织选线阵探头，深部组织选凸阵探头。

77. 耦合剂在超声监测中的用途？

超声波遇到空气后会衰减严重，如果探头直接接触人体表面，超声波也无法进入人体，也便不会产生回波用于诊断和检查，为了能够使超声波进入人体，便要用到超声耦合剂。超声耦合剂在超声检查中主要有 2 个作用：一是排除空气；二是传导超声。好的超声耦合剂首先自身气泡要少，因此在使用时能更好地排除空气。其次超声耦合剂的声速、声阻、盛衰特征尽量与人体皮肤相近，利于减少超声在探头和皮肤间传导时超声的强弱变化。

78. 超声检查的手法包括哪些？

① 滑动：短轴平面内沿目标滑动探头，有助于鉴别和追踪；② 倾斜：目标的回声亮度可随着探头倾斜角度改变而变化，有助于清晰显示；③ 加压：加压有助于探

头和组织更好的接触,增加了声波传导,助于改善图像质量;④ 旋转:旋转探头有助于从长轴和短轴角度全面观察目标。

79. 超声检查中的常见伪像有哪些?

① 多次反射(外混响);② 多次内部混响(振铃效应);③ 镜面反射伪像;④ 棱镜伪像;⑤ 回声失落;⑥ 声影;⑦ 后方回声增强;⑧ 声束厚度伪像(断层厚度伪像);⑨ 旁瓣伪像;⑩ 声速伪像。

80. 熟悉心脏解剖在 TEE 和 TTE 检查中的意义?

超声只是提供了一种更加有助于显示组织的方法,并没有改变组织原本的空间结构及毗邻关系,试图通过超声直接放置便可轻松识别、诊断及监测是不可能的。因此,熟悉和掌握心脏的解剖,特别是心脏的位置、体表投影和心脏各结构的毗邻关系,对于快速、准确地找到目标和相应切面,清晰显示并辨认正常组织和异常病变非常重要。

81. 经胸心脏超声有哪些轴向和平面?

由于心脏的矢状面、冠状面和横截面与人体的平面存在夹角,因此通常采用长轴平面、短轴平面与四腔心平面来描述心脏。心尖与心底的连线为心脏的长轴,与右肩—左腰线连线平行而垂直于前胸壁下切的平面;心脏的短轴与长轴垂直,与左肩—右腰线连线平行而垂直于前胸壁下切的平面。四腔心平面分为心间四腔心和剑突下四腔心,同时与长轴、短轴垂直,与人体冠状面成角较小。

82. 超声检查的标记点如何识别?

超声探头的一端有凸起(或凹陷、标识等)为标记点,在屏幕现实的图像定点的一端也有一个标记点与之对应。标记点的识别还可以在探头的表面涂上耦合剂后,用手指在一端轻压(或轻点),同时观察超声显示屏上的变化来确认标记点的方位。

83. 经胸心脏超声检查的体位?

通常将患者置于平卧位或左侧卧位(垫高右肩)。左侧卧位可使心脏贴近胸壁,有利于获取更加清晰的图像。同时,可以将患者左臂抬起以增加肋间隙宽度,从而获取很高的声窗,减少肋骨的干扰。

84. 经胸心脏超声的基本平面分别是什么？

　　① 胸骨旁左室长轴平面；② 胸骨旁左室短轴平面；③ 心尖四腔心平面；④ 心尖五腔心平面；⑤ 心尖两腔心及心尖左室长轴平面；⑥ 主动脉瓣短轴及右室流入流出道平面；⑦ 剑突下四腔心及剑突下下腔静脉纵轴平面；⑧ 胸骨上窝主动脉长轴平面。

85. 胸骨旁左室长轴平面获取方法？

　　探头置于前胸壁胸骨左缘 3～4 肋间，标记点朝向右肩，声束垂直于胸壁。滑动探头找到长轴平面，通过倾斜小幅度调整探头以获取最佳图像。

86. 胸骨旁左室长轴平面结构有哪些？

　　该平面显示的结构有左室心腔、右室心腔、左房、右室前壁、室间隔、左室后壁、主动脉根部、主动脉瓣、二尖瓣、冠状静脉窦及心包，多数情况下还可以看到左室心腔内乳头肌及腱索结构。

87. 胸骨旁左室长轴平面临床意义？

　　① 观察测量左右心室及左心房大小形态；② 测量室间隔和左室后壁厚度；③ 观察有无心包积液，并测量积液深度以半定性积液量；④ 观察有无因容量极度欠缺所致左室心腔收缩期游离壁与室间隔接触（KISS 征）；⑤ 观察二尖瓣及主动脉瓣膜状况及运动，有无增厚、钙化、僵硬及狭窄、关闭不全等；⑥ 可用 M 超快速获取 LVEF。

88. 胸骨旁左室短轴平面获取方法？

　　在获得胸骨旁左室长轴平面后，稳住探头，顺时针旋转约 90°，使标记点朝向左肩可获得胸骨左缘短轴基底部平面。在此平面上，将探头尾部稍向下倾斜，探头超声束稍向前胸壁抬起，可以获得胸骨旁左室短轴乳头肌平面。

89. 胸骨旁左室短轴平面结构有哪些？

　　该平面包含基底部、乳头肌和心尖部 3 个平面，可显示右室及左室短轴。此时右室呈半月形或 C 形，左室呈满月形或 O 形，左右室联合呈"CO"征象。短轴基底部平面可显示二尖瓣前叶和后叶，两者呈"鱼嘴"状；乳头肌平面可见前外和后内乳头肌；心尖平面可见左室心腔。

90. 胸骨旁左室短轴平面临床意义?

① 观察左室收缩运动,判断左室心肌收缩力有无受损;② 观察右室大小及室间隔运动,判断有无右室明显扩大,有无因容量过负荷或肺栓塞所致右室压力过高的征象(D 字征);③ 判断二尖瓣有无狭窄,测量瓣口面积;④ 乳头肌平面是观察左室收缩运动协调与否的最佳平面;⑤ 短轴 3 平面可观察有无室壁节段性运动障碍,判断有无心肌梗死及估计受累冠脉。

91. 心尖四腔心平面获取方法?

获得胸骨旁左室长轴平面后将探头向心尖部持续滑动,直至心尖显示在探头正下方中线即扇形图像顶点处,将探头顺时针旋转使探头标记点朝向患者左侧,将探头尾部下压,可获得心尖四腔心平面。

92. 心尖四腔心平面结构有哪些?

该平面在扇形左侧依次为右室、三尖瓣、右房、中间为室间隔和房间隔;扇形右侧依次为左室、二尖瓣及左房,有时左房外侧可见降主动脉短轴的圆形无回声暗区,左房上可见肺静脉开口。图像中左室呈椭圆形或子弹形,右室呈三角形。

93. 心尖四腔心平面临床意义?

① 观察左室、右室、左房及右房的形态、大小、是否有增大、心尖球形心等改变;② 观察室间隔及房间隔形态及血流有无异常改变;③ 测量心肌收缩力评估指标,如 LVEF 等;④ 测量二、三尖瓣血流频谱 E、A 峰及组织多普勒 E'、A'峰或肺静脉血流指标等判断心室舒张功能,估测肺动脉楔压;⑤ 评估二、三尖瓣瓣膜有无狭窄或反流,观察有无瓣膜病变及赘生物;⑥ 观察室间隔运动及左室后壁及侧壁的节段运动。

94. 心尖五腔心平面获取方法?

在获得标准心尖四腔心平面后,探头位置不变,将探头尾部稍下压,同时探头的超声束向前胸壁稍上抬,使第五个心腔(即左室流出道和主动脉根部)出现在图像 4 个心腔的结合处。以在心尖四腔心基础上清晰显示左室流出道的管形结构及主动脉瓣根部的影像为标准。

95. 心尖五腔心平面结构有哪些？

该平面除了显示四腔心的相关结构外，可看到左室流出道的管形结构及主动脉瓣结构。主动脉根部位于两个心房之间，根部可见主动脉瓣，左室流出道位于室间隔与二尖瓣瓣叶相接的部位。

96. 心尖五腔心平面临床意义？

① 观察主动脉瓣反流、测量主动脉血流峰速度、速度时间积分等指标；② 计算每搏量和心输出量；③ 通过计算主动脉血流峰值变异或速度时间积分变异辅助判断患者的容量情况。

97. 心尖两腔心及心尖左室长轴平面获取方法？

心尖两腔心平面：在心尖四腔心平面将左室移动到图像中线上，逆时针旋转探头 60°使标记点接近竖直朝上，且超声束基本平行于室间隔可获得左室及左房组成的心尖两腔心平面。

心尖左室长轴平面：在心尖四腔心平面将左室移动到图像中线上，逆时针旋转探头 120°（或在心尖两腔心基础上逆时针旋转探头 60°）可见左室、左房、主动脉流出道及主动脉根部组成的心尖左室长轴平面。

98. 心尖两腔心及心尖左室长轴平面结构有哪些？

心尖两腔心平面：可见左室、二尖瓣、左房、乳头肌及肺静脉等结构而完全没有右心的图像，左室的两个壁在图像上标记点一侧为前壁，另一侧为下壁。

心尖左室长轴平面：可见左室、左房、主动脉流出道及主动脉根部，左心室的两个壁在图像从左到右依次为后壁及前间壁。

99. 心尖两腔心及心尖左室长轴平面临床意义？

心尖两腔心平面：观察左室、左房的形态、大小，室壁厚度、二尖瓣情况及左室前壁及下壁节段运动。

心尖左室长轴平面：① 当在心尖四腔心平面测主动脉血流指标有困难时可尝试在此平面进行主动脉血流的测值；② 观察左室此两个心室壁的节段运动障碍。

100. 主动脉瓣短轴及右室流入流出道平面获取方法？

在胸骨旁左室长轴平面将主动脉瓣移动至扇形图像由顶点发出的中线上，顺时针转动探头约 90°使标记点朝向左肩,可获得主动脉瓣短轴平面,对心脏解剖足够熟悉者也可在前胸壁主动脉瓣投影处直接寻找主动脉瓣短轴平面。以图像正中清晰显示主动脉瓣短轴三个瓣叶结构,周围可见右房右室、左房及肺动脉主干等结构为标准。在主动脉瓣短轴平面小幅度调整探头可分别获得右室流入流出道、肺动脉及其分叉平面;以能清晰显示三尖瓣、肺动脉瓣处结构及肺动脉主干和左右分叉处结构为标准。

101. 主动脉瓣短轴及右室流入、流出道平面结构有哪些?

平面结构:主动脉瓣短轴和右室流入、流出道平面见主动脉瓣短轴在图像正中,可见主动脉瓣 3 个瓣叶开放时呈三角形,关闭时呈"Y"字形结构。主动脉瓣左侧为右心房,右房上缘为三尖瓣,连接的位于主动脉瓣上方、扇形顶点的结构为右室,往右是肺动脉瓣及肺动脉主干,图像右侧肺动脉主干往下是左右肺动脉分叉,图像上主动脉瓣正下方为左心房。

102. 主动脉瓣短轴及右室流入、流出道平面临床意义?

① 图像正中可见主动脉瓣及 3 个瓣叶,可评估主动脉瓣开合状况及有无增厚、钙化、赘生物等,可测量主动脉及肺动脉宽度以判断有无肺动脉高压;② 若于心尖四腔心平面进行三尖瓣血流测值质量不佳,可尝试在此平面测量;③ 怀疑大面积肺栓塞尝试可在此平面观察肺动脉主干或左右肺动脉分叉处有无栓子;④ 观察有无房间隔缺损;⑤ 有时可以看到先天性心脏病动脉导管未闭的血流改变。

103. 剑突下四腔心及剑突下下腔静脉纵轴平面获取方法?

探头置于剑突下,标记点朝向患者左下方,超声束朝向左肩和心脏方向,超声束垂直于左室长轴,可见剑突下四腔心平面在扇形图像右侧。

将剑突下四腔心平面中下腔静脉入右房开口处移动至图像中线位置,逆时针旋转探头使标记点朝向头侧,可见下腔静脉及肝静脉于下腔静脉的汇入口显示在图像中,即为剑突下下腔静脉纵轴平面。

104. 剑突下四腔心及剑突下下腔静脉纵轴平面结构有哪些?

四腔心平面:图像右侧为四腔心,左侧为肝脏,靠近肝脏的心腔为右室与右房,远离肝脏的心腔为左室与左房,其形态结构与心尖四腔心相似,相当于将扇形图像上心尖四腔心图像顺时针旋转约 45°获得。

下腔静脉纵轴平面：图像左侧为肝脏，下腔静脉长轴平行横卧于扇形图像远处 2/3 的位置，静脉管腔两个壁显示清楚，并且可以看到下腔静脉向扇形图像右侧汇入右房的开口及肝静脉汇入下腔静脉的开口。

105. 剑突下四腔心及剑突下下腔静脉纵轴平面临床意义？

四腔心平面：① 不受胸骨、肋骨及肺影响，当其他平面无法获得或所获图像质量差时，可在此平面获得良好的四腔心图像；② 还可调整探头获得左室长短轴、主动脉瓣短轴、双腔静脉、肺动脉—右室等平面，有利于多角度了解心脏；③ 当肺部病变使纵隔移位、心脏位置移动到右侧时，可尝试在剑突下寻找心脏位置，再在前胸壁相应区域寻找平面。

下腔静脉平面：通过测量下腔静脉宽度及变异评估患者容量，并可观察腹主动脉有无夹层等。

106. 胸骨上窝主动脉长轴平面获取方法？

将探头置于胸骨上窝，超声束指向左后下方的心脏方向，超声束平面与主动脉弓长轴平行，与人体解剖的冠状面及矢状面成一定夹角。

107. 胸骨上窝主动脉长轴平面结构及临床意义？

清晰显示升主动脉、主动脉弓及其分支、降主动脉、右肺动脉、部分左房及肺静脉等结构。靠近扇形定点的拱形结构为主动脉弓，有时可观察到向上的 3 个分支血管为无名动脉、左颈总动脉和左锁骨下动脉，主动脉弓包绕的结构为右肺动脉断面，再往下是左房的部分结构及左右各两支的肺静脉。此平面可观察主动脉弓夹层及一些先天性心脏病改变等，在重症超声中使用较少。

108. 经食管心脏超声是什么？

经食管超声心动图将安装在内镜尖端的小型食管超声探头从食管插入到心脏后方的左心房附近，从心脏后面观察心脏内部结构及血流信息的超声影像学诊断技术。

109. 经食管心脏超声与经胸心脏超声的优势分别是什么？

经食管心脏超声：① 从心脏后方扫描检查，不受胸壁结构和肺内气体干扰，可获得较好的超声切面和图像质量，适合肥胖、肺气肿、胸廓畸形或近期胸部手术后的患者;② 探头的频率高,对组织结构分辨力更高;③ 彩色多普勒信号更强;④ 能够获取的心脏解剖结构信息更多;⑤ 术中检查不干扰手术操作。

经胸心脏超声:① 简便易行;② 检查操作完全无创,对于气道和食管异常的患者是安全可靠的,无检查的并发症;③ 使用的超声频率较小,可以穿透较大的距离。

110. 经食管心脏超声检查的适应证是什么?

① 经胸心超检查显像困难,无法明确各种心脏、大血管形态和功能异常;② 循环功能障碍,如各类休克的鉴别诊断;③ 胸痛的鉴别诊断,如夹层动脉瘤和心肌梗死后并发症的鉴别;④ 心脏瓣膜功能检查;⑤ 获取心源性梗死诊疗决策所需的直接或间接征象;⑥ 创伤手术麻醉,需要排除心脏和大学的并发症,如心脏破裂、主动脉离断等;⑦ 围术期血流动力学监测,观察前后负荷、心肌收缩力和心肌舒张功能;⑧ 术中出现难以解释的低血压、低氧和低 $PetCO_2$,且难以纠正者。

111. 经食管心脏超声检查的禁忌证是什么?

绝对禁忌证:① 患者拒绝;② 活动性上消化道出血;③ 食管狭窄或梗阻;④ 食管撕裂或穿孔;⑤ 食管憩室;⑥ 食管裂孔疝;⑦ 先天性食管畸形;⑧ 食管术后不久。相对禁忌证:① 食管静脉曲张;② 凝血功能障碍;③ 纵隔放疗史;④ 颈椎疾病;⑤ 咽喉部占位。相对禁忌需权衡检查获益/风险比。

112. 经食管心脏超声检查的并发症是什么?

整体看,常见并发症轻微,一般不需特殊处理,偶有严重并发症。① 恶心、呕吐或呛咳;② 咽喉部黏膜损伤;③ 局部或全身麻醉药物过敏;④ 严重心律失常;⑤ 食管穿孔;⑥ 其他意外,如心肌梗死、急性心衰、休克或大出血。

113. 经食管心脏超声的探头运动有哪些?

经食管心脏超声探头呈长管状,运动受消化道影响,整体运动有 8 种:① 推进与后退:手握探头向食道远端或胃移动为推进,反之为后退;② 左转与右转:手握探头向患者左侧转动为左转,反之为右转;③ 前屈与后屈:使用操作柄的大轮将探头前端向前弯曲称前屈,反之为后屈;④ 左屈与右屈:使用操作柄的小轮将探头前端向左弯曲称左屈,反之为右屈。

114. 经食管心脏超声的切面有哪些?

食管中段四腔心切面、食管中段二腔心切面、食管中段长轴切面;经胃中部短轴切面、经胃二腔心切面短轴切面、经胃底部短轴切面;食管中段二尖瓣根部切面、食管中段主动脉瓣切面、食管中段主动脉瓣长轴切面;经胃长轴切面、经胃深部长轴切面;食管中段二腔切面、食管中段右心室流入流出道水平面、经胃右心室流入道水平切面、食管中段升主动脉短轴切面、食管中段升主动脉长轴切面;降主动脉短轴切面、降主动脉长轴切面;食管上段主动脉弓长轴切面、食管上段主动脉弓短轴切面。

115. 经食管心脏超声的 11 个基础切面是哪些?

食管中段四腔心切面、食管中段二腔心切面、食管中段长轴切面;食管中段升主动脉、食管中段升主动脉短轴切面、食管中段主动脉瓣短轴切面、食管中段右心室流入流出道水平切面、食管中段双房腔静脉切面、经胃中部短轴切面、降主动脉短轴切面、降主动脉长轴切面。

116. 迷你 TEE 的使用和前景?

迷你 TEE 较传统 TEE 探头更容易置入,需要喉镜及额外镇静更少。放置探头、获取、处理图像所需的时间更短。且迷你 TEE 可在体内留置长达 72 h,以实现实时血流动力学监测。另外,迷你 TEE 探头可与超声机分离,一台超声机可同时监测多名患者。总之,迷你 TEE 因操作简单、学习周期短、便携,可更多地应用于临床的各种诊疗场景。

117. TEE 评估每搏量的原理是什么?

每个收缩期,单位时间内通过左室流出道截面的血液容积为流量,与该处血流的速度和管道的横截面积相关。利用超声自动测算功能,计算速度—时间积分(VTI),即血流速度在时间上的积分,其本质是红细胞在每搏时间内走过的距离。于心尖五腔心切面获取血流,将取样容积置于左室流出道瓣下约 0.5 cm处,调整入射角度与血流方向一致,按 PW 键获取稳定负向波群;接下来选择面积描记键,将其一负向波进行描边,VTI 自动计算结果。于左心室长轴切面测量右冠瓣根部至无冠瓣根部距离(测量点均为血管内膜),然后通过公式计算得出。

118. TEE 如何测量心输出量？

① 找到胸骨旁长轴,观察主动脉瓣运动,确保没有瓣膜狭窄;② 于收缩期主动脉瓣完全打开时冻结图像,测量主动脉瓣根附着水平主动脉前后壁距离得到左室流出道直径;③ 找到心尖五腔心切面;④ 脉冲多普勒模式下将取样容积置于左室流出道,窗宽 2~4 mm;⑤ 记录左室流出道血流速度,计算出每搏量,取 3~5 个周期的平均值;⑥ 每搏量乘以心率即心输出量。

119. 反奇脉现象是什么？

机械通气中,吸气时左室后负荷增加,前负荷降低(相较于呼气相而言),故而出现吸气相心输出量减少、血压下降、脉搏变弱,而呼气相心输出量增加、血压升高、脉搏增强。如果患者接受机械通气,则会出现与上述情况相反的情况,即吸气相动脉压升高、脉搏显著,而呼气相脉搏减弱,称为"反奇脉""矛盾奇脉""呼吸矛盾""收缩压变异度"等。正常情况下呼吸运动对循环的影响是很小的,血压随呼吸运动变化的最大幅度一般不会超过 5 mmHg,也几乎感触不到脉搏强弱随呼吸运动的变化。然而在某些病理情况下,这种影响可能被放大。

120. Frank-Starling 曲线是什么？

19 世纪后期,Frank 研究心脏时发现心肌纤维长度与心肌收缩力的关系。后在 20 世纪初期由英国生理学家 Starling 及其同事发现,静脉回流增加可提高左室充盈压,也可增加每搏量。总结为:心脏收缩释放的能量(做功)是收缩前心肌纤维长度(心室舒张末期容积)的函数,后世称之为 Frank-Starling 定律。以心室舒张末期容积为横坐标,以心脏收缩做功为纵坐标的函数便是 Frank-Starling 曲线。

121. TEE 评估机械通气患者前负荷的静态指标是什么？

① 经胸测量下腔静脉(IVC)直径:通常测量呼气末 IVC 直径,自主呼吸时,IVC 直径<20 mm 类比 CVP<10 mmHg;机械通气时,IVC 直径与 CVP 相关性差,IVC 直径<10 mm,有容量反应性;IVC 直径>20 mm,无容量反应性。② 跨二尖瓣血流 E 峰和 E'峰:E/E'与 PAWP 有相关性,是常用的反映左室压力前负荷指标。③ 容积指标:右室、左室的直径、容积。

122. TEE 评估机械通气患者前负荷的动态指标是什么？

① 最大主动脉流速和流速时间积分(VTI)变化:最大主动脉流速随呼吸变异

度以 12％为界，VTI 随呼吸变异度以 13％为界。② 外周动脉（如桡动脉和肱动脉）峰流速在呼吸周期中的变异，但受动脉弹性影响。③ IVC 和上腔静脉直径呼吸变异度。

123. 自主呼吸患者前负荷的动态指标是什么？

① 被动抬腿试验（PLR）：这种操作可以快速将约 300 mL 下肢自体血回输患者。② 下腔静脉吸气塌陷率：预测容量反应性准确度尚有待商榷。

124. 如何进行容量负荷试验？

容量负荷试验是指用最少的液体判断患者处于 Frank-Starling 曲线的何种位置，以指导后续液体治疗。绝大部分文献中，容量负荷试验是指在 30 分钟内给予 1 000 mL 晶体或者 500 mL 胶体液，如存在液体不耐受情况而终止。最新研究发现，使用 100 mL 胶体甚至 50 mL 胶体在 1 分钟内快速给予，同时监测 VTI，具有同样的效果。

125. TEE 评估患者容量耐受性的方法和意义？

TEE 主要通过评价 PAWP 来判断容量耐受性。通过组织多普勒成像来测定二尖瓣环 E/E'，以 $E/E'>14$ 作为阈值，$E/E'<8$ 场提示左室充盈压正常，若 E/E' 为 8～14，则需结合 E/A 比、右室的变化、右室/左室舒张末期内径比例以及扩容过程中室间隔运动情况综合考虑。

126. TEE 如何评估患者的左心功能？

左心收缩功能评估：AHA 建议将左室沿长轴分为基地、中部及心尖 3 个部分 17 个节段。左心收缩功能评价主要通过超声观察室壁的厚度及向心运动，定量评估为测量不同心动周期中心室大小、容积变化、射血分数、每搏量、二尖瓣瓣环收缩期速度等。

左心舒张功能：结合多普勒超声，通过监测二尖瓣口、肺静脉血流频谱，等容舒张时间，血流递增速度和二尖瓣瓣环长轴方向运动速率、频谱，综合判定。

127. TEE 如何评估患者的右心功能？

TEE 可通过测定右室的大小（RVEDA/LVEDA）、室间隔形态及运动、右室运动功能来评估右心功能是否不全。评价患者右心收缩功能可通过评估三尖瓣环收缩期位移和速度、右室面积变化分数、右室流出道变化分数、Tei 指数、右室等容收缩期加速度；右心舒张功能评价指标有三尖瓣 E/A 比值、三尖瓣 E/E′比值、右房容积。

128. 肺部超声的正常表现？

① 胸膜滑动征：脏层、壁层胸膜紧密结合与皮下组织由于组织密度不同，形成一条高回声的线，随着呼吸运动而往复运动；② A 线。

129. 肺部是超声检查的盲区吗？

不是。肺充满空气，会在气体与其他组织的交界面上产生大量反射，即伪影，不利于超声穿透到组织深部，也就不利于组织超声影像形成。1992 年法国医生 Daniel A. Lichtenstein（"世界肺部超声之父"）则把空气"化敌为友"，根据肺组织在体内不同的气/水比例，总结出肺部超声的 10 个超声影像学特征，并出版了第一部关于肺部超声的学术著作，这项技术才逐渐被更多临床医学领域和超声影像学专家认识。

130. 肺部超声检查的 BLUE 程序是什么？

根据 Lichtenstei 等提出的床旁急诊肺部超声检查程序。急诊超声检查时，可以将左右侧胸部各分成 3 个区域，分别为上 BLUE 点、下 BLUE 点和 PLAPS 点。"BLUE 手"即将两手掌并列平行放置（两拇指叠加）于被检者的前胸部，指尖达正中线的位置，左手小指桡侧缘位于锁骨下缘，右手小指桡侧位置相当于肺的前下界，腕关节一般位于腋前线水平。然后平卧位和侧卧位下分别扫查双侧胸部的 BLUE 点（左手中指与无名指连接处）、下 BLUE 点（右手掌心处）和 PLAPS 点（下 BLUE 点横行延长线与腋后线交叉处）。

131. 肺部超声的 A 线是什么？

脏层胸膜深方的正常含气肺组织对超声波产生强反射，形成线状强回声，即胸膜线。声波被反射回探头后，在探头表面和含气肺表面之间多次往返，形成多重反射伪像，每一次往返到达肺表面时形成的线状强回声，在超声成像时显示在图像的深方，形成与真正胸膜线平行的一系列线状高回声，彼此间距相等（间距为探头表面与含气肺表面之间的距离），这些线状强回声称为 A 线。

第七章

132. 肺部超声的 A 线征是什么？

当肺野内的 A 线明显增多且明亮聚集时，称为 A 线征。

133. 肺部超声中的 B 线是什么？

B 线是超声波遇到肺泡的气液界面后产生反射而形成的振铃效应。正常肺组织中是由一个个小叶间隔（厚度为 0.1～0.15 mm）分隔成的小袋子，而肺组织内的水分就在间隔中构成一个个的液体袋，液体袋可传导超声波束并返回探头，因为超声波随着距离变大发生振荡衰减，在超声图像上显示为"彗尾"，也就是 B 线。正常成人或儿童看不到 B 线，胎儿肺富含液体可见少许 B 线。B 线超声示大量 B 线影是肺间质综合征的征象，其数量随着空气含量的降低和肺组织密度的增加而增多。

134. 肺部超声中的 C 线是什么？

胸膜线异常往往会合并胸膜下小的肺实性病变，外形呈 C 形，又是厘米级（cm）大小，因而称之为 C 线。

135. 肺部超声中的 E 线征是什么？

E 线征即皮下气肿时产生的振铃效应，与 B 线征类似，但并非起源于胸膜线，而是起自皮下组织或其他位置，此时看不到蝙蝠征。

136. 肺部超声中的 Z 线是什么？

Z 线是从胸膜线发出，但 Z 线的边界不清，相对于 B 线较暗较短，发出 3～4 cm 后即消失，不随肺滑动征而移动。其特点为：① 起自胸膜；② 竖直于屏幕的伪线，但随距离增加而衰减；③ 无病理意义。

137. 肺滑动征是什么？

肺滑动征可利用二维超声直接显示，也可利用 M 型超声显示。M 型超声下显示的肺滑动征称作"海岸沙滩征"。正常情况下，脏层胸膜和壁层胸膜之间在呼吸运动时会有明显的相对滑动，M 型超声上因正常情况下这种胸膜滑动的存在，使得胸膜线深方的回声线呈现为颗粒状，状如海岸边的沙滩，前方的肌层和皮下组织形成的平行线代表大海。

138. **胸膜滑动征是什么?**

正常情况下,脏层胸膜和壁层胸膜之间在呼吸运动时会有明显的相对滑动,实时超声检查时非常容易显示,当气胸发生后,这种相对滑动就会消失。M 型超声检查能够更清晰地显示这种相对滑动的消失,也可称作海岸征。

139. **肺火箭征是什么?**

每个肋间有 3 条或 3 条以上的 B 线时称肺火箭征。它与肺间质综合征相关,尤其是肺水肿前期的肺间质水肿。当 B 线以 2 个小叶间隔(厚度 7 mm)分隔开时,称为间隔火箭,即 B^7 线。

140. **肺破布征是什么?**

实变的肺组织与正常肺组织交界处形成碎片样的不规则回声,犹如一块被撕扯下来的破布,故称之为破布征。这一征象一般在较大的全叶性肺实变时不会出现。这一征象是局限性肺炎的主要征象,具有很高的灵敏度和特异性。

141. **肺实性组织征是什么?**

肺实性组织征是由于含气的肺泡组织被渗出液充填后形成的类似脾实质或肝实质干的实性组织样回声,是肺组织实变的一种声像图特征。

142. **肺点和双肺点是什么?**

肺点是指正常肺组织与胸腔内气体之间的分界点,即气胸时脏胸膜与壁胸膜分离处,它对气胸的诊断具有高度特异性。双肺点为病变程度或性质不同的肺组织形成的不同回声的上下肺野间分界点,它是新生儿暂时性呼吸增快症的特异性征象。

143. **静态和动态支气管充气征是什么?**

支气管充气征是指实变的肺组织内出现的点状或线状高回声。动态支气管充气征是指实变肺组织内的高回声随呼吸运动而出现移动距离>1 mm 的征象。

144. **肺部超声中平流层征是什么?**

发生气胸时,肺滑动征与 M 型超声的海岸征消失,呈粗细不等、平行排列的高回声线,称之为平流层征。

145. 肺部超声中蝙蝠征是什么？

由相邻两个肋骨高回声和两者之间的胸膜线高回声所构成，形似蝙蝠，故而称之为蝙蝠征。

146. 肺部超声中四边征和正弦波征是什么？

四边征是二维超声声像图的征象，而正弦波形是 M 型超声声像图特征。两者均可以提示胸腔积液，胸腔积液时将胸膜线和肺表面分离，与上下肋骨的声影一起构成四边形的形状。四边征由肺表面、胸壁及两侧肋骨的声影构成。胸腔积液时可随呼吸运动而发生节律性的变化，在 M 型超声中表现为正弦波征。

147. 肺搏动征是什么？

在实时超声下肺滑动征消失，但是胸膜线处可见实变的肺组织随着心脏的搏动而跳动，称之为肺搏动征。它与支气管征一起，用于鉴别梗阻性肺不张和肺炎。梗阻性肺不张患者有肺搏动征，但不伴有动态支气管征；而肺炎实变患者可见肺搏动征和动态支气管征。

148. 肺弹性成像的应用和前景？

肺超声弹性成像的概念由 Ophir 等在 1991 年率先提出，与以往的超声成像原理不同，超声弹性成像技术根据组织间的硬度差异，进行组织自身的弹性特性成像、测值，获取组织的弹性信息，评价组织的硬度，为传统二维超声检查及彩色多普勒超声检查提供了新的、重要的信息补充，弥补了 X 线、超声、CT、MRI 等传统医学成像无法获取弹性信息的不足，具有客观、无创、方便应用等优点，被广泛应用于临床，成为目前超声医学领域的一个研究热点，是一种近年来发展的超声诊断新技术之一，具有非常重要的临床价值和广阔的应用前景。

149. 肺部超声造影的应用和前景？

超声造影（CEUS）是对传统超声成像领域的拓展，其通过静脉注射超声造影剂以实时动态高效显示动脉期增强效应，从而使超声可显示出微循环灌注水平的血流。CEUS 可用于监测肿瘤或炎症时的血流改变，因其无辐射和无肾毒性而在很多领域得以应用。CEUS 的未来发展包括通过靶向造影剂使配体与新生物或炎性组织受体结合而进行分子成像；药物和基因传送为分子成像提供治疗手段可能；3D CEUS 成像可精确计算和显示肿瘤体积，评估其对抗血管治疗反应。

150. 膈肌超声检查的应用和意义？

① 肺部疾病会影响膈肌功能，膈肌功能也可以影响呼吸功能；② 相较肌电图和 X 线、MRI 等监测手段，超声具有无创、无电离辐射，可床旁监测、动态连续监测等优势；③ 超声可监测膈肌的形态和功能，证实可以评估肺功能；④ 诊断 COPD 及评估其严重性；⑤ 指导重症患者机械通气管理、治疗方案及撤机。

151. 超声扫查膈肌的方式有哪些？

① 在患者右肋缘下的右腋前线与右锁骨中线的中点放置腹部超声常规探头。斜向头侧扫查，可以测量膈肌移动度；② 使用高频线阵探头直接经肋部扫查膈肌，得出二维冠状面的右侧膈肌图像，通过这种方式可以测量膈肌厚度、灰阶值、弹性值以及胸壁对合角度等。

152. 超声扫查膈肌的内容有哪些？

① 膈肌移动度：代表肺通气能力；② 膈肌厚度：评估膈肌是否发生萎缩；③ 膈肌弹性值：测量膈肌弹性值即剪切波速度（SWV），SWV 越大，膈肌硬度越大，收缩性越差；④ 膈肌与胸壁对合角度：病情越重，与健康者膈肌与胸壁对合角度差值越小；⑤ 膈肌灰阶值：病情越重，与健康者膈肌灰阶值差值越小。

153. 血管超声的意义和应用？

围术期血管穿刺及置管必不可少，传统做法有赖于解剖定位及临床经验，学习周期长、并发症多，一些特殊情况下，如解剖畸形、病态肥胖、水肿、创伤及既往手术等，传统方法适用性差，穿刺困难。其次，血管超声可用于评估穿刺前血管状态，如血栓形成等，避免穿刺置管直接相关并发症。再次，血管超声可用于置管后定位。

154. 超声如何区分动脉和静脉？

① 通过形态、回声及有无静脉瓣区别：动脉形态规则，壁厚，可见明显内膜线，搏动明显。静脉形态不规则，壁薄，可见静脉瓣，搏动不明显；② 探头加压法：血管短轴切面探头施压，动脉形态和直接变化不明显，静脉明显；③ 彩色多普勒：依据动脉为离心血，静脉为回心血，朝向探头方向血流呈红色，背向探头方向血流呈蓝色判断；④ 频谱多普勒：动脉随心动周期呈间断规律高尖频谱，静脉频谱平缓。

155. 超声如何评估血管收缩功能？

主要基于低血流介导血管收缩（L‐FMC）。以桡动脉为例，与 FMD 相似，首先测量桡动脉静息状态下内径，然后进行袖带加压充血试验，加压到 200 mmHg 或高于收缩压 50 mmHg，安全阻断血流 5 分钟，在阻断血流的最后 30 秒内，用同样的方法超声测量血管内径，依据 Gori 提供的公式进行计算。

156. 超声如何评估血管舒张功能？

主要基于血流介导的血管扩张功能（FMD）。此法适用于表浅的动脉，以肱动脉为例，通过袖带对动脉远端加压，以阻断前臂及手部的动脉血供，随后释放袖带压力，引起微动脉扩张导致反应性充血，通过比较肱动脉血管内径充血前后的变化，计算相应参数，从而评估血管舒张功能。

第三节　体温监测

157. 围术期低体温的定义是什么？

围术期由于各种原因导致机体中心温度低于 36℃ 即为围术期低体温。凡非采用控制性降温技术所致的围术期低体温又可称围术期意外低体温（perioperative inadvertent hypothermia）。

158. 低体温的危害有哪些？

低体温的危害主要有：御寒反应、心律失常、组织损伤、胃肠出血、酸中毒等。

159. 低体温的分级标准是什么？

临床上一般将核心温度 34～36℃ 称为轻度低体温，＞34～30℃ 称为浅低温，＞30～28℃ 为中低温，＜20℃ 为深低温，＜15℃ 为超深低温。国际上将低温划分为轻度低温（mild hypothermia）33～35℃、中度低温（moderate hypothermia）28～32℃、深度低温（profound hypothermia）17～27℃ 和超深低温（ultraprofound hypothermia）2～16℃。

160. 低体温是否总是有害的？

不是。适度低体温（体温低于正常的 2～3℃）能降低组织器官的氧耗，稳定细胞膜,减少毒性产物的产生,有利于组织器官保护。代谢水平低可减少机体氧耗、葡萄糖水平及二氧化碳生成,减轻脑水肿。

161. 轻度治疗性低温诱导的意义?

控制性降低患者温度到某种程度(如降至 32℃),以减弱初始损伤之后带来的继发性器官损害。配合一些特殊手术,如大血管置换、重要脏器移植和体外循环等,可显著改善院外心搏骤停患者的临床预后,可避免或改善各种类型的神经系统功能损伤。

162. 围术期深度低温的意义及应用?

在无御寒反应的前提下,人体温度每下降 1℃,基础代谢率下降 6.7%,耗氧量降低约 5%,各器官、组织的耗氧量、血流量、内分泌、心、肺做功均相应减少,耐受缺氧的时间延长,有助于阻断循环,便于手术操作而避免导致不可逆性损害。主要用于心血管手术、神经外科手术、肝和肾手术、创伤大和出血多的手术、控制高热惊厥和脑复苏等。

163. 围术期低体温的危险因素有哪些?

危险因素有:① 患者因素:年龄、BMI、ASA 分级、基础体温和合并症等;② 手术因素:分级、类型、时间和术中冲洗等;③ 麻醉因素:麻醉方式、麻醉时间、麻醉药物、术中输液及输血等;④ 环境因素:手术间温度。

164. 围术期低体温的特点是什么?

特点:① 耗氧量、代谢率随体温下降而下降;② 心脏做功减少;③ 麻醉药用量减少;④ 抑制酶的活性和细菌的活力;⑤ 有抗凝作用。

165. 围术期如何预防低体温?

预防措施:① 术前预保温:麻醉诱导前实施至少 20 分钟主动体温保护措施;② 术中保温:减少术野暴露,实施主动保温和被动保温;③ 术后保温:同术中,若有需要,可给予药物以减轻寒战反应,患者体温≥36℃方可离开麻醉恢复室,并指导患者家属做好保温措施。

第七章

166. 体温的测量部位有哪些?

腋窝、直肠、鼻咽部和深部鼻腔、食管、耳鼓膜、膀胱、皮肤、中心血流和口腔等部位。

167. 体温监测的适应证?

① 全身麻醉超过 30 分钟或手术时间超过 1 小时;② 可能大量失血、失液的患者;③ 高龄、儿童或重症患者;④ 输血患者;⑤ 已知可能有体温异常的患者(感染、休克、恶性高热等风险);⑥ 手术创面大的患者;⑦ 给予温度治疗的患者。

168. 什么是核心温度?

核心温度指机体深部重要脏器的温度,与体表温度相对应,两者之间温度梯度为 2～4℃。正常人核心体温为 36.5～37.5℃,体表温度为 33℃。

169. 人体的体温调节机制是什么?

体温调节是指温度感受器接受体内、外环境温度的刺激,通过体温调节中枢的活动,相应地引起内分泌腺、骨骼肌、皮肤血管和汗腺等组织器官活动的改变,从而调整机体的产热和散热过程,使体温保持在相对恒定的水平。

170. 寒冷刺激和温热刺激是如何被人体感知到的?

人体能够感受外界的温度变化是因为在人体皮肤层中存在温度感受器,当它们受到冷热刺激时,就会产生冲动,向大脑发出约 50 mV 左右的脉冲信号。信号的强弱由脉冲的频率决定。

171. 人体对寒冷刺激有哪些反应?

人体对寒冷刺激一般分为 3 个反应阶段:初期寒冷阶段,此时皮肤血管收缩,散热减少;反应温暖阶段,此时外周血管扩张,身体发热,血压正常,此阶段持续时间长短,与水温、气温和人体耐寒能力等因素有关;第三阶段是寒战期,此时外周血管再次收缩,皮肤苍白,口唇发紫,周身寒战,间歇恶心。

172. 人体对温热刺激有哪些反应?

人体对温热刺激的反应分三个带:① 身体冷却带,在此带体温调节是最初通过血管收缩,继而发生寒战;② 蒸发调节带,在此带通过血管舒张和出汗来进行体温调节和达到热平衡状态；③ 身体受热带,这时血管舒张和出汗的调节作用减弱。在身体冷却带与蒸发冷却带之间为过渡区,在此环境温度下人体产生生理性的平衡,对环境温度的感觉为适中和舒适。

173. 婴幼儿和成人的体温调节机制有何不同?

婴幼儿体温调节中枢不健全,血流速度快,出血及输液造成热丢失和冷稀释严重,散热面积大,体表面积大于成人,皮下脂肪导热性强,热储备低。因此,婴幼儿低体温死亡率远高于成人。

174. 老年人的体温调节有和特殊?

老年人由于体温调节中枢功能减退、体液分布改变、循环减慢和产热降低等因素,容易发生术中低体温。

175. 发热是怎么回事?

发热是指人体在致热源的作用下或各种原因引起体温调节中枢的功能障碍时,体温升高,超出正常范围。正常情况下,人体的产热和散热保持动态平衡,由于各种原因导致产热增加或散热减少,就会出现发热。发热包括致热原性发热和非致热原性发热。

176. 硬膜外麻醉与产妇发热/体温升高的关系?

硬膜外麻醉引起产妇发热原因可能有三点：① 增加产热和减少散热影响体温调节；② 促进寒战发生,增加了产热；③ 硬膜外麻醉后促进体内 IL-6 的表达,引起发热。

177. 寒战是怎么回事?

寒战是骨骼肌不随意的节律收缩,由于是屈肌和伸肌同时收缩,所以不表现外功,肢体不发生伸屈运动,但产热率可比正常增加 4～5 倍。当外界寒冷或体温低于调定点时,中枢对"冷"信息起反应,发出指令到达产热器官,引起寒战和物质代谢加强,产热随之产生。

178. 围术期寒战如何处理?

寒战重在预防,一旦发生可采用如下方法缓解：① 术后寒战可静脉使用右美托

第七章

咪定;② 静脉使用曲马多;③ 静脉使用哌替啶;④ 静脉使用地塞米松;⑤ 物理保温。

179. 出汗是怎么回事?

出汗是人体为适应周围环境,丘脑的交感神经令汗腺从毛孔排出汗液的一种生理现象。

180. 手汗症是怎么回事?

汗腺的分泌是经由交感神经所控制的,而手汗症即是因不明原因的交感神经过度紧张,例如紧张、兴奋、压力或夏天高温造成手掌排汗异常增加所致。

181. 手汗症患者手术的体温监测意义?

手汗症患者因手掌异常排汗增多导致手温低甚至体温低于常人,手术成功离断胸交感神经后,手掌温度可较术前升高 1~3℃甚至更高,手掌转干燥。若手掌温度增加小于1℃,仍潮湿者提示手术无效。

182. 全身麻醉对体温的影响?

全身麻醉时机体容易出现低体温,因为交感反应被抑制,外周血管舒张,核心区域的热量分散到外周,外周体温升高,而升高的外周体温又增加散热。当机体核心体温降低 3℃时才可激活机体对低温的调节作用,诱发外周血管收缩。

183. 区域阻滞对体温的影响?

区域阻滞会导致体温下降。阻滞区域内血管扩张,使机体散热增加,同时阻滞区域的肌肉松弛,丧失产热功能。另外,区域阻滞还可导致温觉受体的感知障碍。

184. 不同的麻醉药物对体温的影响是否一样?

不一样。挥发性麻醉药影响下丘脑后部的体温调节中枢,并由于其血管扩张作用而导致热量丧失增加。麻醉性镇痛药因其抗交感神经作用而降低保存热量的血管收缩机制。肌肉松弛药降低肌张力,抑制了寒战产热的发生。它们对体温的影响是不一样的。

185. 什么是恶性高热?

恶性高热(malignant hyperthermia,MH)是一种具有家族遗传性的肌肉病。

患者平时无异常表现,在全身麻醉中接触挥发性吸入麻醉药和去极化肌肉松弛药(琥珀酰胆碱)后出现骨骼肌强直性收缩,产生大量能量,导致体温持续快速增高,在没有特异性治疗药物的情况下,一般的临床降温措施难以控制,最终可导致死亡。

186. 恶性高热如何诊断?

根据典型的临床表现:① 突发的高碳酸血症;② 体温急剧升高,可达 45～46℃;③ 骨骼肌僵直;④ 结合生化验检查,出现高磷酸肌酸激酶和肌红蛋白;⑤ 排除下列原因:甲亢、嗜铬细胞瘤、感染、输血反应和某些非特异性诱发药物反应如神经安定综合征等。确诊恶性高热还需咖啡因—氟烷离体骨骼肌收缩试验。

187. 恶性高热如何预防?

① 详细询问病史,特别注意有无肌肉病、麻醉后高热等个人及家族史;② 对可疑患者,应尽可能地通过术前肌肉活检进行咖啡因—氟烷收缩试验明确诊断,指导麻醉用药;③ 对可疑患者,应避免使用诱发恶性高热的药物;④ 麻醉手术过程中除了脉搏、血压、心电图等常规监测外,还应监测呼气末二氧化碳及体温,密切观察患者病情变化。

188. 恶性高热的治疗措施有哪些?

① 一旦考虑为 MH 时,立即终止吸入麻醉药,并用高流量氧气进行过度通气,尽快完成手术;② 尽早静脉注射丹曲林;③ 降温;④ 尽早建立有创动脉压及中心静脉压监测;⑤ 监测动脉血气,纠正酸中毒及高血钾;⑥ 治疗心律失常;⑦ 根据液体出入量,适当应用升压药、利尿药等,以稳定血流动力学,保护肾功能;⑧ 肾上腺皮质激素的应用;⑨ 术后应加强监护和治疗。

第四节　呼吸相关监测

189. 肺泡气和动脉气的区别?

① 肺泡气比动脉气的氧分压高。氧气的扩散为自由扩散,即从分压高的地方向分压低的地方移动,因此肺泡内的氧分压须高于肺泡毛细血管内分压,才可以完成氧气的摄取。肺泡—动脉氧分压差是指肺泡氧分压和动脉氧分压之间的差值,

是判断肺换气功能是否正常的基础,比 PaO_2 更灵敏地反映肺的摄氧量,了解肺部疾病的进展;还可作为机械通气的指标或撤机的参考指标。② 肺泡气比动脉气的二氧化碳分压低。

190. V/Q 比例是什么?

通气/血流比值(ventilation/perfusion ratio,V/Q),分钟肺泡通气量与分钟肺血流量的比值。正常成人安静状态为 0.84。如果比值增大意味着通气过度,血流相对不足,部分肺泡气体未能与血液气体充分交换,致使肺泡无效腔增大;反之,比值减小则意味着通气不足,血液相对过多,部分血液经通气不良的肺泡,混合静脉血中气体不能得到充分更新,相当于发生了功能性动—静脉短路。

191. 氧浓度、氧分压和氧饱和度的区别?

氧浓度:混合气体中 O_2 所占的体积分数,不同吸氧装置可提供不同的氧浓度。

氧分压:混合气体中 O_2 单独产生的气体张力。衍生的有大气氧分压、气道氧分压、肺泡氧分压、动脉血氧分压、静脉血氧分压、肺泡毛细血管氧分压。

血氧饱和度(SaO_2):血液中被氧结合的氧合血红蛋白的容量占全部可结合的血红蛋白容量的百分比,即血红蛋白氧含量与血红蛋白氧容量之比,是针对血红蛋白而言。衍生的有动脉血氧饱和度、静脉血氧饱和度、组织血氧饱和度。

192. 脉搏氧饱和度监测的原理是什么?

脉搏血氧饱和度监测仪根据分光光度计比色原理,利用不同组织对不同波长光线特异性消光系数的差异设计而成,其基本原理有二:① 氧合血红蛋白与游离血红蛋白对不同波长的光吸收作用不同;② 在 2 个波长的光吸收作用都有一个脉搏波部分。氧合血红蛋白和游离血红蛋白可吸收不同波长的光线,且有别于其他不同的组织。血红蛋白可吸收波长为 660 nm 的可见红光而让更多的红外光透过,氧合血红蛋白吸收波长为 940 nm 的红外光而让更多的红光透过。

193. 混合静脉血氧饱和度的定义?

混合静脉血氧饱和度(SvO_2)是近端肺动脉血的氧饱和度,它反映的是从机体各部位回流入右心房所有血液的氧饱和度的平均水平。因此,它测量的是全身供氧量(DO_2)和氧耗量(VO_2)之间的平衡状态。是组织氧利用的指标之一,常用于判断氧供和氧耗之间的平衡。

194. 混合静脉血氧饱和度监测的意义？

动脉血氧饱和度反映肺的换气功能，而 SvO_2 代表组织的灌注和代谢水平，反映组织器官摄取氧的状态。当 SvO_2 降低时，应警惕可能存在组织缺氧。混合静脉血氧分压约为 40 mmHg，SvO_2 约为 75%。休克早期，全身组织的灌注已经发生改变，即使血压、心率、尿量和中心静脉压仍处于正常范围，此时可能已出现 SvO_2 降低，提示 SvO_2 能较早发现病情的变化。可作为输血指征。

195. 呼气末二氧化碳是什么？

呼气末二氧化碳是指呼气终末期呼出的混合肺泡气中所含二氧化碳分压或二氧化碳浓度。临床上通常采用二氧化碳分压，来评价患者的通气功能、循环功能、肺血流、肺泡通气、细微的重复吸入及整个气道与呼吸回路的通畅度等情况，其正常值为 35~45 mmHg。

196. 正常呼气末二氧化碳波形是什么？

呼出气二氧化碳曲线是展示二氧化碳浓度与时间或呼气容积之间关系的曲线。正常的二氧化碳波形一般可分四相四段：① Ⅰ相：吸气基线，应处于零位，是呼气的开始部分为呼吸道内无效腔气，基本上不含二氧化碳。② Ⅱ相：呼气上升支，较陡直，为肺泡和无效腔的混合气。③ Ⅲ相：二氧化碳曲线是水平或微向上倾斜，称呼气平台，为混合肺泡气，平台终点为呼气末气流，为 $PetCO_2$ 值。④ Ⅵ相：吸气下降支，二氧化碳曲线迅速而陡直下降至基线新鲜气体进入气道。

197. 呼气末二氧化碳监测的作用是什么？

① 监测肺泡通气：一定程度上可以反映 $PaCO_2$；② 确定气管的位置：对于判断导管位置迅速，直观，非常敏感；③ 调节呼吸机参数；④ $PetCO_2$ 迅速增高是恶性高热敏感的早期指标；⑤ 监测循环功能；⑥ 指导并评估心肺复苏。

198. 旁流式和主流式呼气末二氧化碳监测的区别？

主流和旁流的根本区别在于是否从通气道分流气体进行分析。主流是无分流的，主流二氧化碳传感器是直接在通气导管上对气体进行分析；旁流是有分流的，二氧化碳旁流模块需要抽取患者呼吸的气体进行取样分析，可以从鼻孔采样气体，也可以从通气导管上采样气体。

199. 压力—容量曲线是什么?

压力—容量曲线(P-V曲线)是以容量为纵轴、压力为横轴来显示的。压力—容量环的斜率是肺—胸壁的顺应性,故P-V曲线又称顺应性曲线。P-V曲线分静态曲线和动态曲线。

200. 食管压力监测的意义?

目前临床常通过监测食管内压的变化来反应胸腔内压力变化。这主要是由于食管主要是肌层组织结构,除吞咽功能外,几乎不产生自主活动,因此食管内压力相对稳定。其次,食管肌层结构顺应性好,尤其是在食管中下1/3处段,食管与胸腔仅隔一层胸膜,食管内压与相邻胸腔内压有相当好相关性,通过监测食管内压可为进一步跨肺压监测提供参考。

201. 食管压力如何监测?

食管测压管远端包绕一长10 cm气囊,充气0.5～2.5 mL后,可防止测压管被食管阻塞,同时监测到相邻胸腔压力。步骤:① 首先应完成食管气囊测压管的检测;② 将气囊放置到食管下方1/3处,经鼻置入食管气囊测压管;③ 食管气囊测压管到达胃后可以观察到呼吸机屏幕上有恒定的正压波形,表明气囊在胃内(膈肌以下),缓慢将导管向外撤,进入胸腔后观察压力波形变为随呼吸运动的正弦波,同时出现受心脏跳动影响的锯齿波,确认食管气囊测压管位置正确。

202. 跨肺压是什么?

跨肺压是真正作用于肺组织的压力,即静态条件下作用于胸膜腔表面对抗肺组织弹性回缩的力量,是扩张肺泡的直接压力。数值上等于肺泡压与胸膜腔内压之差。

203. 平台压是什么?

平台压是指吸气后屏气时的压力,正常值为$5～13$ cmH$_2$O。在容量控制通气送气过程中,吸气达到峰压后,吸气末阻断气道,由于气流立即降为零,气道峰值压(P_{peak})下降,逐渐出现压力的平台,即平台压(P_{plat})。

204. 吸气峰压是什么?

吸气峰压是整个呼吸周期中气道压力的最高值,在吸气末测定,正常值为 $9\sim$ $16\ cmH_2O$。

205. 呼气末正压是什么?

机械通气过程中,呼气时,呼气阀打开,肺内气体被动从压力较高的胸腔内排出,直到肺内压等于大气压。若呼气末期,在气体未完全排出之前,将回路中的一个特殊阀门关闭,则肺泡内残余的气体不能继续排出体外,滞留于肺泡内,从而产生一定的压力,由于是在呼气末关闭,因此便称为呼气末正压(positive and expiratory pressure,PEEP)。PEEP 又分为静态 PEEP 和动态 PEEP。

206. 内源性呼气末正压(PEEPi)如何测量?

PEEPi 分为静态 PEEPi 和动态 PEEPi,据文献描述,PEEPi 的测定方法多达十余种,目前最常用的方法为气道闭合法和食管气囊法。气道闭合法:简单讲,机械控制通气条件下,在呼气相最后 0.5 秒内关闭气道开口,维持闭合时间 $1\sim2$ 秒,使气道系统内的压力与气道开口处压力达到平衡,从而获得一个稳定的平台压,这个平台压即静态 PEEPi。

食管气囊法:通过置入食管测压套囊和测压管,以食管内压代表胸腔内压,呼气末食道内压下降的数值相当于胸膜腔内压的负向变化数值,即动态 PEEPi。

207. 围术期如何确定合适的 PEEP?

① 经验性设定法;② PEEP/FiO_2 组合法;③ 结合患者机械通气压力/容量环设定;④ 氧气输送法;⑤ 肺超声法;⑥ 驱动压法;⑦ 电阻抗断层成像(EIT)法,将 EIT 电极放置于第 IV - V 肋间隙,通过扫描呼吸周期中的实时通气图像,确定合适的 PEEP;⑧ 跨肺压测定法,通过放置食管气囊导管测定患者跨肺压,设定跨肺压最合适时对应的 PEEP 即为最适宜 PEEP。

208. 血气分析的临床意义是什么?

血气分析(blood gas analysis)最初主要用于测定呼吸功能相关的参数和酸碱失衡相关的参数。随技术发展,血气分析已经发展为可同时提供包括呼吸功能参数、酸碱失衡参数、血红蛋白水平、电解质水平、代谢产物等信息的现代化检测方法。为评估组织氧合、肺泡通气、气体交换、酸碱平衡状态以及其他内环境状态提供了可靠的依据,并据此给予恰当的治疗。

209. 温度对血气分析的影响?

温度对血气分析的影响分为 2 个层面。第一个层面为离体后温度变化对结果的影响:血气分析用标本最好是即时测定,目前减少血气结果误差最好的方法是将血标本放在冰水或冰箱中,因为低温可降低细胞的代谢,使代谢相关的 pH、PaO_2、$PaCO_2$、BE、电解质、乳酸等发生改变。第二个层面为,由于不同的患者体温不同,测定时需将离体血标本与患者的真实体温进行校准。

210. 血气标本离体时间对血气分析结果的影响?

血气标本离体后,活性细胞代谢仍在继续,使 pH、PaO_2 等下降,$PaCO_2$ 上升。因此采血后应尽快送检,不能立即送检应放在 4℃ 冰箱或冰水中保存,若 0.5 小时后不能送检,应重新采集标本。

211. 脉搏氧饱和度的影响因素?

① 周围光线的影响;② 探头与局部组织的对合程度;③ 监测局部血供的影响;④ 指甲油、皮肤过厚或皮肤色素沉着的影响;⑤ 电缆移动造成的伪差;⑥ 血管活性药物的影响;⑦ 仪器功能障碍。

212. 高频喷射通气的监测?

① 观察患者呼吸、胸廓起伏,以排除气道堵塞等情况;② 设置合适的通气频率、吸呼比及驱动压;③ 及时监测血气,以了解肺泡通气情况。

213. 肺复张如何实现?

① 控制性肺膨胀法(SI):选择 CPAP 模式(当呼吸机没有 CPAP 模式时,可用自主呼吸模式代替),调整 PEEP 到 30～40 cmH_2O,维持 30～40 秒;② 压力控制法(PCV):选择 PCV 模式,将控制压力调整至 15～20 cmH_2O,将 PEEP 调整至 25～30 cmH_2O,使峰压达 40～45 cmH_2O,维持 2 分钟;③ PEEP 递增法:选取 PCV 模式,保持控制压力为 10～15 cmH_2O,在原有 PEEP 水平上每 30s～60 秒增加 5 cmH_2O,直到峰压达 40～45 cmH_2O,再逐渐下调 PEEP。

第五节　肾功能监测

214. 膀胱超声监测的意义？

超声监测是一种非侵入性的检查手段，膀胱超声监测可用于简易计算围术期膀胱的容积及残余尿量，判断是否有麻醉后尿潴留。

215. 膀胱超声检查的方法？

① 经腹壁探测法：在耻骨联合上方做纵向和横向扫查，要左右侧动或移动。② 经腔内探测法：经直肠或经阴道探查膀胱，患者取截石位，探头作 360°，全面观察膀胱四壁。

216. 围术期为什么要监测肾功能？

肾脏在控制体液容量及组成、清除毒素以及激素的分泌（包括维生素 D_3、肾素及促红细胞生成素）中起着重要作用。由于手术及麻醉的原因可能对肾脏生理功能有显著影响，如导致围术期液体过载、低血容量和急性肾损伤，这些都是围术期发病率和死亡率的主要原因。

217. 急性肾功能损伤（AKI）是什么？

急性肾损伤（acute kidney injury，AKI）是由各种病因引起短时间内肾功能快速减退而导致的临床综合征，表现为肾小球滤过率（glomerular filtration rate，GFR）下降，伴有氮质产物如肌酐、尿素氮等潴留，水、电解质和酸碱平衡紊乱，重者可出现多系统并发症。

218. 急性肾功能衰竭（ARF）是什么？

急性肾功能衰竭（acute renal failure，ARF）为急性肾损伤（AKI）曾用名称，近年来临床研究证实，轻度肾功能急性减退即可导致患者病死率明显增加，故目前趋势倾向于将急性肾衰竭改称为急性肾损伤。

219. 肌酐是怎么产生的？

肌酐是肌酸的代谢产物，在成人体内肌酐约含 100 g，其中 98% 存在于肌肉，主要从肾小球滤过而不被肾小管重吸收。

220. 肌酐清除率是什么?

由于肌酐主要从肾小球滤过而不被重吸收,故肌酐清除率一定程度上反映肾小球滤过率(GFR),是临床上判断整体肾功能最准确的方法之一,其计算公式:肌酐清除率=[(140-年龄)×体重(kg)]/72×血肌酐(mg/dL)。肌酐清除率40~60 mL/min 为轻度肾功能损伤。25~40 mL/min 之间为中度肾功能损伤。肌酐清除率低于 25 mL/min 则为重度肾衰竭。

221. 血肌酐和尿肌酐的区别是什么?

血肌酐是由于体内的肌肉代谢所产生,而尿肌酐是通过肾小球滤过的肌酐所形成。血肌酐在出现肾功能衰竭时呈现上升的趋势,而尿肌酐如出现肾功能不全时,会出现下降的情况。

222. 肾功能究竟是什么功能?

肾功能分为肾小球滤过功能、肾小管的重吸收和分泌功能及肾脏的内分泌功能,其中肾小球滤过功能是肾脏最重要的生理功能,也是临床最常用的评估肾功能的参数。GFR 成人静息状态下男性约为 120 mL/(min · 1.73m^2),女性约低 10%。

223. 肾糖阈是什么?

肾糖阈是指当血浆葡萄糖浓度超过 8.96~10.08 mmol/L 时,近端小管对葡萄糖的重吸收达到极限,尿中开始出现葡萄糖,此时的血糖浓度即为肾糖阈。

224. 麻醉对肾功能的影响?

若麻醉管理不当,会对肾脏生理功能产生较为显著的影响,从而导致液体过负荷、低血容量、急性肾损伤,这些由麻醉带来的并发症都将影响患者的病死率及生存率。

225. 手术对肾功能的影响?

手术对肾功能的影响主要包括手术的伤害性刺激和外科操作引起的肾脏生理改变。手术引起的伤害性刺激导致神经和内分泌系统兴奋,导致血压升高、水钠潴留等。外科操作如腹腔镜手术的气腹可产生腹腔间隔室综合征。腹内压增高可产生与注入气压成正比的少尿或无尿。其他显著影响肾功能的外科操作包括体外循环、主动脉阻断和牵拉肾动脉等。手术可导致肾功能显著改变,但大多数改变可于手术后完全恢复。

226. 区域麻醉对肾功能的影响?

一般情况下,区域麻醉对于肾功能的临床影响较少,其影响主要取决于阻滞的平面和患者合并疾病的情况。腰麻或硬膜外麻醉若阻滞了 $T_4 \sim T_{10}$ 节段的交感神经,能有效地抑制交感肾上腺素反应,导致肾灌注压减少,进而影响肾血流量和肾小球滤过率。合并心血管疾病的患者行区域麻醉后,可由于前后负荷的降低而影响患者肾功能。另外,区域麻醉可能引起尿潴留而导致患者住院时间延长。

227. 吸入麻醉对肾功能的影响?

吸入麻醉药会导致肾血流量和肾小球滤过率轻度至中度降低,主要是因为它们的心肌抑制作用和血管舒张作用,预先静脉补液可以削弱这些作用。吸入麻醉药及其代谢产物还可能具有潜在肾毒性,七氟烷在动物实验中曾有由于化合物 A 的形成而产生肾毒性的报道。但是,即使并存中度肾功能不全的患者,地氟烷、七氟烷均未引起临床上明显的肾损伤。另外,越来越多的证据支持挥发性麻醉药能改善肾脏缺血/再灌注损伤。

228. 急性肾功能损伤(AKI)的风险因素有哪些?

急性肾功能损伤(AKI)的风险因素主要包括患者术前存在的肾病、高血压、糖尿病、肝病、脓毒血症、多发性骨髓瘤、年龄>55 岁、肾毒性药物的应用(如非甾体抗炎药、造影剂、抗生素等)、手术创伤刺激、血容量不足等。

229. 肾脏在调节血糖中的作用?

正常情况下,肾近端小管能将肾小球滤液中的葡萄糖全部重吸收回血液,所以正常人的尿中不含葡萄糖。但近端小管对葡萄糖的重吸收有一定的限度,超过葡萄糖吸收极限量后,尿葡萄糖排出率则随血浆葡萄糖的浓度升高而平行增加。当血糖大于 8.9～10 mmol/L 时,尿中葡萄糖即呈阳性,该血糖值为肾糖阈。当血糖低于正常人的肾糖阈而尿糖呈阳性时,表示近曲小管重吸收葡萄糖的能力下降,称为肾性糖尿。

230. 肾脏在调节酸碱平衡中的作用?

　　肾脏在调节酸碱平衡中起重要的作用,主要通过调节 H^+ 和 HCO_3^- 实现。肾脏通过肾小管分泌 H^+ 将糖、脂类、蛋白质氧化分解产生的固定酸从尿中排出。同时肾脏通过肾小管重吸收和生成 HCO_3^-,从而使细胞外液中的碳酸氢盐的浓度保持稳定,以维持体液的酸碱平衡。

231. 肾脏在调节水平衡中的作用?

　　肾脏通过调节尿的生成和排出而影响机体水平衡,其中尿的生成起主要作用。成人每天经过肾小球产生的滤液约为 180 L,99% 可被肾小管重吸收,故正常人尿量每天为 1 500~2 000 mL。肾脏自身调节、神经调节和体液调节通过影响肾小球滤过率和肾小管对水以及 NaCl 的重吸收调节尿的生成,其中抗利尿激素影响作用很大。

232. 肾脏在调节电解质平衡中的作用?

　　肾脏主要通过调节尿量中的 Na^+、K^+ 的浓度而影响电解质平衡。体内 Na^+ 的排出主要是经肾随尿排出,多吃多排、少吃少排、不吃不排。而机体摄入 K^+ 的 90% 也是经肾随尿排出,多吃多排、少吃少排、不吃也排。经过肾小球滤过的 Na^+、K^+ 大部分都在近端小管和髓袢被重吸收,少部分在远端小管和集合管受到醛固酮的调节。

233. 肾功能监测的指标有哪些?

　　目前临床上常用的肾功能监测的指标包括血尿素氮、血清肌酐、肌酐清除率、血尿素氮/肌酐比值、尿液分析等。其中肌酐清除率测定是目前临床上评估肾功能的最准确的方法。

234. 早期诊断 AKI 的新指标有哪些?

　　早期诊断 AKI 的新指标主要为一些生物标志物,包括半胱氨酸蛋白酶抑制剂 C、中性粒细胞明胶酶相关脂蛋白、白介素-18、肾损伤分子-1 等,且这些生物标志物联合诊断的价值更高。这些生物标志物不仅可作为 AKI 的早期诊断指标,还可能鉴别肾损伤的病因、损伤部位及病程的进展程度,并且对 AKI 做出早期的危险分层和预后评估。

235. 乳酸的正常代谢是怎样的？

乳酸是细胞无氧呼吸时葡萄糖的代谢产物，人体每天产生 15～20 mmol/kg 的乳酸。正常情况下，乳酸的生成和消耗相等，70%～80%的乳酸被肝脏利用，肾脏、心脏和其他组织参与其代谢，直接氧化成 H_2O 和 CO_2，15%～20%的乳酸异生成葡萄糖或糖原。

236. Cori 循环是什么？

肌肉中的葡萄糖和糖原无氧酵解成丙酮酸，无氧条件下，丙酮酸在细胞质内堆积，丙酮酸进一步转换成乳酸，乳酸和丙酮酸可以相互转换。最终，生成的乳酸被转运到肝脏，并在肝脏中重新转变成葡萄糖，这个过程叫 Cori 循环。

237. 乳酸循环是什么？

肌肉收缩通过糖酵解生成乳酸，乳酸通过细胞膜弥散进入血液后进入肝脏，然后在乳酸脱氢酶的作用下变成丙酮酸，接着通过糖异生生成葡萄糖。葡萄糖进入血液形成血糖，再被肌肉组织摄取，这就构成了一个循环（肌肉—肝脏—肌肉），此循环称为乳酸循环。

238. 高乳酸血症与乳酸酸中毒概念？

乳酸生成增加和（或）乳酸清除减少，导致高乳酸血症和乳酸酸中毒。高乳酸血症的诊断标准是血清乳酸盐浓度＞2 mmol/L；乳酸酸中毒的诊断标准是血清乳酸盐浓度＞4 mmol/L。

239. 乳酸是酸中毒的罪魁祸首吗？

丙酮酸在乳酸脱氢酶催化下生成乳酸的过程，并没有直接产生 H^+，反而是消耗了 H^+。真正产生 H^+ 的是葡萄糖转变成丙酮酸时，ATP 转换成 ADP 并释放出生物能和 H^+。因此，乳酸不是酸中毒的罪魁祸首。

240. 乳酸酸中毒的机制有哪些？

① 丙酮酸产生增加，如呼吸性碱中毒、嗜铬细胞瘤、脓毒症等；② 丙酮酸利用障碍；③ 氧化还原状态改变，如，代谢率增加、氧供减少、氧利用障碍、原发性乳酸利用障碍等；④ 其他不明机制。

241. 乳酸酸中毒的分型?

A 型:组织供氧不足,是真性缺氧。B 型:无明显组织缺氧的证据。混合型:同时存在 A 型和 B 型。

242. A 型乳酸酸中毒的机制?

① 休克:心源性、低血容量性、分布性;② 局部组织低灌注:内脏坏死、动脉血栓栓塞等;③ 糖酵解增加:过度肌肉活动、癫痫大发作等;④ 其他组织缺氧的原因:严重低氧血症、严重贫血、一氧化碳中毒等。

243. B 型乳酸酸中毒的机制?

① 与疾病相关:严重肝病、恶性肿瘤等;② 毒品、毒素相关:对乙酰氨基酚、β 受体阻滞剂、胰岛素、硝普钠、丙泊酚等;③ 混杂因素:低血糖、过度换气等;④ 与先天性新陈代谢缺陷相关:线粒体疾病、丙酮酸脱氢酶缺乏症等。

244. 血乳酸的临床意义?

乳酸清除率与危重患者的预后相关。① ST 段抬高型心梗乳酸清除率<10%,预后差;② 心肺复苏后,乳酸>16.3 mmol/L 的患者死亡或神经功能无法恢复的可能性为 100%;③ 对于创伤患者,早期的乳酸值与预后密切相关;④ 腹部大手术后,乳酸值增高与术后并发症相关。

245. 乳酸酸中毒的治疗原则?

① 针对产生乳酸酸中毒的病因进行治疗;② 提升机体再生 ATP 能力:改善氧合;提高组织氧供(维持血容量和血细胞比容、心肌收缩力、血管张力);改善微循环;③ 给予 $NaHCO_3$,在没有严重的低氧血症的情况下,给予 $NaHCO_3$ 可能为患者争取一点时间,从而纠正患者的病理生理状态。但是对于严重的低氧血症,这种方法是无效的。

第六节　麻醉深度监测

246. 为什么要监测麻醉深度?

麻醉深度的监测有利于控制麻醉药剂量,可利用最少的麻醉药物达到最佳的麻醉效果,防止麻醉过深,缩短复苏过程,且能避免术中知晓导致的患者心理和行为伤害及医疗纠纷等不良后果。

247. 临床上反映麻醉深度变化的体征有哪些?

血压、心率、呼吸、出汗、瞳孔反射、脉搏血氧饱和度、流泪、眼球运动、面部表情等。

248. 麻醉过浅的危害有哪些?

① 显著的应激反应;② 内分泌紊乱;③ 代谢异常;④ 术中知晓;⑤ 耗氧量增加等。

249. 什么叫术中知晓?

术中知晓是指全身麻醉术后患者可以回忆起手术中发生的与手术相关联的事件,也就是说对术中事件产生了记忆。

250. 如何避免术中知晓?

① 术前:充分评估患者身体状况及发生术中知晓的危险程度。预防性应用咪达唑仑可使患者产生顺行性遗忘的作用;② 术中:麻醉管理应达到一定的麻醉深度。若有术中知晓发生危险时,如气管插管困难时应及时追加镇静药物。还应观察临床症状,如体动、流泪等。使用多种方法监测麻醉深度也可以有效减少术中知晓的发生。目前临床上常用的有 BIS、AEP、Narcotrend 监测等,研究表明这些指标的使用均可有效降低术中知晓的发生。

251. 麻醉中意识的常规监测观察指标有哪些?

反映麻醉深度的临床常规观察指标有指令反应消失、睫毛反射消失、对伤害性刺激的体动反应消失和血流动力学平稳。

252. 麻醉下意识的神经电生理监测指标有哪些?

① 脑电双频谱指数(BIS);② 脑电熵指数;③ Narcotrend 指数(NI);④ 中潜伏期听觉诱发电位(MLAEP);⑤ 脑状态指数(CSI);⑥ SNAP 指数;⑦ 脑电意识指数(IoC_1)和伤害敏感指数(IoC_2)。

253.　什么是 BIS 监测？

BIS 是将脑电图频率、振幅、位相 3 种特性经快速变换而来的脑电图定量指标，以 0（抑制状态）和 100（清醒状态）之间的无量纲数字来定量不同脑电信号频间的联系程度，是目前评估麻醉深度最广泛使用的指标。全身麻醉期间 BIS 值的目标范围是 40～60。

254.　影响 BIS 值的因素有哪些？

① 肌电图（EMG）干扰和神经肌肉阻滞剂（NMB）；② 医疗仪器；③ 严重的临床情况；④ 异常脑电图状态；⑤ 某些麻醉药和辅助用药。

255.　BIS 监测的优点有哪些？

① 可以减少主要麻醉药物的剂量；② 可以缩短苏醒和恢复时间；③ 提高患者的舒适度；④ 减少术中知晓和回忆的发生率。

256.　BIS 的在临床监测中的缺陷是什么？

BIS 主要监测麻醉中的镇静成分变化，对麻醉中的镇痛成分监测不敏感。因此，BIS 用于麻醉深度监测的临床价值与麻醉方法和麻醉用药密切相关。BIS 其他缺点包括监测意识水平存在滞后现象，敏感性相对较低。BIS 不适用于新生儿、神经系统疾病患者和服用精神活性药物的患者。

257.　什么是熵指数监测？

熵指数由 3 个相对独立的指标构成，分别是状态熵指数、反应熵指数和爆发抑制率。其中，状态熵指数、反应熵指数分别反映的是大脑皮质功能和面部肌肉情况。反应熵指数和状态熵指数为 40～60 时，表示适宜行外科手术。

258.　熵指数监测的优缺点？

熵指数监测麻醉深度不仅能反映意识状态的改变，还能在手术操作及气管插管时反映伤害刺激的强度。由于其具有反应快、抗干扰能力强的优点，能稳定、迅速地反映实时麻醉深度及变化，但同时也存在价格昂贵、不能重复利用及应用于神经功能异常患者时准确性较差的缺点。

259. 什么是患者状态指数(patient state index,PSI)?

PSI 是临床较新的镇静监测方法,通过收集 4 道脑电图的信息,实时诊断脑电图波形,并提供量化指标(0~100),25~50 为一般理想麻醉状态。

260. Narcotrend 指数监测的原理?

Narcotrend 指数的主要原理为通过电极实时采集脑部任意位置的脑电活动,参照睡眠脑电图变化,将药物作用后的脑电图自动分类处理。将分类处理后的脑电图进行傅立叶转换和多参数统计分析,然后得出一个无量纲的 NT 值,以反映不同的意识活动水平。

261. Narcotrend 指数(NI)有什么特点?

① 无创,监测简单;② 电极自动连续测试以确保脑电信号持续高质;③ 电极无特殊位置要求,可在消毒区域内使用;④ 自动进行肌肉松弛监测,数据准确;⑤ 脑电记录文档的回放及报告功能;⑥ 使用普通的心电极片,成本极低;⑦ 可保存 1 000 小时以上的数据信息;⑧ 一通道版本可用于麻醉的意识评估,两通道版本可同时对比左右脑半球的脑电活动。

262. Narcotrend 指数(NI)有哪些局限性?

不能正确评估阿片类药物的镇痛水平。

263. 听觉诱发电位(AEP)与 BIS 的区别?

BIS 与全身麻醉过程中的镇静催眠程度相关,是监测镇静深度的良好指标;AEP 提供手术刺激、镇痛、镇静催眠等多方面信息。在使用大量镇痛药的情况下,BIS 难以预测体动,AEP 可以全面反应麻醉深度,预测体动和术中知晓。

264. 中潜伏期听觉诱发电位(MLAEP)监测的原理?

MLAEP 发生于脑皮质特异的感觉区,属原始听皮质,可被麻醉药或过度通气等生理因素改变,适用于麻醉深度监测。MLAEP 监测的是大脑皮质的听觉电位,而不是对声音的感知(需要认知和记忆过程参与),在一定麻醉深度时,监测对象意识丧失不能感受声音,但其对声音的反应还在,因此,MLAEP 成为监测麻醉深度的指标。

265. 常用麻醉药与脑电图衍化的麻醉深度监测的相关性？

BIS、AEP 与目前临床上应用较为广泛的吸入性麻醉药七氟烷所维持的麻醉深度有良好的相关性。而熵指数和 CSI 与七氟烷也有良好相关性，但相关研究较少。临床应用最广泛的静脉麻醉药丙泊酚所维持的麻醉深度与 BIS、AEP、熵指数、CSI 等麻醉深度监测指标具有良好的相关性。依托咪酯及右美托咪定与 BIS 和 AEP 的相关性也较佳，但相关研究较少。此外，新近出现的静脉麻醉药瑞马唑仑与 BIS、CSI 也有一定的相关性。

266. 脑电监测有什么局限性？

虽然多数研究证实这些神经电生理指标与镇静程度之间有良好的相关性，但是并不能明确判断出患者清醒和意识消失的界限。因此，监测意识，准确发现术中知晓仍是艰巨的挑战。

267. 什么药物可以产生麻醉后遗忘作用？

苯二氮䓬类药物如咪达唑仑在一定剂量的时候，可以产生顺行性遗忘作用。

268. 什么是伤害性刺激？

对机体组织细胞产生损伤的刺激称为伤害性刺激。

269. 在麻醉深度监测范畴内，伤害性刺激包括哪些？

在麻醉深度监测范畴，伤害性刺激通常是指麻醉和手术操作所造成的伤害（如气管内插管、外科手术切皮等）。

270. 如何预防术中伤害性刺激？

不同手术操作引起的伤害性刺激的强度不同，有经验的麻醉科医师通常会在发生较强刺激如气管插管、手术切皮、开胸开腹等之前预防性给予麻醉药或镇痛药，以达到防止或减轻伤害性刺激引起过度应激反应的目的。如果再结合一些特异性监测仪的客观指标，主观判断结合客观预警会达到更完美的效果。

271. 监测伤害性刺激的方法有哪些？

① 体动反应；② 心血管反应；③ 末梢灌注指数（TPI）；④ 心率变异性（HRV）；⑤ 镇痛/伤害平衡指数（ANI）。

第七节　神经肌肉监测

272. 神经肌肉接头的组成及作用受体？

神经肌肉接头是运动神经元末梢在骨骼肌纤维上的接触点，主要由突触前膜、突触间隙及突触后膜三部分组成。当一个神经冲动传导到神经末梢时，引起去极化，开放前膜的电压依赖性钙离子通道，钙离子沿浓度差内流入并触发活动区的突触囊泡与前膜融合并开口，将内含的乙酰胆碱释放到突触间隙（此过程称胞吐），释放的乙酰胆碱迅速扩散到达终板膜，与 N_2 受体结合，导致终板膜对钠离子与钾离子的通透性瞬时升高。

273. 肌肉松弛药的作用位点及分类？

肌肉松弛药选择性地作用于神经肌肉接头后膜上的烟碱型乙酰胆碱受体（nAchR），从而阻断神经肌肉兴奋传导。按其作用机制不同，可分为去极化型肌肉松弛药和非去极化型肌肉松弛药两大类。

274. 抗胆碱酯酶药拮抗非去极化肌肉松弛药的作用机理？

神经肌肉接头前膜所释放的乙酰胆碱大部分被乙酰胆碱酯酶分解，到达接头后膜的乙酰胆碱量不到释放量的一半，在接头后膜没有与受体结合或与受体结合后又分离的乙酰胆碱同样被乙酰胆碱酯酶迅速分解。乙酰胆碱酯酶的活性位点能催化 4 000 个乙酰胆碱分子。抗胆碱酯酶药抑制乙酰胆碱酯酶，使神经肌肉接头部位乙酰胆碱分解减少，局部乙酰胆碱浓度增加，从而拮抗非去极化肌肉松弛作用。

275. 神经肌肉功能监测的目的？

为了合理使用肌肉松弛药，同时预防肌肉松弛药的残余作用。

276. 神经肌肉功能监测的适应证？

① 肝、肾功能明显减退、极端肥胖等；② 神经肌肉疾病；③ 特殊手术需要：如颅内血管、显微外科、眼科或其他精细手术等；④ 不适宜用拮抗药的患者（如支气管哮喘或心动过缓者）；⑤ 电解质异常和酸碱平衡紊乱；⑥ 非去极化肌肉松弛药与

氨基糖苷类抗生素、挥发性麻醉药、利尿药等合用,与卡马西平、皮质类甾醇等合用;⑦血浆胆碱酯酶异常;⑧PACU内尚未清醒的患者,可区别术毕呼吸抑制延长原因,可在肌张力监测下使用拮抗药。

277. 神经肌肉功能监测仪的组成?

神经肌肉功能监测仪主要由两部分组成,即周围神经刺激器和显示神经刺激诱发的肌肉收缩效应的设备。诱发肌收缩效应的显示器根据采集信息方法不同,目前有五类:最经典的肌机械图(MMG),最古老的肌电图(EMG),临床应用最多的肌加速度图(AMG),最新在临床研究使用的肌压电图(PZEMG)和肌声图(PMG)。

278. 影响肌肉松弛药作用的因素?

许多因素均可影响肌肉松弛药的药动学和药代学,围术期使用的多种药物与肌肉松弛药相互作用可增强或减弱肌肉松弛药的作用和不良反应。①不同生理病理变化:如高龄、小儿个体、肥胖、肝胆疾病、严重肾功能障碍、神经肌肉疾病及长期卧床制动,丁酰胆碱酯酶异常、烧伤、严重感染、挤压伤、内环境紊乱等;②治疗用药:如与抗生素、镁、钙、锂的相互作用,其他如抗心律失常药、局部麻醉药、β受体阻滞药、抗癫痫药、免疫抑制药、激素类药物等。

279. 肌肉松弛残留阻滞作用基本消除的较为可靠的临床体征?

应用肌肉松弛药后判断骨骼肌收缩功能恢复的传统方法是:患者能咳嗽、睁眼、伸舌和持续抬头5秒。

280. 肌肉松弛残留作用的定义及表现?

肌肉松弛残留作用是肌肉松弛药完全降解前的残留肌肉松弛作用。其发生与使用肌肉松弛药的种类、剂量、患者生理及病理情况及复合使用其他药物影响肌肉松弛药的药代和药效等有关。发生残余肌肉松弛的患者可能存在多种临床表现,如无法按照指令抬头握手、睁眼、伸舌、切牙不能咬住压舌板,不能微笑、吞咽、说话、咳嗽,眼睛不能追逐移动的物体或者进行深呼吸,视物不清、复视、面部无力、全身无力等。测定残余肌肉松弛作用应包括各种客观数据,TOFr<0.90,同时AMG、机械肌动描记图、肌电图异常。

281. 肌肉松弛残留作用的危害？

残余肌肉松弛作用的危害主要表现为术后呼吸功能损害和肺部并发症。TOFr<0.90,受试者上呼吸道张力与直径减小,出现上呼吸道梗阻和咽部功能障碍,食管上段张力降低,误吸风险增加,低氧性通气功能受损,并出现肌无力的症状。PACU 中 TOFr<0.90 的患者出现低氧血症、呼吸道梗阻、术后肺部并发症、肌无力的症状及 PACU 停留时间延长的风险增加。

282. 肌肉松弛药残留作用的拮抗时机？

术毕停用肌肉松弛药后,一般不立即使用新斯的明拮抗,通常在给予中时效肌肉松弛药后 30 分钟以上、长时效肌肉松弛药 1 小时以上、TOF 计数≥2 或开始有自主呼吸时拮抗肌肉松弛药残留阻滞作用。而应用舒更葡糖钠时,不同肌肉松弛程度下均可进行拮抗,但不同的肌肉松弛程度下使用的剂量不同。

283. 临床常用的判断肌肉松弛恢复的方法有哪些？

① 患者意识清醒,同时伴有呛咳和吞咽反射;② 患者头部能够持续抬离枕头 5 秒以上(反映肌肉强直收缩力);③ 患者呼吸平稳,呼吸频率为 10～20 次/分,最大吸气压≤−50 cmH$_2$O;④ PetCO$_2$ 和 PaCO$_2$ 均≤45 mmHg。

284. 神经肌肉监测常用的刺激模式？

评价神经肌肉功能常用的电刺激模式有单刺激(SS)、强直刺激(TS)、四个成串刺激(TOF)、强直后单刺激肌颤搐计数(PTC)、双短强直刺激(TSTS)、磁力刺激(magnetic stimulation)。

285. 神经肌肉监测的部位及优缺点？

① 大量关于神经肌肉阻滞药作用的研究均选择在尺神经内收肌运动单元上使用机械图(MMG)进行,这成为衡量神经肌肉阻滞药临床效果的金标准;② 如果手部不适宜监测,则可使用面神经。然而,眼轮匝肌和皱眉肌等面部肌肉对非去极化阻滞剂的作用更具耐受性,其时程(起效和恢复)可能与手部肌肉的反应不同;③ 面部电极应放置在茎乳孔附近(乳突下前方)或耳垂前方以刺激眼轮匝肌或皱眉肌。即使使用加速肌电图(AMG)换能器进行量化,诱发反应幅度仍然较弱。外科手术结束时,刺激器电极必须移动到尺神经,以确保在气管导管拔管前拇内收肌的神经肌肉功能充分恢复。

286. 使用非去极化神经阻滞药时定量神经肌肉监测的意义？

客观实时监测患者 4 个成串刺激比值（TOFr）。神经肌肉阻滞的定量和定性评估的差异在于是否能客观测量 TOFr。使用外周神经刺激器（PNS）的定性（主观）评估,取决于麻醉科医师通过视觉或触觉手段估计 TOF 后肌肉收缩的强度,容易产生错误。

287. 神经肌肉功能监测在围术期的应用？

① 判断神经肌肉阻滞类型；② 测定肌肉松弛作用起效时间和气管插管时机的选择；③ 维持术中最佳肌肉松弛状态；④ 肌肉松弛作用恢复的判断；⑤ 判断给予肌肉松弛拮抗的时机与剂量。

第八节　中枢神经系统监测

288. 中枢神经系统监测模式有哪些？

（1）神经系统血流量监测：① 无创全脑血流监测技术：使用血管示踪剂监测脑血流、经颅多普勒超声监测脑血流、颈静脉球血氧饱和度监测、脑氧饱和度监测。② 有创组织水平血流量监测技术：热扩散脑血流量监测、脑组织氧分压监测。

（2）神经系统功能监测：脑电图（EEG）、感觉诱发反应（SER）、运动诱发电位（MEP）、肌电图（EMG）。

289. 脑血流的测定方法有什么？

监测脑血流量（cerebral blood flow，CBF）的方法有很多种：① N_2O 吸入法，主要基于 Fick 原则：N_2O 吸收率恒定，N_2O 吸收的多少取决于脑血流的多少；② 放射性同位素法。由于放射性污染问题，难以用于手术室内；③ 近红外光谱仪技术；④ 经颅多普勒技术；⑤ 光学相关断层扫描技术；⑥ 热扩散技术；⑦ 其他监测局部脑血流的技术，如正电子断层扫描（PET）、动态磁敏感对比 MRI 等。

290. 什么是经颅多普勒超声监测（TCD）？

TCD 是用超声多普勒效应来检测颅内脑底主要动脉血流动力学及血流生理参数的一项无创性脑血管疾病的检测方法。其主要是以血流速度的高低来判定血流状况。

291. 经颅多普勒超声监测(TCD)的原理?

TCD 的主要原理为多普勒效应和多普勒频移。多普勒效应为超声探头与探测目标发生相对运动时,探头接收到超声波的频率与探头发出的频率发生变化的现象。超声探头发出的频率与接收的频率之差值即为多普勒频移。TCD 即将探头放置在较薄的颞骨处,由于探测血管内红细胞的运动,便产生了多普勒效应和多普勒频移。根据快速傅立叶变化原理,应用计算机技术,便得到了探测血管的频谱、血流方向、血流速度、血管阻力等参数。

292. 经颅多普勒超声监测(TCD)的局限性?

TCD 的主要局限在于大部分需要透过相对较薄的颞骨监测,10%～20%患者可能因为颞骨的结构、骨化程度和厚度影响检查的可靠性。

293. 颈静脉球血氧饱和度(jugular venous oxygen saturation, $SjvO_2$)的原理及不足?

原理:在透视引导下将光纤导管经颈内静脉逆行置入颈静脉球。光纤束发射近红外光源,然后记录反射回导管的光源,这种技术称之为"反射式血氧测量法"。近红外光能在组织中传播数厘米,且大多被血红蛋白吸收,因此可测定。

不足:该技术的理论局限性可能会影响数值和趋势的正确解读。几乎全脑血液都会经过颈静脉回流,但由于颅内静脉血液不能充分混合,左、右侧可能会存在差异。来自皮质的静脉血常经优势颈内静脉(常右侧)回流,而皮质下区域的静脉血会经对侧颈静脉回流。

294. 颈静脉球血氧饱和度($SjvO_2$)变化的病理生理基础?

$SjvO_2$ 主要由相对平衡的脑供氧与氧耗决定,即使由于疾病或麻醉引起的脑代谢改变,或是脑氧输送过高或过低时,颈内静脉中的氧含量仍能反映脑氧供与氧耗之间的相对平衡关系。任何能够增加脑氧耗或者是降低脑氧输送的因素,都可能引起 $SjvO_2$ 的下降。

295. 脑氧饱和度监测的原理及局限性?

原理:与 $SjvO_2$ 监测类似,脑氧饱和度监测是一种无创技术,主要使用反射式血氧计测量法来测定传感器下方脑组织的血氧饱和度。通常将两个传感器放置在前额两侧,近红外光源不仅通过部分前脑,还要穿过其上方的头骨和头皮。

局限性：该方法的问题在于容易发生颅外血源性信号干扰而影响脑血氧饱和度的测定。

296. 目前有哪两种组织水平的血流仪在临床上应用？

① 通过热扩散监测仪评估 CBF；② 通过组织氧分压(PO_2)评估氧供。

297. 热扩散脑血流量监测的原理？

热扩散 CBF 监测的理论依据是热量在组织中的扩散率取决于组织的热传导特性和该区域血流量。因为组织的热传导特性恒定，热扩散的变化就能反映血流量的变化，并且能用 CBF 的常规单位 $mL/(100\ g \cdot min)$ 来定量表示。

298. 脑组织氧分压监测的原理？

局部监测组织 PO_2 是基于最早由 Clark 发明的氧敏感电极。氧分子通过氧通透性膜扩散至电解质溶液中，引起极化电流的改变，其电流强度与 PO_2 成正比。

299. 什么是神经系统功能监测？

神经系统功能监测是通过脑电图(EEG)、肌电图(EMG)和诱发电位(EP)等各种电生理技术，术中监测神经功能完整性，可以实时反映是否因牵拉、缺血或热凝等造成的神经损害，以便术者及时停止操作，使神经功能恢复正常或基本正常，减少手术相关并发症，提高手术安全性，降低病残率。此外，还可辅助定位皮质功能区和重要传导通路，识别脑神经和脊神经，鉴别不确定的组织以及识别特定的神经组织。

300. 常用的神经系统功能监测的方法有哪些？

① 体感诱发电位：刺激周围神经引起的皮质反应；② 听觉诱发电位：包括脑干听觉诱发电位、耳蜗电图和蜗神经动作电位(CNAP)；③ 运动诱发电位：通过直接电刺激、经颅电刺激或经颅磁刺激运动皮质，在体表记录可测量的电生理信号——复合肌肉动作电位(compound muscle action potential，CMAP)，或在脊髓记录到刺激皮质运动神经元兴奋产生的 D 波；④ 肌电图；⑤ 脑电图：记录电极邻近皮质神经元自发性电活动的平均细胞外电位。

301. 感觉诱发电位(SER)概念及类型?

概念:感觉诱发反应(SER)是中枢神经系统对电、声或光刺激的电反应。通过刺激感觉系统,沿着感觉上行通路,记录包括皮质在内的不同区域的电反应。

分类:术中 SER 监测包括体感诱发电位(SSEP)、听觉诱发电位(BAEP),以及较少使用的视觉诱发电位(VEP)。

302. 什么是体感诱发电位(SSEP)?

SSEP 是刺激外周混合神经后记录到的电位变化。通常通过放置在皮肤表面的电极(如脑电图电极)或细针电极,给予外周神经 $50\sim250\,\mu s$ 的方波刺激,调整强度使肌肉产生最小收缩。

303. 什么是脑干听觉诱发电位(BAEP)?

BAEP 是听觉神经和脑干对传递到耳朵的反复"咔嗒"音所产生的反应得到的波形。在可能损害听觉神经功能的手术过程中,利用 BAEP 潜伏期及波幅的变化可评估听觉通路的完整性。

304. 脑干听觉诱发电位临床应用有哪些?

BAEP 监测常应用在颅后窝神经外科手术中,如听神经瘤切除术,以防止缺血或牵拉导致第Ⅴ、第Ⅵ对脑神经的损伤;由于缺血或占位效应而导致脑干可能损伤的手术,如涉及脑干和四脑室的颅内肿瘤切除或动静脉畸形修复术等,BAEP 在诊断和防止神经损伤方面也是非常有用的。

305. 什么是运动诱发电位(MEP)?

MEP 主要是通过经颅电刺激产生,在脊髓、外周神经和肌肉等多个位点记录反应。

306. 运动诱发电位临床应用有哪些?

在邻近运动皮质和皮质下运动通路的颅内占位手术中,利用定位大脑运动皮质和皮质下运动通路,监测运动神经通路的完整性,预测术后运动功能状况;监测颈动脉内膜剥脱或颅内动脉瘤手术时的皮质及皮质下缺血。目前一致认为,在下列特定的脊椎手术中必须进行 MEP 监测:① 角度超过 $45°$ 的脊柱侧弯畸形;② 先天性脊柱异常;③ 髓内外肿瘤切除术;④ 伴有脊髓病变的椎管狭窄前路和(或)后路扩大减压术;⑤ 马尾和(或)个别神经根功能障碍等。

307. 什么是肌电图?

肌电图是指用同心圆针电极插入肌肉以后,记录的肌肉安静状态下、不同程度随意收缩状态下以及周围神经受刺激时,各种电生理特性的电活动的一种技术。

308. 术中肌电图监测的临床意义?

术中监测脑神经和外周神经运动支所产生的肌电图反应,可以及早发现手术导致的神经损伤和评估术中神经功能。在这些情况下,神经作用于其支配的肌肉所产生的反应可以用来评估术中有损伤危险的脑神经或外周神经的情况。

309. 肌电图主动监测的原理?

肌电图主动监测是电刺激某一脑神经或外周神经,记录诱发的复合肌肉动作电位(CMAP)。刺激接近手术或肿瘤部位的神经,可以用来估计神经功能的完整性。

310. 神经系统监测技术的临床应用?

神经血管手术、幕上颅内非血管手术、脊柱和脊髓手术、外周神经手术,可能损伤中枢神经系统的非神经手术,以及在监护病房中的应用等。

第九节　凝血系统监测

311. 人体正常止血过程?

三个过程:① 血管收缩;② 血小板血栓形成(一期止血);③ 血液凝固(二期止血)。

312. 患者出凝血异常可能涉及哪几方面环节问题?

血管因素、血小板计数与功能、凝血因子、纤维蛋白溶解系统等。

313. 患者凝血系统监测包括哪些检查?

活化部分凝血活酶时间(APTT)、凝血酶原时间(PT)、国际标准化比值

（INR）、血小板计数和出血时间、活化凝血时间（ACT）、高剂量凝血酶时间（HiTT）、肝素浓度检测、凝血的黏弹性监测、血小板功能监测等。

314. 血小板在凝血过程中的作用？

① 血管损伤后，内皮下胶原暴露，1～2 秒内即有少量血小板黏附于胶原上，这是形成止血栓的第一步；② 通过血小板的黏附，可"识别"损伤部位，使血栓能正确定位；③ 黏附的血小板进一步激活血小板内信号途径导致血小板的活化并释放内源性 ADP 和 TXA_2，进而激活血液中其他血小板，募集更多的血小板相互黏着而发生不可逆聚集；最终形成血小板止血栓堵塞伤口，达到初步的止血，也称一期止血。

315. 人体正常的凝血机制？

目前认为，外源性凝血途径在体内生理性凝血反应的启动中起关键性作用。组织因子镶嵌在细胞膜上，可起"锚定"作用，与 FⅦa 结合成复合物，激活 FⅩ 为 FⅩa，启动凝血反应。形成的少量凝血酶通过对血小板的激活及对 FⅤ、FⅧ、FⅪ的激活而绕过 FⅫ，激活下游 FⅨ；同时，组织因子-FⅦa 复合物也可激活 FⅨ 形成 FⅨa，形成内源性因子 X 酶复合物，最终激活足量的 FⅩa 和凝血酶，完成纤维蛋白的形成过程。

316. 凝血因子合成与肝脏功能及维生素 K 之间的关系？

除 FⅢ外，其他凝血因子均存在于新鲜血浆中，且多数在肝内合成，其中 FⅡ、FⅦ、FⅨ、FⅩ 的生成需要维生素 K 的参与，故它们又称依赖维生素 K 的凝血因子。当肝脏病变时，可出现凝血功能障碍。

317. 华法林对凝血因子的影响？

华法林为维生素 K 拮抗剂，可抑制 FⅡ、FⅦ、FⅨ、FⅩ 等维生素 K 依赖性凝血因子的合成，因而在体内具有抗凝作用。

318. 肝素对凝血系统的作用机制？

① 增强抗凝血酶Ⅲ与凝血酶的亲和力，加速凝血酶的失活；② 抑制血小板的黏附聚集；③ 增强蛋白 C 的活性，刺激血管内皮细胞释放抗凝物质和纤溶物质。

319. 临床上怎么评价肝素浓度检测？

体外循环过程中常用激活全血凝固时间（ACT）监测肝素的抗凝效果，并用于计算鱼精蛋白拮抗肝素的用量。肝素浓度检测法的优点：肝素浓度较低时也敏感，对血液稀释和低温相对不敏感，不受抑肽酶的影响。肝素浓度检测法的缺点：无法直接评估抗凝效应。

320. 凝血酶原时间 PT 的临床意义？

PT 评价的是血浆介导的止血过程的外源性和共同途径的完整性。延长见于：① 先天性凝血因子缺乏，如因子Ⅱ、Ⅴ、Ⅶ、Ⅹ及纤维蛋白原缺乏；② 获得性凝血因子缺乏：如继发性/原发性纤维蛋白溶解功能亢进、严重肝病等；③ 使用肝素，血循环中存在凝血酶原、因子Ⅴ、Ⅶ、Ⅹ及纤维蛋白原抗体。缩短见于妇女口服避孕药、血栓栓塞性疾病及高凝状态等。

321. 国际标准化比值 INR 的意义？

国际标准化比值（international normalized ratio，INR）是患者凝血酶原时间与正常对照凝血酶原时间之比的 ISI 次方（ISI：国际敏感度指数，试剂出厂时由厂家标定），是可以校正凝血活酶试剂差异对凝血酶原时间测值进行标准化报告的方法。同一份标本在不同的实验室，用不同的 ISI 试剂检测，血浆凝血酶原时间值结果差异很大，但测的 INR 值相同，这样使测得结果具有可比性。

322. 活化部分凝血活酶时间 APTT 的临床意义？

APTT 评价的是血浆介导的止血过程的内源性和共同途径的完整性。用于测定内源途径凝血因子的缺陷，也可用于出血疾病的初筛诊断以及肝素抗凝监测。

延长：可见于血友病 A、B、肝脏疾病、口服抗凝剂、DIC；FXI、FXII 缺乏症；血中抗凝物质（凝血因子抑制物、狼疮抗凝物质、华法林或肝素）增多；大量输注库存血等。

缩短：可见于高凝状态、血栓栓塞性疾病等。

323. 凝血的黏弹性监测的意义？

黏弹性监测的独特之处在于它能够检测血凝块形成的整个阶段，从早期的纤维蛋白链的生成，到血凝块回缩，再到最终的纤维蛋白溶解。黏弹性监测的一个最常见的用途是在肝移植或心脏手术时对过度的纤维蛋白溶解反应提供实时的监测。黏弹性监测对区分手术相关的出血和凝血功能障碍也能提供帮助。

324. 大量输血输液可能会对凝血系统造成的影响？

① 稀释性血小板减少症：库血贮存的条件下血小板很快被破坏,4℃保存 6 小时后血小板活力下降 30%～50%,24～48 小时后活力仅存 5%～10%。故大量输注库血可导致体内血小板稀释;② 凝血因子 V、Ⅷ水平降低：库血中除凝血因子 V、Ⅷ外,大多凝血因子较稳定。故大量输用库血会导致凝血因子 V、Ⅷ水平下降;③ DIC。

325. DIC 发生的机制是什么？

组织因子(TF)的异常表达及释放是 DIC 最重要的始动机制。凝血酶与纤溶酶的形成是 DIC 发生过程中导致血管内微血栓、凝血因子减少及纤溶亢进的两个关键机制。① 组织损伤：感染、肿瘤、创伤、手术及蛇毒等外源性物质等因素导致 TF 或组织因子类物质释放并激活外源性凝血系统;② 血管内皮损伤;③ 血小板活化：炎症、药物、缺氧等可诱发血小板聚集及释放反应,通过多种途径激活凝血;④ 纤溶激活：上述致病因素直接或间接激活纤溶系统,致凝血—纤溶失衡。

326. 发生 DIC 时凝血系统检查的特征？

血小板计数降低,PT、APTT 及凝血时间(TT)延长,可溶性纤维蛋白和纤维蛋白(原)降解产物的浓度升高。慢性 DIC 状态时,凝血功能的筛选检查结果会相对正常,但是伴有可溶性纤维蛋白和纤维蛋白(原)降解产物浓度的升高。

327. 血栓弹力图是什么？

血栓弹力图(thromboelastogram,TEG)是记录血液的凝固过程的动态变化、动态分析血小板、凝血因子、纤维蛋白原等血液成分之间相互作用、血凝块形成和纤维蛋白溶解全过程的曲线图。主要由圆筒和圆柱轴两部分组成。

328. 与常规凝血检测相比,TEG 的优势是什么？

① 凝血四项无法检测被凝血酶(Ⅱ因子)激活的纤维蛋白原及血小板的活性,所以后续凝血过程中它们对血凝块形成的增强效果就无法体现;② 除血管因素外,TEG 检测动态连续反映了血块从凝结至消融的全过程以及各参与元素对凝血

或纤溶的影响。即凝血因子激活、纤维蛋白原织网、血小板聚集及纤维蛋白原溶解的过程,为临床提供治疗依据;③ TEG 完整反映了各种参与到凝血中的成分的相互作用以及最终结果,更接近人体的真实生理状态。

329. TEG 普通杯检测的临床应用有哪些?

① 评估患者凝血全貌,综合诊断患者凝血变化:低凝/高凝/纤溶亢进;② 评估血栓发生概率,监测和预防血栓形成;③ 促凝和抗凝等药物的疗效;④ DIC 分期;⑤ 术后监测引流出血,判断出血原因,减少二次手术风险。

330. TEG 的基本参数有哪些?

TEG 的基本参数有反应时间(R)、凝固时间(K)、α 角(α)、最大振幅(MA)、LY30、凝血综合指数(CI)。

331. 反应时间(R)的临床意义是什么?

反应时间(R)指血样第一块纤维蛋白凝块形成(描记图幅度达到 2 mm)所需的时间(分钟),正常范围 2～8 分钟。反映参与凝血过程(内源性、外源性和共同途径)所有凝血因子的综合作用。R 值降低,提示凝血因子水平升高,凝血功能亢进;反之,凝血因子水平降低,凝血功能降低。

332. 凝固时间(K)的临床意义是什么?

凝固时间(K)指从 R 时间终点至描记图幅度达到 20 mm 所需时间(分钟),正常范围 1～3 分钟。反映纤维蛋白和血小板在凝血块开始形成时的共同作用结果,即反映血凝块形成的速率。K 值受纤维蛋白原水平高低的影响较大,而受到血小板功能的影响较小。K 值缩短、α 值增大,提示高凝血栓风险;K 值延长、α 值减少,提示高凝血栓风险。

333. α 角(α)的临床意义是什么?

α 角指从血凝块形成点至描记图最大曲线弧度作切线与水平线的夹角,正常值为 53°～72°。α 角与 K 值密切相关,都是反映血栓形成的速率。当血凝处于高度低凝状态时,血块幅度达不到 20 mm,此时 K 值无法确定。因此,α 角比 K 值更有价值;影响 α 角的因素与 K 值相同。

334. 最大振幅(MA)的临床意义?

最大振幅(MA)即最大切应力系数(mm),参考范围50~70 mm。反映正在形成的血凝块的最大强度及血凝块形成的稳定性。主要受纤维蛋白原及血小板两个因素的影响,其中血小板的作用(约占80%)要比纤维蛋白原(约占20%)大,血小板质量和数量的异常都会影响到MA值。MA值增大,提示高凝状态、动静脉血栓;MA值减小,提示血小板减少、凝血因子消耗、血液稀释、出血等。

335. LY30值的临床意义是什么?

26.LY30值指TEG图中在最大凝块强度(MA)值确定30分钟后血栓溶解的百分比,提示血液溶解的程度,正常值为0%~7.5%。LY30值代表纤溶功能,可用来评价DIC。LY30值>7.5%,提示纤溶亢进。

第十节 疼痛监测

336. 什么是疼痛?

疼痛是一种与实际或潜在的组织损伤相关的不愉快的感觉和情绪情感体验,或与此相似的经历(国际疼痛学会2020)。

337. 疼痛的病理生理学分类?

① 炎性疼痛;② 神经病理性疼痛:具有共同的组织病理及神经生理改变:神经变性、无髓鞘纤维缺失和有髓鞘纤维脱髓鞘、可塑性变化及传导异常等;③ 癌性疼痛;④ 痉挛性疼痛:又称缺血性疼痛,如大部分内脏痛、雷诺病、手术后平滑肌痉挛等;⑤ 心因性疼痛:伴有疼痛情绪的变化与体验;⑥ 其他:特发性疼痛,反射性疼痛以及非疼痛性疾病(如多汗症、睡眠障碍等)。

338. 慢性疼痛的定义及分类?

慢性疼痛是指持续或者反复发作超过3个月的疼痛。慢性疼痛分为慢性原发性疼痛、慢性癌症相关性疼痛、慢性术后和创伤后疼痛、慢性继发性肌肉骨骼疼痛、慢性继发性内脏痛、慢性神经病理性疼痛和慢性继发性头痛或颌面痛七大类。

339. 临床常用的衡量伤害性感受与镇痛作用之间平衡的参数指标？

心率、血压、复合变异指数（CVI）、熵指数、皮肤电导（SC）、镇痛与伤害性刺激指数（ANI）、手术体积描记指数（SPI）、瞳孔直径测量等。

340. 清醒患者疼痛评估的方法有哪些？

① 视觉模拟评分法（VAS）；② 口述评分法（VRS）：在数个（无痛、轻度疼痛、中度疼痛、重度疼痛、极度疼痛）或更多个词中挑选 1 个，来描述他们的疼痛程度；③ 数字评分法（NRS）：把自己的疼痛强度用 0（无痛）到 10（难以想象的剧烈疼痛）数字来表示；④ 面部表情评分法（FPS）：由 6 种面部表情及对应的 0～5 分构成，由患者选择最接近其疼痛的程度；⑤ 疼痛问卷表。

341. 无意识患者疼痛与刺激评估的方法有哪些？

当患者在较深镇静、麻醉或接受肌肉松弛剂情况下，常常不能主观表达疼痛的强度。在此情况下，观察与疼痛相关的行为（运动、面部表情和姿势）和生理指标（心率、血压和呼吸频率），并且监测镇痛治疗后这些参数的变化也是评估疼痛的重要方法。

342. 基于自主神经系统监测的主要指标有哪些？

皮肤电导（SC）、镇痛与伤害性刺激指数（ANI）、手术体积描记指数（SPI）等。

343. 什么是手术体积描记指数（surgical pleth index，SPI）？

SPI 又称手术应激指数（SSI），是基于光体积描记指数的一种在术中监测患者镇痛水平的无创性指标，其原理是根据由脉搏血氧检测仪获得的脉冲频率及脉搏波振幅等，产生一种衡量伤害性感受与镇痛作用之间平衡的指数，是将 2 种连续的心血管变量［标准化心跳间期（HBI）与标准化脉搏波振幅（PPGA）］结合在一起的多元指数，其中 SPI＝100－（0.33HBI＋0.67PPGA），SPI 得到的数值为 1～100，全身麻醉状态下 20～50 代表镇痛水平合适，＞50 说明镇痛不足，＜20 表示镇痛过深。

344. SPI 的影响因素？

意识状态、手术患者体位、手术患者的容量水平、术中血管活性药物的应用等。

345. SPI 有哪些局限性?

① SPI 仅对全身麻醉表现出高度相关性,在对清醒患者监测中并不理想; ② SPI 的计算法则均是基于"18～65 岁行丙泊酚—瑞芬太尼全凭静脉麻醉的患者",在儿童中使用并不可靠;③ 目前绝大多数 SPI 临床试验是在西方人群中进行,基于亚裔人群的临床研究极少。有研究表明,基因的表达可能影响瑞芬太尼的效果和用量,因此有必要在东方人群,尤其是以国人为主的人群中进行大规模临床试验以扩充其理论。

346. 什么是皮肤电导(skin conductance, SC)?

觉醒或伤害性刺激可导致大脑皮质和皮质区域的活动增加,引起交感神经节后胆碱能神经元的激发率升高,导致汗腺充盈,皮肤电导增强。据报道,平均皮肤电导与麻醉期间的伤害性刺激水平明显相关,术后疼痛的严重程度也会显著影响皮肤电导,并且其在具有不同疼痛程度的患者之间存在显著差异。

347. 什么是镇痛与伤害性刺激指数(ANI)?

ANI 是法国 Lille 大学研发的一种新的监护系统(PhysioDoloris),通过呼吸对心电图 RR 间期的影响,计算出 HRV 的指数,定量和定性地分析判断全身麻醉期间镇痛与伤害性刺激之间的平衡状态。

348. ANI 的工作原理是什么?

ANI 的工作原理是采用小波分析技术,仅仅分析 HF(仅反映副交感神经活动)的变化。因为当副交感张力存在时,每次呼吸周期会影响 RR 间期,称为呼吸性心律不齐。如果副交感张力减弱,呼吸周期的影响变小。因此可以通过呼吸对RR 间期的影响来判断副交感张力的活动,进而评价镇痛与伤害性刺激间的平衡。当手术引起的伤害性刺激增强或镇痛作用减弱,交感活动增强而副交感张力减弱,并导致血流动力学的反应。

349. 基于脑电监测的主要指标有哪些?

复合变异指数(CVI)、熵指数、qCON 监测、镇痛指数(PTi)等。

350. 什么是反应熵 RE 和状态熵 SE?

熵监测仪设有两个熵值,分别为反应熵(reacting entropy, RE)和状态熵(state

entropy,SE),以助于解读 EEG 的分析结果。RE 反映较高频范围(0.8~47 Hz)内 EEG 功率的变化,而 SE 反映较低频范围(0.8~32 Hz)内 EEG 功率的变化。RE 和 SE 的相对变化有助于区别真正的脑状态改变和肌电活动引起的熵值改变。一般而言,肌电活动通常在 RE 监测的高频范围内。当患者进入深度意识消失时,RE 比 SE 下降得更快,这有助于鉴别意识消失和体动干扰。

351. 什么是复合变异指数 CVI?

　　复合变异指数(composite variability index,CVI)监测通过脑电信号来监测镇静深度,尽管 BIS 可能无法直接监测疼痛程度,但 BIS 的升高可间接提示镇痛不足。有研究表明疼痛刺激会引起前额 EMG 的变化。CVI 是基于分析 3min 内 BIS 值及变异度和前额肌电的变异度,通过特定算法得出,用来评估伤害性刺激及镇痛状态。它由双侧 BIS 电极片连接到 BIS VISTA 监测仪上获取。

352. 现在的监测指标存在哪些问题?

　　① 肌肉松弛药对 EMG 的影响会导致熵指数和 CVI 数准确性降低,因此很难在全身麻醉的患者中得到广泛的使用;② qNOX 指数和 PTi 无肌肉松弛药干扰,但准确性尚需验证;③ 交感神经被强烈抑制时,如全身麻醉下 SC 的准确性较差;④ ANI 和 PSI:心律失常及使用血管活性药物影响监测结果;⑤ 瞳孔测量不能够持续监测。

(王永旺　张智申　魏晓永　卫明谦)

参考文献

[1] Raja Srinivasa N, Carr Daniel B, et, al. The revised International Association for the Study of Pain definition of pain: concepts, challenges, and compromises[J]. Pain, 2020, 161(9): 1976-1982.

[2] Wang Victor C, Mullally William J. Pain Neurology[J]. Am J Med., 2020, 133(3): 273-280.

[3] Riva-Rocci S. Un nuovo sfigmomanometro[J]. Gaz Med Torino, 1896, 50-51, 1001-1007.

[4] E Verrij, G van Montfrans, W J Bos. Reintroduction of Riva-Rocci measurements to

determine systolic blood pressure? [J]. Neth J Med. ,2008,66(11)：480－482.

［5］ 郭万学.超声医学[M].北京：人民军医出版社,2011.

［6］ 张武.现代超声诊断学[M].北京：科学技术文献出版社,2008.

［7］ Ronald D. Miller, Lars I. Eriksson, etc. Miller's Anesthesia[M]. 7th ed. New York：Churchill Livingstone Elsevier，2010.

［8］ Brauchi S，Orta G，Salazar M，et al. A hot-sensing cold receptor：C-terminal domain determines thermosensation in transient receptor potential channels[J]. J Neurosci. ，2006,（26）：4835－40.

［9］ Tokics L，Hedenstierna G，Svensson L，et al. V/Q distribution and correlation to atelectasis in anesthetized paralyzed humans[J]. J Appl Physiol. ，1996,81：1822－1833.

［10］ Ahrens T. Continuous mixed venous (SvO2) monitoring. Too expensive or indispensible? [J]. Crit Care Nurs Clin North Am. ，1999，11(1)：33－48.

［11］ Ekstein Margaret，Bar-Yosef Yuval，et al. Ultrasonographic Assessment of Bladder Volumes in Children Undergoing Penile Surgery：Does the Type of Anesthesia Matter [J]?. Am J Ther. ，2019,26(3)：e314－e320.

［12］ Flynn FV. Assessment of renal function：Selected developments[J]. Clin Biochem. ，1990，23：49－54.

［13］ 邓小明,姚尚龙,于布为,等.现代麻醉学[M].北京：人民卫生出版社,2021.

［14］ Wang Xu, Yang Bin, Ma Yan, et al. Comparison of Monitoring of Cerebral Blood Flow by c-FLOW and Transcranial Doppler in Carotid Endarterectomy[J]. World Neurosurg. ，2018,111：e686－e692.

［15］ Chen Ying, Xu Weihai, Wang Lijuan, et al. Transcranial Doppler combined with quantitative EEG brain function monitoring and outcome prediction in patients with severe acute intracerebral hemorrhage[J]. Crit Care. ，2018，20，22(1)：36.

［16］ Wannamaker Eric, Kondo Kimi, Johnson D Thor. Heparin-Induced Thrombocytopenia and Thrombosis：Preventing your Thrombolysis Practice from Taking a HITT[J]. Semin Intervent Radiol[J]. 2017，34(4)：409－414.